实用临床诊断与治疗

李颜兵　李佳　陆慧　主编

汕头大学出版社

图书在版编目（CIP）数据

实用临床诊断与治疗 / 李颜兵，李佳，陆慧主编
. -- 汕头 ：汕头大学出版社，2018.8
ISBN 978-7-5658-2907-9

Ⅰ. ①实… Ⅱ. ①李… ②李… ③陆… Ⅲ. ①内科－
疾病－诊疗 Ⅳ. ①R5

中国版本图书馆 CIP 数据核字(2018)第 201957 号

实用临床诊断与治疗
SHIYONG LINCHUANG ZHENDUAN YU ZHILIAO

主　　编：李颜兵 李佳 陆慧
责任编辑：宋倩倩
责任技编：黄东生
封面设计：研杰星空
出版发行：汕头大学出版社
　　　　　广东省汕头市大学路 243 号汕头大学校园内　　邮政编码：515063
电　　话：0754-82904613
印　　刷：廊坊市国彩印刷有限公司
开　　本：710mm×1000 mm　　1/16
印　　张：14.25
字　　数：210 千字
版　　次：2018 年 8 月第 1 版
印　　次：2020 年 8 月第 2 次印刷
定　　价：60.00 元
ISBN 978-7-5658-2907-9

前　言

　　随着科学技术的飞速发展，临床医学工作的不断进步，诊断技术与治疗方法日新月异。如何适应现代医学模式的转变和临床要求，是目前摆在广大临床医务工作者面前的一项重大课题。为了紧跟医学科学发展的步伐，反映当前临床内科医学最新研究成果，更好地为临床工作服务，我们在繁忙的工作之余，广泛收集国内外近期文献，认真总结自身经验，精心编写了《实用临床诊断与治疗》一书，奉献给读者。

　　本书内容包括内科各系统常见疾病的诊断与治疗。其编写宗旨是坚持面向临床，注重实用，理论与实践、普及与提高相结合的原则，以临床常见病、多发病为出发点，以诊断和治疗为中心，对每种疾病从概述、分析病因开始，讲述临床表现、实验室及其他检查、诊断和鉴别诊断、治疗等，对临床上经常遇到的疑难问题和重要治疗手段与方法等均进行了系统阐述，并侧重介绍了当今医学领域的新知识、新理论和新技术。

　　本书旨在实用，其体例新颖、结构严谨、言简意明，必将对临床内科医务工作者、医学院校师生开展医疗教研工作产生一定的指导作用。

　　由于水平所限，书中难免存有缺点和错误，恳请同道批评指正。

目　录

第一章　心血管疾病

第一节　心律失常

心律失常（cardiac arrhythmia）指心脏电活动的频率、节律、起源部位、传导速度或激动次序的异常，按其发生原理分为冲动形成异常和冲动传导异常。心律失常在临床上十分常见，并且分类繁杂，临床表现有很大的差异，包括发作时无明显症状至心脏性猝死。因此，正确认识、诊断并有效治疗心律失常对于临床医师十分重要。

一、心律失常的分类

心律失常按其发生原理分为冲动形成异常和冲动传导异常两大类。

1.冲动形成异常

（1）窦性心律失常

①窦性心动过速；②窦性心动过缓；③窦性心律不齐；④窦性停搏。

（2）异位心律

被动性异位心律：①逸搏（房性、房室交界区性、室性）；②逸搏心律（房性、房室交界区性、室性）。

主动性异位心律：①期前收缩（房性、房室交界区性、室性）；②阵发性心动过速（房性、房室交界区性、房室折返性、室性）；③扑动、颤动（心房、心室）。

2.冲动传导异常

（1）生理性干扰及房室分离。

（2）病理性：①窦房传导阻滞；②房内传导阻滞；③房室传导阻滞；④束支或分支阻滞（左、右束支及左束支分支传导阻滞）或室内阻滞。

（3）房室间传导途径异常：预激综合征。

按照心律失常发生时心率的快慢，可将其分为快速性心律失常与缓慢性心律失常两大类。

二、心律失常的发病原因

引起心律失常的原因分生理性因素和病理性因素两大类。

1.生理性因素

如运动、情绪激动、进食、体位变化、睡眠。吸烟、饮酒或咖啡、冷热刺激等。

2.病理性因素

（1）心血管疾病

包括各种功能性或器质性心血管疾病。

（2）内分泌疾病

如甲状腺功能亢进症或减退症、垂体功能减退症、嗜铬细胞瘤等。

（3）代谢异常

如发热、低血糖、恶病质等。

（4）药物影响

如洋地黄类、拟交感或副交感神经药物、交感或副交感神经阻滞剂、抗心律失常药物、扩张血管药物、抗精神病药物等。

（5）毒物或药物中毒

如重金属（铅、汞）中毒、食物中毒、乌头碱中毒等。

（6）电解质紊乱

如低血钾、高血钾、低血镁等。

（7）麻醉、手术或心导管检查。

（8）物理因素

如电击、淹溺、冷冻、中暑等。

心律失常发作时的心电图记录是确诊心律失常的重要依据。应包括较长的Ⅱ或V1导联记录，根据发作时的心电图特点判断心律失常的性质。发作间歇期体检应着重于有无高血压、冠心病、瓣膜病、心肌病、心肌炎等器质性心脏病的证据。常规心电图、超声心动图、心电图运动负荷试验、放射性核素显影、心血管造影等无创和有创性检查有助于确诊或排除器质性心脏病。

三、心律失常的发生机制

所有心律失常起源于折返与自律性异常增高。

1.折返激动、传导障碍致冲动传导异常

折返性心律失常起源于心脏内能反复循环的电传导环路，这种环路可包括仅几立方毫米的心肌组织（如室性心律失常）或涉及心脏的几个腔室（如WPW综合征）。从治疗上看，折返传导可在环路的任一环节中断，可通过心导管方法进行射频消融治疗，或用抗心律失常药物改变环路的电生理特性，即通过延长折返间歇（组织重获电传导所需时间）使折返冲动传导到处于不应期的组织，从而中断传导。

2.自律性增高、异常自律性与触发活动致冲动形成的异常

具有自律性的心机细胞由于自主神经系统兴奋改变或其内在的病变使其自律性增高，导致不适当的冲动发放。此外，原来无自律性的心肌细胞如心房、心室肌细胞由于心肌缺血、药物、电解质紊乱、儿茶酚胺增多等均可导致异常自律性的形成。触发活动

是由一次正常的动作电位所触发的后除极（after depolarization）并触发一次新的动作电位而产生持续性快速性心律失常。

四、心律失常的病理生理

1.心脏起搏传导系统

心肌大部分由普通心肌纤维组成，小部分为特殊分化的心肌纤维，后者组成心脏的起搏传导系统。心脏的起搏传导系统包括窦房结、结间束、房室结、房室束、左右束支及其分支以及浦肯野纤维网。窦房结与房室结间有前、中、后三条结间束连接。结间束终末连接房室结的部分，与房室结、房室束主干合称房室交界区。心房肌与心室肌之间有纤维环，心房兴奋不能经心肌传至心室，房室结与房室束为正常房室间传导的唯一通路。如果心脏起搏系统或传导部位出现病变，就会引起相应的心律失常。

2.心肌的电生理特性

心肌细胞有自律性、兴奋性、传导性和收缩性，前三者和心律失常关系密切。

（1）自律性

部分心肌细胞能有规律地反复自动除极，导致整个心脏的电-机械活动，这种性能称为自律性。窦房结、结间束、房室交接处、束支和浦肯野纤维网均有自律性，而心房肌、房室结的房-结区和结区以及心室肌则无自律性。正常心脏以窦房结的自律性最高，如果其他起搏点的自律性超过窦房结，就会引起相应的异位心律，如房性早搏、室性早搏、房性心动过速、心房颤动等。

（2）兴奋性（即应激性）

心肌细胞受内部或外来适当强度刺激时，能进行除极和复极，产生动作电位，这种性能称为兴奋性或应激性。刺激必须强于阈值才能引起动作电位的提示心肌细胞兴奋性低下，弱于阈值的刺激即能引起动作电位的提示心肌细胞兴奋性增高。

（3）传导性

心肌细胞有将冲动传布到邻近细胞的性能，称为传导性。房室结细胞除极速度慢、振幅低，结内心肌纤维走向与结构不一致，因而冲动传导缓慢。房室结发生病变引起严重传导功能不全时会导致严重的心动过缓。

五、心律失常的诊断鉴别

心律失常的确诊依赖于心电图，在相当一部分病人可根据病史和体征对心律失常的性质作出初步诊断。注意发作时的心率、节律（规则与否、漏搏感等），发作起止与持续时间，发作时有无低血压、昏厥或近乎昏厥、抽搐、心绞痛或心力衰竭等表现，以及既往发作的诱因、频率和治疗经过，有助于判断心律失常的性质。发作时体检应着重于判断心律失常的性质及心律失常对血流动力状态的影响。听诊心音了解心室搏动率的快、慢和规则与否，结合颈静脉搏动所反映的心房活动情况，有助于作出心律失常的初步鉴别诊断。

不同的心律失常有其特有的临床特性。心率缓慢（<60 次/min）而规则的以窦性心动过缓、2∶1 或 3∶1 或完全性房室传导阻滞、或窦房阻滞、房室交接处心律为多见。心率快速（>100 次/min）而规则的常为窦性心动过速、室上性心动过速、心房扑动或房性心动过速伴 2∶1 房室传导，或室性心动过速。不规则的心律中以过早搏动、心房颤动或扑动、房性心动过速伴不规则房室传导阻滞多见。慢而不规则者多见于心房颤动（洋地黄治疗后）、窦性心动过缓伴窦性心律不齐、窦性心律合并不规则窦房或房室传导阻滞。心律规则而第一心音强弱不等（大炮音），伴颈静脉搏动间断不规则增强（大炮波）的，提示房室分离，多见于完全性房室传导阻滞或室性心动过速。

颈动脉窦按摩对快速性心律失常的影响有助于鉴别诊断某些快速心律失常的性质。每次按摩一侧颈动脉窦，一次按摩持续时间不超过 5 秒，可使心房扑动的室率成倍下降，还可使室上性心动过速立即转为窦性心律。为避免发生低血压、心脏停搏等意外，应使患者在平卧位有心电图监测下进行，老年人慎用，有脑血管病变者禁用。

六、心律失常的临床辅助检查

1.常用心电图技术

（1）体表心电图

是心律失常诊断的最主要手段。临床上采用 12 导联心电图。可以从心脏的立体结构方面判断心律失常的性质和部位。临床上采用 P 波清楚地导联（Ⅱ、Ⅲ、aVF 和 V1 导联）较长时间描记，更有助于捕捉到心律失常的发生。

（2）食管心电图

可以清晰描记 P 波，对 12 导联心电图 P 波记录不清楚的患者或诊断不明的室上性心动过速及宽 QRS 心动过速，很容易获得 P 波信息，有助于诊断和鉴别诊断。

（3）心电图监测

为克服心电图描记时间短，捕捉心律失常困难的缺点，人们采用心电图监测的方法诊断心律失常。①床边有线心电图监测：适用于危重患者。②无线心电图监测：便于捕捉患者活动后心律失常。③动态心电图：也称 Holter 心电图，连续记录 24h 或更长时间的心电图。它的出现解决了只靠普通心电图无法诊断的心律失常问题。通过 24 小时连续心电图记录可能记录到心律失常的发作，自主神经系统对自发心律失常的影响，自觉症状与心律失常的关系，并评估治疗效果。缺点是难以记录到不经常发作的心律失常。④电话心电图：将心电图经过电话的途径传输到医院或监控中心，有助于了解患者工作和生活时的心律失常情况。

2.心脏电生理检查技术

临床电生理检查是有创的检查手段，采用将多根电极导管送到不同心腔的不同部位，记录心脏内各部位的局部心电图，并且用脉冲电刺激不同部位心肌组织诱发和检测心律失常的研究方法。电生理检查目的是为了更好地了解正常和异常心脏电活动的情况，对复杂心律失常做出诊断，判断心律失常的危险程度和预后，选择治疗方法和制定治疗方案。这种方法可以十分准确地反映心脏电活动的起源和激动的传导顺序，对于临床诊断困难或用其他方法无法发现的心律失常有着非常重要的诊断和鉴别诊断价值。

3.运动试验

运动试验可能在心律失常发作间歇时诱发心律失常，因而有助于间歇发作心律失常的诊断。抗心律失常药物（尤其是致心室内传导减慢的药物）治疗后出现运动试验诱发的室性心动过速，可能是药物致心律失常作用的表现。

4.其他检查

心室晚电位、心电图频谱分析、心率变异分析、运动心电图和倾斜试验都有助于复杂或某些特殊心律失常的诊断。此外，超声心动图、心脏 X 线、ECT、CT 和 MRI 等对于器质性和非器质性心律失常的诊断有着不可低估的价值。

七、室上性心律失常

室上性心律失常包含的类型众多，每种类型都需要给予明确的诊断与相应的治疗。

1.窦性心动过速

窦性心动过速时，P 波方向正常（Ⅱ、Ⅲ导联向上，aVR 向下），其发作有"渐起渐止"的特点，用刺激迷走神经的方法常可使心率减慢。窦性心动过速综合征是由窦房结内在的自主节律增强所致，较少见。其特点为，在无任何基础疾病情况下，休息或轻微活动时心率增快。这种心律失常易与恐慌症所引起的心率增快相混淆，应用 β 受体阻断剂及钙拮抗剂治疗无效。

窦房结内折返性心动过速由窦房结内折返环路引起，这种心律失常不太常见，易与窦性心动过速相混淆，两者均有正常的 P 波方向，对迷走神经刺激没有反应，抑制窦房结治疗有效。

2.房性早搏

它又称房性期前收缩或过早搏动（简称房早），在健康人及心脏病患者中常见，多无明显症状；房早的次数因饮酒或咖啡和应用拟交感类及肾上腺类药物而增多。

3.房室结折返性心动过速

房室结折返性心动过速是临床上最常见的阵发性心律失常类型，折返环路包括环绕房室结或在房室结内有自主节律的两条不同电传导特征的通道：快径路的传导速度快但不应期长，慢径路的传导速度慢但不应期短；快径路位于希氏束附近而慢通道在冠状窦口旁边。典型房室结折返性心动过速（慢-快型）由慢径路顺行传至心室，快径路传回心房，造成心房、心室几乎同时激动。心电图表现为 P 波隐匿在 QRS 波群中。不典型房室结折返性心动过速（快-慢型）的传导相反，即由快径路顺行下传而由慢径路逆行上传，因此延长了 QRS 波群与逆行 P 波间隔，形成一个逆行 P 波与相对正常的 P-R 间期。因为通过房室结的传导对这种心律失常的发生是必需的，所以应用延长房室结传导或折返时间的药物治疗常有效；采用刺激迷走神经的方法，使用腺苷、β受体阻滞剂和钙离子拮抗剂可使持续的房室结折返性心动过速迅速中止。

4.房室折返与预激综合征

预激综合征常由绕过房室结的异常心肌电传导旁路引起，当这种附加旁路传导与房室结冲动一起由心房传至心室时，就造成了心室提前兴奋。预激综合征的特点是 PR 间期缩短，钝 δ 波与宽 QRS 波群，有时合并有期前收缩。如果旁道仅从心室传至心房，则表现为"隐匿性"通道，这种情况不包含在预激综合征内。

与旁道有关的常见心律失常的传导是通过房室结顺行传至心室，由旁道折返回心房再传导至房室结（正向折返性心动过速）。而通过环路逆传，即从旁路顺行传至心室再由房室结返回心房，则造成宽的 QRS 波群，即逆向预激的折返性心动过速。正向折返性心动过速有正常的 QRS 波群（因为有正常的房室结传导）与逆行 P 波（因为顺行传导通过心室后逆传至心房），这种经旁道的正向折返性心动过速是临床上第二种常见的阵发性室上性心动过速。

5.阵发性房性心动过速

阵发性房性心动过速常源于心房内自律性增强的病灶或房内小折返，与窦性 P 波不一样，异位 P 波的形态不同。房性心动过速时，心房率小于 340 次/分，而且所有心电图导联上 P 波间电势相等，这两点与心房扑动不同。采用刺激迷走神经手法，或应用钙通道拮抗剂、β受体阻断剂或腺苷等延长房室传导的方法常不能使其中止，这一特征具有诊断意义。房性心动过速常常发生在患有严重肺部疾患、高肾上腺素能状态、使用地高辛、茶碱或有严重代谢紊乱的患者。

6.多源性房性心动过速

多源性房性心动过速是特发性心动过速的一种变异，常常因为心房内多个自律性增强部位同时激动所致，表现为 3 种以上的 P 波形态，心房率大于 100 次/分，主要是难以见到同一形态的 P 波，P-P，P-R 与 R-R 间距差别很大，节律不整齐，易与房颤混淆。

7.心房颤动

心房颤动（简称房颤）是需要治疗的最常见心律失常类型。大于 60 岁的老年人中患病率为 4%。房颤源于整个心房内多个混乱的折返，心电图表现为缺乏 P 波，代之以持续的变化不定的心房电活动基线与不规则的心室率。房颤多发生于患心血管系统疾病的患者，如高血压、冠心病或瓣膜疾病等。

8.心房扑动

心房扑动（简称房扑）起源于三尖瓣环周围单一的折返环路，因此心电图上心房活动表现为 II、III、aVF 导联持续的锯齿样波形，常表现为规律的 2∶1 传导，但不同的房室传导有可能造成心房至心室传导不规律。

八、室性心律失常

室性心动过速既可起源于折返又可起源于自律性增强，前者较常见，临床上将室性心动过速分为 4 类。

1.多形性室性心动过速

多形性室性心动过速起源于混乱多源的心室内折返环路，包括两大类：心室颤动和尖端扭转型室性心动过速。在心电图上，心室颤动没有明确的 QRS 波形而代之以持续变化的电波形态；尖端扭转型室性心动过速亦表现为持续变化的电波形态但其波形有规律地绕电轴偏转。尖端扭转型室性心动过速常发生在窦性节律时一个延长的 QT 间期后。多形性室性心动过速的一个重要特点，是它们常由治疗引起，并且是可逆的。常见的原因有使用抗心律失常药、电解质异常或心肌缺血。治疗时应首先纠正这些诱因。无其他原因引起的 QT 间期延长或多形室性心动过速要考虑是否为先天性长 QT 间期综合征。

2.持续性单形性室性心动过速

持续的单形性室性心动过速常由心肌内单一折返环路所致。多发于伴有左室功能降低的器质性心脏病（以陈旧性心肌梗死最为常见）。持续的单形性室性心动过速由心内固定的电起搏点所引起，紧张、电解质紊乱或药物常是发作的诱因，但并非根本的病因。心电图表现为心率均大于 100 次/min、节律整齐伴随宽 ORS 波（>0.12s），房室分离可作为诊断要点之一。

3.非持续性室性心动过速

非持续性室性心动过速由折返或自律性增强引起。心电图表现与持续性室性心动过速有相似之处，但其发作时间不超过 30s，一般无血流动力学障碍，这种心律失常被认为是持续性心律失常的前兆。其临床特点不典型，治疗方案亦不一。治疗的首要目标是评估病人进一步发生恶性心律失常及猝死的危险性。左室功能是猝死最强的独立危险因素，如患者射血分数大于 40%，其猝死的危险性小；而对于射血分数小于 40%的冠心病患者且有异常心电图（非持续的室性心动过速或每小时室性早搏大于 10 次/分）表现，左室功能评估病人 2～3 年内猝死的准确性达 40%。临床上应用抗心律失常药物治疗非持续性室性心动过速，使病人的死亡率增加 2～3 倍，所以一般不用。有非持续性室性心动过速和晕厥史的病人应进行电生理检查，以了解诱发持续性室性心动过速的可能性。

4.特发性室性心动过速

结构正常的心脏有时亦发生室性心动过速，根据 QRS 形态及电生理特征常归类于特发性心动过速，多由自律性异常或局部折返所致。可能无症状，亦可引起晕厥、疲乏。

九、抗心律失常药物

1.抗心律失常药物的分类

抗心律失常药物按照 VAUGHAN- WILLIAM 的分类方法分为 4 类。

Ⅰ类：膜作用剂，抑制动作电位 0 相的最大去极速度，其结果是减慢传导速度；分为ⅠA、ⅠB、ⅠC三个亚组。这三个亚组的主要区别在于：膜作用强弱不同，C的膜作用最强，A其次，B最弱；对复极的影响不同，A中度延长复极，B缩短复极，C对复极无影响或影响极小，但其中的普罗帕酮中度延长复极。

（1）ⅠA为广谱抗心律失常药物，包括奎尼丁、普鲁卡因胺和丙吡胺。在治疗室上性快速心律失常方面主要用于房颤的药物复律，其中最常用的是奎尼丁，奎尼丁虽有益于房颤的复律，但药物治疗组与安慰剂组相比，死亡率增加。静脉用普鲁卡因胺为终止心肌梗死时室性心动过速的常用药物，多在利多卡因无效之后选用。

（2）ⅠB类有利多卡因、美西律、妥卡尼，仅用于室性心律失常，是治疗室性早搏和室性心动过速首选药物，在预激综合征合并房颤时不宜使用利多卡因。

（3）ⅠC类药物有氟卡尼、恩卡尼、普罗帕酮（旧称心律平）。常用于治疗房性早搏、阵发性室上性心动过速（房室结折返性心动过速、房室折返性心动过速、房性心动过速）和房颤、室性早搏和室性心动过速，也可用于预激合并房颤。

Ⅱ类药物为β受体阻断剂，其中普萘洛尔（旧称心得安）兼有膜作用，β受体阻断剂虽可终止房室结折返性心动过速，但效果不如维拉帕米（旧称异搏定）、三磷腺苷（旧称ATP）和普罗帕酮；如果口服维拉帕米、普罗帕酮无效可使用β受体阻断剂。β受体阻断剂对室性心律失常的治疗作用较弱，但在以下情况为首选或唯一有效的药物：尖端扭转性室性心动过速、MI后频发复杂室性早搏或非持续性室性心动过速、二尖瓣脱垂合并室性心律失常、运动或滴注异丙肾上腺素诱发的部分右室流出道室性心动过速、心脏正常的良性室性早搏。β受体阻断剂延长房室结的不应期。

Ⅲ类药物有胺碘酮、索他洛尔与溴苄胺。其作用是延长复极，从而延长心脏组织的不应期。胺碘酮主要用于房颤的复律和预防阵发性房颤的复发，也可用于预激合并房颤。其他首选胺碘酮的适应证尚有陈旧性MI、扩张型心肌病和致心律失常性右室发育不良合并持续性室性心动过速和心室颤动以及肥厚型心肌病合并室性心律失常。鉴于胺碘酮的脏器毒副作用，应注意在有效控制心律失常的前提下尽可能减少维持治疗的药物剂量。不宜使用胺碘酮治疗心脏正常的室早或室上性心动过速。溴苄胺仅用于恶性室性心律失常的治疗。

Ⅳ类钙拮抗剂缩短复极时间，这正是它们不能转复房颤的原因。钙拮抗剂中维拉帕米和地尔硫卓是治疗房室结折返性心动过速和房室折返性心动过速的首选药物，也可单独使用或与洋地黄类药物联合应用控制无旁路参与房室传导的房颤时的心室率。维拉帕米可使大多数，尤其有器质性心脏病的室性心动过速恶化加重，因此，对不能鉴别的宽QRS心动过速，应按照室性心动过速处理，不宜使用维拉帕米。维拉帕米仅用于如下类型的室性心动过速：左室特发性室性心动过速，QT间期正常而早搏的联律间期极短的室性早搏所激发的多形性室性心动过速，多见于正常心脏的部分右室流出道室性心动过速，少数外科手术中的顽固性严重室性心律失常。

洋地黄类药物主要用于室上性心动过速的终止。在器质性心脏病、心脏扩大或心力衰竭的患者出现快速室上性心律失常时应首选洋地黄，洋地黄禁用于预激合并房颤。

2.抗心律失常药物临床适应证

（1）存在有与心律失常直接相关的临床症状，影响患者的生活质量和工作能力时。

（2）心律失常可（或潜在的）导致或增加猝死风险。

3.临床上常见心律失常的合理用药

（1）室性心律失常的治疗

临床上可将室性心律失常分为三大类：良性室性心律失常、有预后意义的室性心律失常、恶性或致命性室性心律失常。

①良性室性心律失常：这种情况在临床上经病史、体格检查、胸片、超声心动图或运动试验找不到器质性心脏病的证据，患者常无与心律失常直接相关的临床症状，预后良好，一般不需要治疗。对于确实有症状的患者应选用不良反应小的药物，如：β受体阻断剂、莫雷西嗪、普罗帕酮等，治疗效果应以症状减轻为判断标准。特发性室速预后良好，可用射频消融治疗。

②有预后意义的室性心律失常：这类心律失常发生在有器质性心脏病的基础之上，最常见的包括心肌梗死后和心肌病患者。治疗目标主要针对改善预后及注意寻找与纠正病因或诱因。心肌梗死后频发复杂室性早搏而无症状的患者首选β受体阻断剂，而不宜使用Ⅰ类抗心律失常药物。心力衰竭患者心电图发现室性早搏或非持续性室性心动过速时，不应立即使用抗心律失常药，而应首先查明病人有无洋地黄中毒、有无低血钾或低血镁，并尽快控制心力衰竭。对于充血性心力衰竭患者使用包括胺碘酮在内的许多抗心律失常药物，并未能改善病人的预后，而β受体阻断剂则有可能改善其预后。在静脉用药治疗合并心力衰竭的室性心律失常时，应注意普罗帕酮的负性变力作用。

③恶性室性心律失常：常见的有或无梗死证据的院外猝死复苏存活者，大多为冠心病患者，猝死多由心室颤动所致；梗死或扩张型心肌病合并单形性持续性室性心动过速；特发性心室颤动。如有条件应安置埋藏式心脏自动转复除颤器，药物治疗主要应用胺碘酮，维持量需用300～400mg/d。

（2）房室结折返性心动过速与房室折返性心动过速的药物治疗

对于发作不频繁虽有症状而无晕厥等严重血流动力学障碍的上述两类阵发性室上性心动过速，治疗目的是，发作时用静脉注射药物终止心动过速的发作。而对于频繁发作或虽发作不频繁，但伴有晕厥等严重血流动力学障碍的病人，应长期口服有效药物预防复发。治疗选用对房室结和对房室结与旁道均有作用的药物如三磷腺苷、维拉帕米、普罗帕酮等。伴有预激时，不能选用维拉帕米、洋地黄。当口服维拉帕米或普罗帕酮不能有效预防心动过速复发时，可换用β受体阻断剂，单独应用或与地高辛合用。

（3）心房颤动的治疗

①心房颤动的复律：直流电复律安全有效，在试用药物复律后进行。临床上主张对房颤持续时间超过48～72小时的病人，至少服用抗凝药物3周后再进行复律。7种非安

慰剂对照研究显示胺碘酮在复律后维持窦性心律的有效率为 71%，平均死亡率为 0.4%。

②控制心室率：保持血流动力学稳定：洋地黄用于有左室功能不全的房颤病人较安全，但在运动、甲亢、新近发生的房颤或交感神经兴奋等情况时效果不满意。

钙通道拮抗剂和β受体阻断剂能有效控制静息、运动及交感神经兴奋时房颤的心室率，对新发房颤心室率的控制优于洋地黄。对于无器质性心脏病的孤立性房颤或左室功能正常的房颤首选钙通道拮抗剂和β受体阻断剂控制心室率，而对心脏明显扩大或有左室功能不全的病人应首选洋地黄。如心室率不能满意控制，可联合使用小剂量钙通道拮抗剂和β受体阻断剂。对于需要紧急控制心室率的情况可静脉给予地尔硫卓，地尔硫卓还可用于单纯二尖瓣狭窄所致的左房衰竭、以右房衰竭为主的肺源性心脏病、冠状动脉旁路移植术后或急性心肌梗死肺毛细血管楔压无明显增高的房颤。胺碘酮对控制房颤复发时的心室率和维持转复后的窦性心律都有效。

③预防血栓栓塞并发症：口服华法林抗凝，使血栓栓塞的发生率下降 6.6%。

十、心律失常非药物治疗

包括机械方法兴奋迷走神经、心脏起搏器、电复律、电除颤、导管消融以及外科手术治疗。反射性兴奋迷走神经的方法有压迫眼球、按摩颈动脉窦、Valsava 动作等。电除颤和电复律疗效迅速、可靠而安全，是快速终止上述快速心律失常的主要治疗方法，但并无预防发作的作用。心脏起搏器多用于治疗严重缓慢的心律失常，以低能量电流按预定频率有规律地刺激心房或心室，维持心脏活动频率和节律。

目前针对大多数快速心律失常如房室折返型心动过速（预激综合征）、房室结折返型心动过速、心房扑动、房性心动过速、室性期前收缩、室性心动过速、心房颤动（房颤）等心律失常，可以采用导管消融的方法实现治愈的目标，由于疗效肯定，对患者造成的创伤小，已成为上述快速心律失常治疗的首选措施。对于恶性心律失常如血液动力学不稳定的室速、室扑、室颤或心脏骤停幸存者，消融不成功或心律失常发作有生命危险时，应当植入心脏埋藏式除颤器（ICD）预防猝死。

第二节　冠状动脉性心脏病

冠状动脉性心脏病简称冠心病。指由于脂质代谢不正常，血液中的脂质沉着在原本光滑的动脉内膜上，在动脉内膜一些类似粥样的脂类物质堆积而成白色斑块，称为动脉粥样硬化病变。这些斑块渐渐增多造成动脉腔狭窄，使血流受阻，导致心脏缺血，产生心绞痛。

一、疾病分类

根据其临床症状，冠心病可分为 5 型：

1.心绞痛型

表现为胸骨后的压榨感，闷胀感，伴随明显的焦虑，持续3到5分钟，常发散到左侧臂部、肩部、下颌、咽喉部、背部，也可放射到右臂。有时可累及冠状动脉粥样硬化性心脏病这些部位而不影响胸骨后区用力，情绪激动、受寒、饱餐等增加心肌耗氧情况下发作的称为劳力性心绞痛，休息和含化硝酸甘油缓解。有时候心绞痛不典型，可表现为气紧、晕厥、虚弱、嗳气、尤其在老年人。根据发作的频率和严重程度分为稳定型和不稳定型心绞痛。稳定型心绞痛指的是发作一月以上的劳力性心绞痛，其发作部位、频率、严重程度、持续时间、诱使发作的劳力大小、能缓解疼痛的硝酸甘油用量基本稳定。不稳定型心绞痛指的使原来的稳定型心绞痛发作频率、持续时间、严重程度增加，或者新发作的劳力性心绞痛（发生1个月以内），或静息时发作的心绞痛。不稳定性心绞痛是急性心肌梗塞的前兆，所以一旦发现应立即到医院就诊。

2.心肌梗塞型

梗塞发生前一周左右常有前驱症状，如静息和轻微体力活动时发作的心绞痛，伴有明显的不适和疲惫。梗塞时表现为持续性剧烈压迫感、闷塞感，甚至刀割样疼痛，位于胸骨后，常波及整个前胸，以左侧为重。部分病人可延左臂尺侧向下放射，引起左侧腕部，手掌和手指麻刺感，部分病人可放射至上肢、肩部、颈部、下颌，以左侧为主。疼痛部位与以前心绞痛部位一致，但持续更久，疼痛更重，休息和含化硝酸甘油不能缓解。有时候表现为上腹部疼痛，容易与腹部疾病混淆。伴有低热、烦躁不安、多汗和冷汗、恶心、呕吐、心悸、头晕、极度乏力、呼吸困难、濒死感，持续30分钟以上，常达数小时。发现这种情况应立即就诊。

3.无症状性心肌缺血型

很多病人有广泛的冠状动脉阻塞却没有感到过心绞痛，甚至有些病人在心肌梗塞时也没感到心绞痛。部分病人在发生了心脏性猝死，常规体检时发现心肌梗塞后才被发现。部分病人由于心电图有缺血表现，发生了心律失常，或因为运动试验阳性而做冠脉造影才发现。这类病人发生心脏性猝死和心肌梗塞的机会和有心绞痛的病人一样，所以应注意平时的心脏保健。心脏性猝死可发生在那些貌似健康的人身上，这里主要说的是冠心病中的一个类型，叫作不稳定斑块，因为冠状动脉粥样硬化斑块很小，没有堵塞血管，所以平时没有任何症状，但是，斑块会突然破裂，破裂以后，会在局部形成血小板、红细胞组成的血栓，很大，而且同时冠状动脉痉挛缩窄，出现严重缺血。然后，大面积心肌梗死，死掉了。

4.心力衰竭和心律失常型

部分患者原有心绞痛发作，以后由于病变广泛，心肌广泛纤维化，心绞痛逐渐减少到消失，却出现心力衰竭的表现，如气紧、水肿、乏力等，还有各种心律失常，表现为心悸。还有部分患者从来没有心绞痛，而直接表现为心力衰竭和心律失常。

5.猝死型

指由于冠心病引起的不可预测的突然死亡，在急性症状出现以后 6 小时内发生心脏骤停所致。主要是由于缺血造成心肌细胞电生理活动异常，而发生严重心律失常导致。

二、致病原因

冠心病的主要病因是冠状动脉粥样硬化，但动脉粥样硬化的原因尚不完全清楚，可能是多种因素综合作用的结果。认为本病发生的危险因素有：年龄和性别（45 岁以上的男性，55 岁以上或者绝经后的女性），家族史（父兄在 55 岁以前，母亲/姐妹在 65 岁前死于心脏病），血脂异常（低密度脂蛋白胆固醇 LDL-C 过高，高密度脂蛋白胆固醇 HDL-C 过低），高血压，尿糖病，吸烟，超重，肥胖，痛风，不运动等。

三、发病机制

由于脂质代谢异常，血液中的脂质沉着在原本光滑的动脉内膜上，在动脉内膜一些类似粥样的脂类物质堆积而成白色斑块，这些斑块渐渐增多造成动脉腔狭窄，使血流受阻，导致心脏缺血，产生心绞痛。如果动脉壁上的斑块形成溃疡或破裂，就会形成血栓，使整个血管血流完全中断，发生急性心肌梗死，甚至猝死。冠心病的少见发病机制是冠状动脉痉挛（血管可以没有粥样硬化），产生变异性心绞痛，如果痉挛超过 30 分钟，也会导致急性心肌梗死（甚至猝死）。

四、临床表现

1.好发群体

（1）45 岁以上的男性，55 岁以上或者绝经后的女性；

（2）父兄在 55 岁以前，母亲/姐妹在 65 岁前死于心脏病；

（3）低密度脂蛋白胆固醇 LDL-C 过高，高密度脂蛋白胆固醇 HDL-C 过低的和伴有高血压、尿糖病、吸烟、超重、肥胖、痛风、不运动等情况的人群。

2.疾病症状

临床分为隐匿型、心绞痛型、心肌梗死型、心力衰竭型（缺血性心肌病）、猝死型五个类型。其中最常见的是心绞痛型，最严重的是心肌梗死和猝死两种类型。

心绞痛是一组由于急性暂时性心肌缺血、缺氧所起的症候群：

（1）胸部压迫窒息感、闷胀感、剧烈的烧灼样疼痛，一般疼痛持续 1～5 分钟，偶有长达 15 分钟，可自行缓解；

（2）疼痛常放射至左肩、左臂前内侧直至小指与无名指；

（3）疼痛在心脏负担加重（例如体力活动增加、过度的精神刺激和受寒）时出现，在休息或舌下含服硝酸甘油数分钟后即可消失；

（4）疼痛发作时，可伴有（也可不伴有）虚脱、出汗、呼吸短促、忧虑、心悸、恶心或头晕症状。

心肌梗死是冠心病的危急症候，通常多有心绞痛发作频繁和加重作为基础，也有无心绞痛史而突发心肌梗塞的病例（此种情况最危险，常因没有防备而造成猝死）。心肌梗塞的表现为：

（1）突发时胸骨后或心前区剧痛，向左肩、左臂或他处放射，且疼痛持续半小时以上，经休息和含服硝酸甘油不能缓解；

（2）呼吸短促、头晕、恶心、多汗、脉搏细微；

（3）皮肤湿冷、灰白、重病病容；

（4）大约十分之一的病人的唯一表现是晕厥或休克。

3.疾病危害

冠心病是动脉粥样硬化导致器官病变的最常见类型，也是严重危害人民健康的常见病。

五、诊断鉴别

1.典型症状

冠心病的诊断主要靠临床表现（病人症状）。当一个具有冠心病发病基础（年龄较大，多重危险因素）的患者出现具有下列特征的胸痛时，要高度怀疑冠心病。

（1）疼痛部位：胸骨后；

（2）放射：向下颌、左上肢、左肩；

（3）性质：压榨性，烧灼样；

（4）持续时间：1～5分，不超过15分；

（5）诱因：劳累、寒冷或饱餐；

（6）缓解方式：休息、舌下含化硝酸酯类（1～3分）。

2.辅助检查

（1）普通心电图

大部分冠心病病人，没有症状发作时的心电图都是正常的，或基本正常。所以，心电图正常不能排除冠心病。那么，冠心病心绞痛的心电图特点是什么呢？——当出现心绞痛症状时，发生暂时的 T 波倒置，或 ST 段压低（下移）；当症状消失后（经过休息或含化硝酸甘油片），心电图恢复正常。当然，少数情况下发生较严重的缺血（如时间超过十五分钟），心电图异常可以持续较长时间（数天）。

相反，病人没有明显的症状，而心电图长期的异常（多数为 T 波倒置，或伴 ST 段压低），多数不是冠心病，可能为心肌病，高血压性心脏病，也常见于正常人。有些人心电图 T 波倒置 30 多年，也没有发现什么器质性的心脏疾病。

一些基层医院，把体检发现的心电图的轻微异常（T 波的低平或倒置）诊断为"心肌缺血"。如果这些所谓的异常与胸痛、胸闷症状没有关联，一般没有临床意义。千万不能随意扣帽子"心肌缺血"。

（2）平板运动试验（心电图运动试验）

它诊断冠心病的准确性在70%左右。当然，运动试验有一定风险，有严格的适应证和禁忌证。如急性心肌梗死、不稳定性心绞痛、没有控制的高血压、心力衰竭、急性心肺疾病等属于运动试验的绝对禁忌证。

（3）心肌核素灌注扫描（核医学）

它诊断冠心病（心绞痛）的准确性也是70%。但确诊心肌梗死的准确性接近100%

（4）冠状动脉CTA

它诊断冠心病的准确性达90%以上，可以检测出其他检查无法发现的早期动脉硬化症。

（5）动态心电图（Holter）

①记录各种心律失常；

②十二导联 HOLTER：记录无痛性心肌缺血；比较胸痛时有无 S-T 段压低，以明确胸痛的性质；

③胸痛时伴 S-T 段抬高，有助于确诊冠状动脉痉挛（变异型心绞痛）。

（6）超声心动图

是诊断心脏疾病极其有价值的一项检查。

①确诊或排除多种器质性心脏病（先心病、风心病、心肌病）；

②冠心病心绞痛：绝大多数病人超声心动图是正常的；

③急性心肌梗死、陈旧性心肌梗死：有明确的室壁运动异常，超声心动图可以确诊这两类疾病。

3.疾病鉴别

心绞痛与急性心肌梗死、肋间神经痛及肋软骨炎相鉴别。心肌梗死与心绞痛、急性心包炎、急性肺栓塞及主动脉夹层相鉴别。

六、急救措施

休息和舌下含化硝酸甘油。一旦发生了心绞痛的症状，要立即休息，同时要舌下含化一片硝酸甘油，一般经休息或含化硝酸甘油，通常一两分钟内心绞痛就可以缓解。也可含化或服用中药复方丹参滴丸或救心丸，但其缓解心绞痛需要的时间较长。如果含化硝酸甘油五分钟仍不缓解，可再含化一片硝酸甘油。如果是初次发生了心绞痛，无论药物能否缓解，均需尽快到医院去就医，因为初次发生心绞痛，有发生心肌梗塞的危险性。

七、疾病本质

患冠状动脉疾病的人，大约99%是由冠状动脉粥样硬化引起的。所以，冠状动脉性心脏病实际上就是指冠状动脉粥样硬化性心脏病，简称冠心病。当冠状动脉粥样硬化发展到一定程度，而导致冠状动脉的管腔严重狭窄、阻塞时，即可造成心肌缺血、缺氧，从而发生一系列的症状（如胸闷、心绞痛等），甚至发生心肌梗塞而危及生命。这种病变就是冠状动脉粥样硬化性心脏病。其实质是心肌缺血。所以也称为缺血性心脏病。

正常动脉血管壁一船分三层：内膜、中层和外膜。内膜是一层光滑的扁平上皮细胞，极为纤薄而光滑，可保证血液在动脉中的流动畅通无阻；中层由平滑肌组成，有收缩和舒张功能；外膜比较疏松，是一层保护组织。正常的动脉管壁相当柔软而富有弹性，能随心脏有节动地舒张和收缩。动脉因各种原因失去弹性而变硬，医学上统称为动脉硬化。

动脉硬化根据其原因、后果和病理形态的不同，大体上可分为3种类型：①细小动脉硬化。②动脉中层硬化。③动脉粥样硬化。常发生在大型动脉，如主动脉、冠状动脉、脑动脉等重要部位的血管。动脉粥样硬化是一种与脂质代谢障碍，特别是与胆固醇代谢障碍有密切关系的疾病。病变早期，血液中的胆固醇及其他脂质和复合糖类在动脉内膜中沉淀下来，继而引起内膜纤维组织增生，内膜逐渐隆起、增厚，形成肉眼能够看到的灰黄色斑块；以后斑块不断扩大，中心部分因营养不足而发生软化、崩溃，可见黄色"粥样"物质；再以后动脉的中层也有脂质沉淀下来，而且中层的弹性纤维和平滑肌纤维断裂，血管内膜下逐渐发生纤维组织增生，还有钙质沉淀下来，结果，动脉管壁就变脆、变硬，管腔变窄，这种病变称为动脉粥样硬化。它是导致心肌缺血、冠心病的最主要原因。

八、疾病治疗

1.药物治疗

硝酸酯类，如硝酸甘油、消心痛、欣康、长效心痛治。

他汀类降血脂药，如立普妥、舒降之、洛伐他丁，可延缓或阻止动脉硬化进展。

抗血小板制剂，阿司匹林每日100～300mg，终生服用。过敏时可服用抵克立得或波立维。

β-受体阻滞剂，常用的有倍他乐克、阿替乐尔、康可。

钙通道阻滞剂，冠状动脉痉挛的病人首选，如合心爽、拜心同。

2.手术治疗（冠状动脉搭桥术<主动脉-冠状动脉旁路移植手术>）

冠状动脉搭桥术是从患者自身其他部位取一段血管，然后将其分别接在狭窄或堵塞了的冠状动脉的两端，使血流可以通过"桥"绕道而行，从而使缺血的心肌得到氧供，而缓解心肌缺血的症状。

这一手术属心脏外科手术，创伤较大，但疗效确切。主要用于不适合支架术的严重冠心病患者（左主干病变，慢性闭塞性病变，糖尿病多支血管病变）。

3.介入治疗（经皮冠状动脉介入治疗（PCI）：支架术）

介入治疗不是外科手术而一种心脏导管技术，具体来讲是通过大腿根部的股动脉或手腕上的桡动脉，经过血管穿刺把支架或其他器械放入冠状动脉里面，达到解除冠状动脉狭窄的目的。

介入治疗的创伤小，效果确切，风险小（<1%）。普通金属裸支架的再狭窄率为15%～

30%。药物涂层支架的应用进一步改善了支架术的长期疗效，一般人群再狭窄率3%，糖尿病/复杂病变约为10%，其效果可与冠状动脉搭桥手术相媲美。

4.其他治疗

运动锻炼疗法：谨慎安排进度适宜的运动锻炼有助于促进侧支循环的发展，提高体力活动的耐受量而改善症状。

九、疾病预后

本病的预后随病变的部位、程度、血管狭窄发展速度、受累器官受损情况和有无并发症而不同。

十、疾病预防

1.预防方法

预防冠心病从日常生活做起。

（1）起居有常

早睡早起，避免熬夜工作，临睡前不看紧张、恐怖的小说和电视。

（2）身心愉快

忌暴怒、惊恐、过度思虑以及过喜。

（3）控制饮食

饮食且清淡，易消化，少食油腻、脂肪、糖类。食用足够的蔬菜和水果，少食多餐，晚餐量少，不宜喝浓茶、咖啡。

（4）戒烟少酒

吸烟是造成心肌硬塞、中风的重要因素，应绝对戒烟。少量饮啤酒、黄酒、葡萄酒等低度酒可促进血脉流通，气血调和，但不能喝烈性酒。

（5）劳逸结合

避免过重体力劳动或突然用力，饱餐后不宜运动。

（6）体育锻炼

运动应根据各人自身的身体条件、兴趣爱好选择，如太极拳、乒乓球、健身操等。要量力而行，使全身气血流通，减轻心脏负担。

2.预防药物

冠心病二级预防的ABCDE：所谓二级预防，指在有明确冠心病的患者（包括支架术后和搭桥术后），进行药物和非药物干预，来延缓或阻止动脉硬化的进展。英语国家总结为ABCDE五方面：

A：血管紧张素转换酶抑制剂（ACEI）与阿司匹林（Aspirin）。

B：β阻滞剂（β-blocker）与控制血压（Blood pressure control）。

C：戒烟（Cigarette-quitting）与降胆固醇（Choles-terol-lowering）。

D：合理饮食（Diet）与控制糖尿病（Diabetes control）。

E：运动（Exercise）与教育（Education）。

阿司匹林的作用是抗血小板聚集。服用阿司匹林的患者，心血管病发生率和死亡率均显著下降。每 5000 例接受阿司匹林治疗的患者中，会出现 1 例呕血的副作用，但每年可阻止 95 例严重心血管事件发生。

痛风病人不宜使用阿司匹林，因阿司匹林会抑制尿酸排泄。对痛风病人和其他各种原因确实不能耐受阿司匹林者，改为波立维 75mg 每日一次。

阿司匹林每天服 75～150mg 用于冠心病二级预防；对急性心肌梗死、急性缺血性卒中和不稳定心绞痛急性发作期，可把剂量增至每日 150～300mg。

十一、并发症

1.乳头肌功能失调或断裂

二尖瓣乳头肌因缺血、坏死等使收缩功能发生障碍，造成不同程度的二尖瓣脱垂并关闭不全。

2.心脏破裂

常在心肌梗死 1 周内出现，多为心室游离壁破裂，造成心包积血引起急性心脏压塞而猝死。

3.栓塞

左心室附壁血栓脱落所致，引起脑、肾、脾、或四肢等动脉栓塞。

4.心室壁瘤

主要见于左心室，体格检查可见左侧心界扩大，心脏搏动范围较广。

5.心肌梗死后综合征

心肌梗死后数周至数月内出现，可反复发生，表现为心包炎、胸膜炎或肺炎，有发热、胸痛等症状，可能为机体对坏死物质的过敏反应。

第三节　动脉粥样硬化

一、发病原因

本病的发病原因上不完全明确，但通过广泛而深入的病因学调查发现，本病为多病因疾病，其危险因素包括：血脂异常，高血压，吸烟，糖尿病和糖耐量异常，年龄因素，性别因素，遗传因素等。

二、发病机制

对本病发病机制，有多种学说从不同角度来阐述，包括脂质浸润学说、血栓形成学说、平滑肌细胞克隆学说等。近年多数学者支持"内皮损伤反应学说"。认为本病各种主要危险因素最终都损伤动脉内膜，而粥样硬化病变的形成是动脉对内膜损伤作出的炎症-纤维增生性反应的结果。Ross 于 1999 年在他的损伤反应学说的基础上明确提出动脉粥样硬化是一种炎症性疾病，指出动脉粥样硬化是具有慢性炎症反应特征的病理过程，其发展始终伴随炎症反应。动脉粥样硬化炎症学说的提出，实质上是对动脉粥样硬化发病机制研究的概括和启示。

三、病理生理

　　动脉粥样硬化的病理变化主要累及体循环系统的大型肌弹力型动脉（如主动脉）和中型肌弹力型动脉（以冠状动脉和脑动脉罹患最多，肢体各动脉、肾动脉和肠系膜动脉次之，下肢多于上肢），而肺循环动脉极少受累。

　　动脉粥样硬化时动脉内膜相继出现脂质点和条纹、粥样和纤维粥样斑块、复合病变 3 类变化。美国心脏病学学会根据其病变发展过程将其细分为 6 型：Ⅰ型脂质点、Ⅱ型脂质条纹、Ⅲ型斑块前期、Ⅳ型粥样斑块、Ⅴ型纤维粥样斑块、Ⅵ型复合病变。

　　从临床的角度来看，动脉粥样硬化的斑块基本上可分为两类：一类是稳定型即纤维帽较厚而脂质池较小的斑块；而另一类是不稳定型（又称为易损型）斑块，其纤维帽较薄，脂质池较大易于破裂。而就是这种斑块的破裂导致了心血管急性事件的发生。

四、临床表现

　　1.疾病症状

　　主要是相关器官受累后出现的病象。

　　分期和分类：

　　（1）按病程阶段分类

　　本病发展过程可分为 4 期，但临床上各期并非严格按序出现，可交替或同时出现。

　　①无症状期或称亚临床期：其过程长短不一，包括从较早的病理变化开始，直到动脉粥样硬化已经形成，但尚无器官或组织受累的临床表现。

　　②缺血期：由于血管狭窄而产生器官缺血的症状。

　　③坏死期：由于血管内急性血栓形成使管腔闭塞而产生器官组织坏死的表现。

　　④纤维化期：长期缺血，器官组织纤维化萎缩而引起症状。

　　（2）按受累动脉部位的不同分类

　　主动脉及其主要分支、冠状动脉、颈动脉、脑动脉、肾动脉、肠系膜动脉和四肢动脉粥样硬化等类别。

　　①一般表现：可能出现脑力与体力衰退。

　　②主动脉粥样硬化：大多数无特异性症状。主动脉粥样硬化最主要的后果是形成主动脉瘤，以发生在肾动脉开口以下的腹主动脉处为最多见。其次在主动脉弓和降主动脉。腹主动脉瘤多在体检时查见腹部有搏动性肿块而发现，腹壁上相应部位可听到杂音，股动脉搏动可减弱。胸主动脉瘤可引起胸痛、气急、吞咽困难、咯血、声带因喉返神经受压而麻痹引起声音嘶哑、气管移位或阻塞、上腔静脉或肺动脉受压等表现。主动脉瘤一

且破裂，可迅速致命。在动脉粥样硬化的基础上也可发生动脉夹层分离。

③冠状动脉粥样硬化：冠状动脉粥样硬化使血管腔狭窄或阻塞，或（和）因冠状动脉功能性改变（痉挛）导致心肌缺血缺氧或坏死而引起的心脏病。冠状动脉粥样硬化性心脏病是动脉粥样硬化导致器官病变的最常见类型，也是严重危害人类健康的常见病。

④颅脑动脉粥样硬化：颅脑动脉粥样硬化最常侵犯颈内动脉、基底动脉和脊动脉，颈内动脉入脑处为特别好发区，病变多集中在血管分叉处。粥样斑块造成血管狭窄、脑供血不足或局部血栓形成或斑块破裂，碎片脱落造成脑栓塞等脑血管意外（缺血性脑卒中）；长期慢性脑缺血造成脑萎缩时，可发展为血管性痴呆。

⑤肾动脉粥样硬化：可引起顽固性高血压，年龄在 55 岁以上而突然发生高血压者，应考虑本病的可能。如发生肾动脉血栓形成，可引起肾区疼痛、尿闭和发热等。长期肾脏缺血可致肾萎缩并发展为肾衰竭。

⑥肠系膜动脉粥样硬化：可能引起消化不良、肠道张力减低、便秘和腹痛等症状。血栓形成时，有剧烈腹痛、腹胀和发热。肠壁坏死时，可引起便血、麻痹性肠梗阻和休克等症状。

⑦四肢动脉粥样硬化：以下肢动脉较多见，由于血供障碍而引起下肢发凉、麻木和典型的间歇性跛行，即行走时发生腓肠肌麻木、疼痛以至痉挛，休息后消失，再走时又出现；严重者可持续性疼痛，下肢动脉尤其是足背动脉搏动减弱或消失。如动脉管腔完全闭塞时可产生坏疽。

2.疾病危害

从动脉粥样硬化的慢性经过来看，受累动脉弹性减弱，脆性增加，其管腔逐渐变窄甚至完全闭塞，也可扩张而形成动脉瘤。视受累的动脉和侧支循环建立情况的不同，可引起整个循环系统或个别器官的功能紊乱。

五、诊断鉴别

1.检查诊断

本病发展到相当程度，尤其是有器官明显病变时，诊断并不困难，但早期诊断很不容易。年长患者如检查发现血脂异常，X 线、超声及动脉造影发现血管狭窄性或性病变，应首先考虑诊断本病。

2.疾病鉴别

主动脉粥样硬化引起的主动脉变化和主动脉瘤，需与梅毒性主动脉炎和主动脉瘤以及纵隔肿瘤相鉴别；冠状动脉粥样硬化引起的心绞痛和心肌梗死，需与冠状动脉其他病变所引起者相鉴别；心肌纤维化需与其他心脏病特别是原发性扩张型心肌病相鉴别；脑动脉粥样硬化所引起的脑血管意外，需与其他原因引起的脑血管意外相鉴别；肾动脉粥样硬化所引起的高血压，需与其他原因的高血压相鉴别；肾动脉血栓形成需与肾结石相鉴别；四肢动脉粥样硬化所产生的症状需与其他病因的动脉病变所引起者鉴别。

六、疾病治疗

1.手术治疗

包括对狭窄或闭塞的血管，特别是冠状动脉、肾动脉和四肢动脉施行再通或重建或旁路移植等外科手术，以恢复动脉的供血。用带球囊的导管进行经皮腔内血管成形术，将突入动脉管腔的粥样物质压向动脉壁而使血管畅通；在此基础上发展了经皮腔内血管旋切术、旋磨术、激光成形术等多种介入治疗，将粥样物质切下、磨碎、气化吸出而使血管再通。目前应用最多的还是经皮腔内血管成形术和支架（STent）包括药物洗脱支架植入术。

2.其他疗法

（1）药物治疗

①调整血脂药物：血脂异常的患者，经上述饮食调节和注意进行体力活动 3 个月后，未达到目标水平者，应选用以他汀类降低 TC 和 LDL-C 为主的调脂药，其他如贝特类、烟酸类、胆酸隔置剂、不饱和脂肪酸等。

②抗血小板药物：抗血小板黏附和聚集的药物，可防止血栓形成，可能有助于防止血管阻塞性病变病情发展，用于预防冠状动脉和脑动脉血栓栓塞。最常用者为阿司匹林。

③溶血栓和抗凝药物：对动脉内形成血栓导致管腔狭窄或阻塞者，可用溶解血栓制剂，继而用抗凝药。

④针对缺血症状的相应治疗，如心绞痛时应用血管扩张剂及β受体阻滞剂等。

（2）中医药治疗

中医药治疗本病有着多靶向、整体调节、副作用小等优势，通过调节人体阴阳气血和脏腑功能，中医药治疗能够延缓病程进展并改善患者的症状体征。不同医家对于本病的病机观点各有侧重，但均认可本病的基本病机在于是脏腑功能亏损，痰瘀互结，虚实夹杂。治疗时根据病情调整脏腑功能，活血化痰，通常能起到良好的疗效。现代药理研究也表明，一些具有活血功和补气能的药物能够起到保护血管内膜、抗动脉粥样硬化的作用，如丹参、黄芪、女贞子、杜仲等。

（3）一般防治措施

①发挥患者的主观能动性配合治疗：树立信心，长期坚持，积极配合治疗。

②合理膳食：控制膳食总热量，以维持正常体重为度，40 岁以上者尤应预防发胖。提倡饮食清淡，多食富含维生素 C（如新鲜蔬菜、瓜果）和植物蛋白（如豆类及其制品）的食物。尽量以花生油、豆油、菜籽油等植物油为食用油。已确诊有冠状动脉粥样硬化者，严禁暴饮暴食，以免诱发心绞痛或心肌梗死。合并有高血压或心力衰竭者，应同时限制食盐。

③适当的体力劳动和体育活动：对老年人提倡散步，做保健体操，打太极拳等，不宜勉强做剧烈活动。

④合理安排工作和生活：生活要有规律，保持乐观、愉快的情绪，避免过度劳累和

情绪激动，注意劳逸结合，保证充分睡眠。

⑤提倡不吸烟，不饮烈性酒：虽然少量低浓度酒能提高血 HDL，但长期饮用会引起其他问题，因此不宜提倡。

⑥积极控制与本病有关的一些危险因素：包括高血压、糖尿病、高脂血症、肥胖症等。

七、疾病预后

本病预后随病变部位、程度、血管狭窄发展速度、受累器官受损情况和有无并发症而不同。病变涉及心、脑、肾等重要脏器动脉预后不良。

八、疾病预防

本病在一定程度上是生活习惯病，所以建立良好的生活习惯是预防本病的重要措施。合理膳食，适量运动，禁烟限酒，规律生活，保持心情放松，积极治疗原发疾病，均可以起到预防本病的作用。

九、并发症

本病根据其发生的部位不同，可引起相应器官的受损和疾病，其中以冠心病、心绞痛和脑栓塞最为严重和常见。

第四节　心绞痛

一、疾病概述

心绞痛是指由于冠状动脉粥样硬化狭窄导致冠状动脉供血不足，心肌暂时缺血与缺氧所引起的以心前区疼痛为主要临床表现的一组综合征。冠心病目前在我国的发病率呈逐年上升趋势，严重危害着人民群众的健康和生活。冠心病一般包括五种类型，危害最严重的是急性心肌梗塞，常需要紧急救治，否则危险性极高；发生率最多的是心绞痛，包括稳定性和不稳定性心绞痛，其中稳定性心绞痛属于最轻型的冠心病；此外还有心脏骤停、无痛性心肌缺血和缺血性心肌病。这五种情况临床上可以互相转换，取决于病变是否进展、治疗是否有效。所以普及宣传冠心病的知识，积极有效地防止冠心病是对于提高人民群众的健康是有重要意义的。下面重点介绍心绞痛的相关内容。

二、发病原因

冠心病的病因不十分清楚，一般认为是多因素综合引起的结果。心绞痛的主要病理改变是不同程度的冠状动脉粥样硬化。目前认为引起的冠状动脉粥样硬化的危险因素有血脂代谢紊乱、高血压、糖尿病、吸烟、肥胖、高尿酸血症、高纤维蛋白原血症、遗传因素等等。此外男性、老年、不爱运动者多发。其中前五项在我国发病率高、影响严重，是我们主要控制的对象。

三、疾病分类

临床上常将心绞痛分为稳定型心绞痛和不稳定型心绞痛两种类型。

稳定型心绞痛是指在一段时间内的心绞痛的发病保持相对稳定，均由劳累诱发，发作特点无明显变化，属于稳定劳累性心绞痛。

不稳定性心绞痛包括处发性心绞痛、自发性心绞痛、梗塞后心绞痛、变异性心绞痛和劳力恶化性心绞痛。主要的特点是疼痛发作不稳定、持续时间长、自发性发作危险性大、易演变成心肌梗塞。

不稳定型心绞痛与稳定性心绞痛不同，属于急性冠状动脉综合症，常常需要紧急处理，与非 ST 段抬高性心肌梗死非常接近，所以目前一般二者一并论述。

四、发病机制

1.稳定型心绞痛

在冠状动脉狭窄时，冠状动脉血流量不能满足心肌代谢的需要，引起心肌缺血缺氧时，即产生心绞痛。稳定性心绞痛常常是由于人活动、激动后，心肌耗氧量增加，而狭窄的冠状动脉不能满足足够的供血而发生心绞痛。

2.不稳定型心绞痛

在冠状动脉粥样硬化的基础上，斑块破裂形成非阻塞性冠状动脉血栓是不稳定型心绞痛和非 ST 段抬高性心肌梗死的典型病理生理机制，其他病理机制还有血管痉挛，进行性的脉粥样硬化病变加重阻塞。另外还有一些继发性因素，包括心动过速、发热、甲亢、贫血、低血压等，均可导致不稳定型心绞痛的发生和加重。

五、临床表现

1.疾病症状

（1）稳定型心绞痛

心绞痛以发作性胸痛为主要临床表现，疼痛的部位主要在心前区，有手掌大小范围，界限不很清楚。常放射至左肩、左臂内侧达无名指和小指，有时也可发生颈、咽或下颌部不适；胸痛常为压迫、发闷或紧缩性，也可有烧灼感，但不尖锐，不像针刺或刀扎样痛，发作时，患者往往不自觉地停止原来的活动，直至症状缓解；发作常由体力劳动或情绪激动（如愤怒、焦急、过度兴奋等）所激发，饱食、寒冷、吸烟、心动过速等亦可诱发。典型的心绞痛常在相似的条件下，早晨多发；疼痛一般持续 3～5 钟后会逐渐缓解，舌下含服硝酸甘油也能在几分钟内使之缓解。可数天或数星期发作一次，亦可一日内发作多次。

（2）不稳定型心绞痛

和非 ST 段抬高性心肌梗死的共同表现特点为心前区痛，但是疼痛表现形式多样，发作诱因可有可无，可以劳力性诱发，也可以自发性疼痛。发作时间一般比稳定性心绞痛长，可达到 30 分钟，疼痛部位和放射部位与稳定性心绞痛类似，应用硝酸甘油后多数能缓解。但是也经常有发作不典型者，表现为胸闷、气短、周身乏力、恶心、呕吐等，尤其是老年女性和糖尿病患者。

2.疾病体征

（1）稳定型心绞痛

体检常无特殊发现，发作时常见心率增快、血压升高，表情焦虑、皮肤凉或出汗，有时出现第四或第三心音奔马律。

（2）不稳定型心绞痛

和非 ST 段抬高性心肌梗死的体征经常不明显，缺乏特异性。一般心脏查体可发现心音减弱，有时可以听到第三或第四心音以及心尖部的收缩期杂音，严重者可发现伴随的周身异常改变。

六、诊断鉴别

1.辅助检查

（1）稳定型心绞痛

①心电学检查：是诊断冠心病最有价值的检查手段。其中常规 12 导联心电图是发现心肌缺血、诊断心绞痛最方便、最经济的检查方法。特别是心绞痛发作时的心电图显示心肌缺血，症状缓解后心电图的缺血恢复更具有诊断价值。但是病人常常在发病时不能马上到医院检查，而到医院后症状已缓解，这时做心电图可以完全正常，这样不能认为患者没有心绞痛。应该根据情况建议患者做心电图运动负荷试验或者选择 24 小时动态心电图测定来发现患者的心肌缺血改变，这样可使诊断的准确性提高。

②超声心动图：稳定型心绞痛病人的静息超声心动图大部分无异常表现，进行该项检查的主要目的在于评价心脏功能和发现其他类型心脏病，有助于鉴别诊断。必要时负荷心电图一样，负荷超声心动图可以帮助识别心肌缺血的范围和程度。

③放射性核素检查：这种检查主要有 201Tl-心肌显像或兼作负荷试验，在冠状动脉供血不足部位的心肌，可显示灌注缺损。主要适合于心电学检查不能确诊或者需要进一步对心肌进行特殊评估者。

④冠状动脉 CT 检查：这项检查是近几年刚刚广泛用于诊断冠心病的方法，属于无创性，也需要应用对比剂显像。可以直接显示冠状动脉血管壁和腔内的情况，准确性稍差于冠状动脉造影。适合于临床冠心病诊断不清，或者需要判断冠状动脉病变程度。是一项最准确的无创性检查手段。

⑤冠状动脉造影：目前仍然是诊断冠心病冠脉病变最准确的方法，因为它是有创性

检查方法，通常在上述方法不能确诊时或者是对于诊断明确者需要介入治疗时才进行。

⑥化验检查：包括血脂、血糖、尿酸、肝肾功能、高敏感 CRP 等有助于对患者的危险因素评估和指导下一步的处理。

（2）不稳定型心绞痛

①心电学检查：是最简单而实用的手段，常能发现一过性的 ST 段的水平或下斜行下移，T 波倒置。重要的是疼痛发作时出现心电图改变，而疼痛缓解后心电图改变也恢复，这是诊断心绞痛非常有意义的指标。少数患者可以没有任何心电图的改变，多见于多支冠状动脉病变的患者。本病不适合运动负荷心电图检查，可以进行动态心电图检查。

②心脏生化标志物的检查：肌钙蛋白 I（cTnI）、肌钙蛋白 T（cTnT）是心肌损伤最敏感和特异的指标，比 CPK－MB 具有更高的特异性敏感性。目前认为 cTnI 或 cTnT 检查超过正常范围提示非 ST 段抬高性心肌梗死，但是要排除继发性的其他个别原因。

③其他化验：包括血脂、血糖、尿酸、肝肾功能、血清离子、高敏感 CRP 有助于对患者的危险因素评估和指导下一步的处理。

④心脏超声、心脏核素、心脏 CT 和心脏磁共振检查等，可以观察心肌运动异常，心功能评价和病因学分析和直接冠状动脉的检查（同前述）。

⑤冠状动脉造影：这一技术是目前评价冠状动脉病变最有意义的检查手段，可以准确地判定病变范围、病变的程度、病变的类型。这组患者行冠状动脉造影检查的主要目的是指导进一步的治疗和评估预后。

2.疾病诊断

（1）稳定型心绞痛

根据典型的发作特点，稳定型心绞痛通常发作在 1～3 个月内并无改变，即每日和每周疼痛发作次数大致相同，诱发疼痛的劳力和情绪激动程度相同，每次发作疼痛的性质和部位无改变，疼痛时限相仿（3～5min），用硝酸甘油后，也在相同时间内发生疗效，结合年龄和存在冠心病易患因素，除外其他原因所致的心绞痛，一般即可建立诊断。

（2）不稳定型心绞痛

根据患者心前区疼痛的症状的特点和心电图心肌缺血的改变，结合年龄和冠心病的危险因素诊断较易。

3.鉴别诊断

（1）稳定型心绞痛

要与以下情况进行鉴别。

①心脏神经征：本病患者常诉胸痛，但为短暂（几分钟）的刺痛或持久（几小时）的隐痛，患者常喜欢不时地吸一大口气或作叹息性呼吸。胸痛部位多在左胸乳房下心尖部附近，或经常变动。症状多在疲劳之后出现，而不在疲劳的当时，做轻度体力活动反觉舒适，有时可伴有心悸、疲乏及其神经衰弱的症状。

②不稳定型心绞痛：与稳定型劳力性心绞痛不同，不稳定型心绞痛包括初发的劳力

性心绞痛、恶化型心绞痛及自发性心绞痛，因其发病机制与稳定型心绞痛不同（见后述）。

③肋间神经痛：本病疼痛常累及 1～2 个肋间，但并不一定局限在胸前，为刺痛或灼痛，多为持续性而非发作性，咳嗽、用力呼吸和身体转动可使疼痛加剧，沿神经走行处有压痛，手壁上举活动时局部有牵拉疼痛，故与心绞痛不同。

④其他心脏病引起的心绞痛：肥厚性心肌病、主动脉瓣膜病变、严重的心律失常、主动脉夹层、大动脉炎等均可引起心绞痛，需要鉴别。

⑤其他疾病：包括食道疾病、纵膈疾病、肺和胸膜病变有时也可引起胸痛需要鉴别。

（2）不稳定型心绞痛

在诊断的过程中特别要排除急性心肌梗死，与 ST 段抬高性心肌梗死的鉴别相对较容易，主要依靠心电图的改变即可。对于与非 ST 段抬高性心肌梗死相区别，需根据心肌酶谱、心脏血清标记物和心电图的动态观察才能区别。这组患者一般需要冠状动脉造影进一步评估病变的程度。其他鉴别同稳定性心绞痛。

七、疾病治疗

1.稳定型心绞痛

稳定型心绞痛的综合治疗措施包括：减少冠状动脉粥样硬化危险因素；药物治疗；冠脉内介入治疗；外科手术，冠状动脉旁路移植术。

（1）一般治疗

发作时立刻休息，一般患者在停止活动后症状即可消除。平时应尽量避免各种确知足以诱致发作的因素，如过度的体力活动、情绪激动、饱餐等，冬天注意保暖。调节饮食特别一次进食不宜过饱，避免油腻饮食，禁绝烟酒；必须说服病人戒烟，戒烟可使心血管疾病死亡危险降低，其效益在最初数月内最明显，但其有益作用可持续数年。调整日常生活与工作量；减轻精神负担；保持适当的体力活动，以不致发生疼痛症状为度；处理诱发或恶化心绞痛的伴随疾病，治疗高血压、糖尿病、血脂紊乱等，减少冠状动脉粥样硬化危险因素。

（2）药物治疗

用于稳定型心绞痛的药物包括调脂药物、抗血小板制剂、β阻滞剂、血管紧张素转换酶抑制剂、硝酸酯类和钙拮抗剂等。能够控制和改善心绞痛发作的药物主要是硝酸酯类（包括硝酸甘油、消心痛等）、β阻滞剂（比索洛尔、美托洛尔）和钙拮抗剂（合贝爽）。另外，高血压的降压治疗、调血脂的他汀类药物治疗以及抗血小板的阿司匹林治疗对于降低稳定型心绞痛患者死亡率和致残率的证据充分，也作为心绞痛的主要药物治疗措施。

出现过动脉粥样硬化事件的病人应常规服用调脂药物使血清总胆固醇低于 4.68mmol/L，LDL 胆固醇低于 2.6mmol/L，使 HDL 胆固醇高于 0.91mmol/L。

①阿司匹林：阿司匹林是冠心病的重要治疗措施之一，阿司匹林可显著降低心绞痛病人初次心肌梗死发生率。在没有禁忌证的情况下，所有心绞痛病人必须常规服用

325mg/d 的阿司匹林。

②硝酸酯类：硝酸酯类是心绞痛的传统药物治疗手段。在心绞痛病人，短时舌下含服硝酸甘油片或口腔喷吸硝酸甘油气雾剂 0.5mg 可快速缓解胸痛。对于反复发作心绞痛的病人应给予长效硝酸酯类制剂，如二硝酸异山梨醇酯（消心痛）或单硝基硝酸酯类。为避免产生硝酸甘油耐受，必须保证有连续 8 小时硝酸酯类间断期。假如病人出现夜间心绞痛，硝酸甘油间断期应调整在上午这段时间内。有的病人在从事某些通常会发生心绞痛的日常活动如性生活时，应在进行这些活动前服用短效的硝酸甘油。硝酸酯类可引起严重的头痛或体位性低血压，因而部分病人不能耐受这类药物。口服硝酸酯类时禁用非那西汀。

③β受体阻滞剂：对于劳力性心绞痛或伴有肾上腺素活性增高的病人使用β受体阻滞剂最适合，它们可减慢休息及运动时心率和减弱心肌收缩力，还可降低动脉血压从而减低心脏后负荷。具有心脏选择性且无拟交感活性的β受体阻滞剂，如美托洛尔和阿替洛尔是心绞痛治疗的首选药。β受体阻滞剂的剂量应以使静息心率维持在 50～60 次/分左右为度。因为β受体阻滞剂对血脂有不良的影响，所以应经常监测血脂的变化。尽管多数病人对β受体阻滞剂能耐受，但它可引起支气管痉挛、心脏传导阻滞、抑郁、疲倦、便秘和性功能障碍等副作用。

④钙通道阻滞剂：钙通道阻滞剂最适合用于下列病人：合并高血压的病人；对阿司匹林、硝酸酯类和β受体阻滞剂反应较差的心绞痛病人；变异型心绞痛病人；心绞痛诱因多变，怀疑有冠脉痉挛的病人；有β受体阻滞剂禁忌证或不能耐受β受体阻滞剂的病人。

对于已经服用β受体阻滞剂的病人加用钙抗剂应特别小心，最好选具有潜在动脉扩张作用的氨氯地平，它是一种长效二氢吡啶类钙通道拮抗剂，具有较小的负性肌力和负性心率作用，对心脏传导系统的影响较弱，其作用和缓且副作用小。

稳定型心绞痛的药物治疗：

①阿司匹林，325mg/d

②HMG-CoA 还原酶抑制剂（他汀类药物）

洛伐他汀，10～40mg/d

辛伐他汀，5～20mg/d

普伐他汀，10～40mg/d

氟伐他汀，20～80mg/d

阿托伐他汀，2.5～10mg/d

西立伐他汀，0.1～0.4mg/d

③硝酸酯类（包括预防性用药）

舌下含服硝酸甘油，0.3～0.5mg

口服二硝酸异山梨醇酯，20～40mg　Tid

单硝酸异山梨醇酯，30～60mg/d

④β受体阻滞剂

美托洛尔，50～100mg Bid；缓释剂，50～100mgQD

阿替洛尔，50～100mg

⑤钙通道阻滞剂

避免使用第一代短效钙抗剂

氨氯地平，5～10mg/d

⑥缓释剂：地尔硫卓，100～300mg/d

对于纠正危险因素及系统药物治疗后仍有症状者，应首先考虑无创性负荷心肌显像检查，而有创性检查及治疗（心导管）只用于那些表现为可逆性灌注缺损或室壁活动异常的病人，同时伴有左室舒张功能减退的患者获益更大。

（3）介入治疗

主要是冠状动脉内的支架植入术，尤其是新型支架的应用，介入治疗不仅可以改善生活质量，而且可明显降低病人的心肌梗死和死亡率。

冠脉内介入治疗的适应证：①单支冠脉严重狭窄，有心肌缺血的客观依据，病变血管供血面积较大者；②多支冠脉病变，但病变较局限者；③近期内完全闭塞的血管，血管供应区内有存活心肌，远端可见侧枝循环者；④左心室功能严重减退（左心室射血分数<30%）者，冠状动脉病变适合的情况；⑤冠脉搭桥术后心绞痛；⑥PTCA术后再狭窄。

（4）外科治疗

主要是施行主动脉-冠状动脉旁路移植手术，取患者自身的大隐静脉作为旁路移植材料。一端吻合在主动脉，另一端吻合在有病变的冠状动脉段的远端，或游离内乳动脉远端吻合，引主动脉的血流以改善该冠状动脉所供血心肌的血流供应。

手术适应证：①冠状动脉多支血管病变，尤其是合并糖尿病的患者；②冠状动脉左主干病变；③不适合于行介入治疗的病人；④心肌梗死合并室壁瘤，需要进行室壁瘤切除的病人；⑤狭窄段的远断管腔要通畅，血管供应区有存活心肌。

2.不稳定性心绞痛

不稳定性心绞痛是严重的具有潜在危险性的疾病，对其处理的第一步首先应是快速检查评估危险性，并立即开始抗缺血治疗。对中危和高危的病人应立即住院进一步评估、监测、综合治疗，对于低危患者可以在急诊观察一段时间后，行无创性检查评价心肌缺血，结果阴性可以门诊随访观察治疗。

（1）中、高危患者的处理

应该住院按急性心肌梗死进行处理，这类病人症状发作频繁，一般可有心衰、血压低，心电图改变明显，心脏生化标记物升高。主要措施包括：

①一般处理：卧床休息、镇静，CCU监护，对高危者应该至少监护24小时。

②抗心肌缺血治疗：硝酸酯类、β受体阻滞剂及钙拮抗剂是常用的治疗药物，都可以缓解不稳定型心绞痛的症状。

③抗血栓治疗：目前主要有抗血小板和抗凝两种治疗方法，抗血小板的常用药物有阿斯匹林、氯吡格雷、血小板糖蛋白 II b/IIIa 受体阻滞剂。抗凝的主要药物有肝素和低分子肝素，戊糖和水蛭素也已用于临床。

④其他药物治疗：硝酸甘油不能缓解胸痛或出现肺瘀血或躁动时，可静脉应用吗啡类镇静药。ACEI 类用于有左心收缩功能障碍、血压仍偏高，以及合并糖尿病的患者。他汀类适用于各种类型冠心病的 1 级和 2 级预防及稳定斑块，也越来越更广泛地应用于冠心病的治疗。

⑤冠状动脉造影和冠状动脉血运重建治疗：目前总的趋势倾向于采取早期介入治疗方案，特别是对于 24h 内有心肌缺血发作的患者，早期行冠状动脉造影，明确冠状动脉病变，进行早期血管重建治疗包括心脏支架植入术和外科手术搭桥术，都是积极有效的措施。

（2）低危患者的处理

这组患者可以院外门诊治疗，表现症状、体征轻，心电图改变轻、没有心脏生化标记物升高。治疗的措施是抗血小板，抗缺血，治疗心绞痛症状，提高生活质量，严格控制冠状动脉粥样硬化的危险因素，强化 ABCDE 的长期预防方案，达到改善预后、延长生存期的主要目标。但是与稳定性心绞痛相比需要密切随访观察，发现早期不稳定的因素，积极处理。

A.阿司匹林：不稳定型心绞痛服用阿司匹林后致命性和非致命性心肌梗死发生率显著降低。因此，只要没有禁忌证，所有不稳定型心绞痛病人都应服用阿司匹林，急性心绞痛发作时，给予可溶性阿司匹林 160mg 嚼服，然后口服肠溶性阿司匹林 325mg/d。对于阿司匹林过敏者可选用其他抗血小板药物，如双嘧达莫、氯吡格雷及血小板膜糖蛋白受体 IIb/IIIa 拮抗剂。

B.静脉输注硝酸甘油：在下列情况下应连续静脉输注硝酸甘油：①连续 3 次舌下含服硝酸甘油片后病人仍然有胸痛；②伴有心电图明显异常的胸痛；③高危病人。

硝酸甘油剂量应从 5μg/min 开始，以后每 5 分钟增加一次量，直到出现下列情况：胸痛缓解；输注速度已达到 300μg/min；出现严重头痛，患者不能忍受或血压下降。

硝酸甘油能减少心脏前负荷、舒张末心室壁张力和冠状动脉痉挛，还可抑制血小板聚集。对于血流动力学不稳定而不能耐受硝酸甘油的病人，可先给予生理盐水静脉输注，然后再硝酸甘油滴注。既往血压正常的患者应保证收缩血压高于 90mmHg，而高血压病人的平均动脉收缩压下降不应超过 30%。硝酸甘油作用耐受性产生与其使用的剂量和时间有关，通常在连续静脉输注 24 小时后产生。因此，一旦病人症状有效控制达 24 小时后，应渐渐撤离静脉用硝酸甘油，改口服或体表吸收硝酸甘油制剂，并保持 8 小时间隔期。如果 24 小时后病人症状不能完全控制或病人不能脱离静脉用硝酸甘油，此时应加大硝酸甘油静脉输注量以部分或暂时克服耐受现象。但一般情况下，连续静脉用硝酸甘油最好不超过 72 小时。

C.β受体阻滞剂可降低：

①心率。

②心肌收缩力。

③室壁张力。

④交感神经张力。

⑤血压。

⑥后负荷。

除了抗缺血作用外，β受体阻滞剂还可通过抑制起搏细胞电位和稳定斑块来发挥抗心律失常作用，但β受体阻滞剂可引起。肾上腺能血管收缩，因此它不能用于有可卡因吸毒史的病人。β受体阻滞剂可显著降低不稳定型心绞痛病人心肌梗死的发生率，具有心脏选择性作用的制剂如美托洛尔和阿替洛尔较合适，只要密切观察支气管痉挛情况，它们可用于轻度哮喘或慢性阻塞性肺病的病人，对于这类病人，受体阻滞剂起始剂量为常规剂量的一半。

如果对于长效β受体阻滞剂（美托洛尔半衰期为3～7小时）安全性不能肯定，可先试用短效β受体阻滞剂，如艾司洛尔的半衰期只有9分钟，停药后20～30分钟后其作用消失。有下列情况的病人不宜试用β受体阻滞剂：

①严重的Ⅰ度房室传导阻滞，P-R＞0.24秒。

②Ⅱ度或Ⅲ度房室传导阻滞。

③严重的左室收缩功能减退伴有充血性心力衰竭或休克。

对无禁忌证的病人，应给予美托洛尔5mg静脉注射（1～2分钟内注入），每5分钟1次，连续3次；1小时后口服美托洛尔25～50mg，每6小时1次，使心率控制在60次/分以下。

D.肝素：肝素可显著降低不稳定型心绞痛病人致死性和非致死性心肌梗死、顽固性心绞痛及死亡的发生率。肝素与抗凝血酶Ⅲ形成复合物，抑制凝血酶活性，从而抑制纤维蛋白的形成及血小板的激活。肝素使用时应先给予5000U快速静脉注射，继以1000U/小时持续静脉滴注。6小时后测定部分凝血活酶时间，每次改变肝素注射速度后6小时重新测定部分凝血活酶时间。肝素注射速度根据部分凝血活酶时间调整，一般保持在60～70秒左右。

肝素与硝酸甘油同时静脉滴注时易发生肝素抵抗，应加大肝素量以保证其抗凝疗效。当停用硝酸甘油后，抗凝作用会大大增强，此时应密切观察并适当调整肝素剂量。尽管目前的资料表明肝素治疗3～5天有效，但最佳肝素治疗时间尚无定论。不稳定型心绞痛病人至少应用肝素3天，最好5天或用至接受冠脉再通术后。在肝素治疗的前5天应每天进行血小板计数检查以监测有无肝素引起的血小板减少症，这种情况可见于多达20%的病例，但只有2%是严重的。停用肝素可出现凝血酶活性显著增高，发生反跳性血栓性和缺血性事件。停用肝素前应在数小时内逐渐减量并严密观察再发缺血的症状。下列情况并不是肝素的禁忌证：

①近期手术史。

②出血性消化性溃疡病史。

③治疗中的消化性溃疡。

④月经期。

⑤钙通道阻滞剂。

钙通道阻滞剂适用于下列病人：

①经上述处理后仍有症状。

②变异型心绞痛。

③可卡因吸毒史。

④持续高血压。

具有轻度负性肌力作用的钙通道抗剂氨氯地平为不稳定型心绞痛首选。

E.溶栓治疗：对于不稳定型心绞痛病人，如果没有发生伴 ST 段上抬或左束支传导阻滞的，急性心肌梗死，此时溶栓治疗无效，因而不推荐使用。

为确定是否合并急性心肌梗死，对所有不稳定型心绞痛病人发病后 24 小时内应每 6 小时监测肌酸磷酸激酶（CK）、CK-MB 及肌钙蛋白水平 1 次。如有下列情况应行紧急心导管检查及血管再通术：

①经积极的内科治疗仍有持续胸痛伴持续 1 小时以上的心电图改变。

②经积极药物治疗后患者仍有反复发作心肌缺血表现。

③患者对药物治疗有反应，但轻微活动就出现心肌缺血症状。

④患者属于前述不稳定型心绞痛的高危病人。

下列病人不须紧急心导管诊治术：

①不稳定型心绞痛病人胸痛时间较长、夜间发作或轻微体力活动可诱发。

②病人有心电图异常伴间歇心绞痛发作。

③病人有多支冠脉供应区的 Q 波或 ST 段下移。

④老年病人。

尽管多数中度危险病人可保守治疗及进行无创检查，但有些情况下必须行心导管检查。下列低危病人不须行心导管检查：

①初发心绞痛病人。

②病人心绞痛症状较前加重，但无静息心绞痛。

③心电图改变或具有高度到中度危险的特征。

一旦经过口服药物治疗后症状稳定及无胸痛发作，低危病人可于 48～72 小时后接受无创性心肌运动显像检查。

八、疾病预后

心绞痛患者多数能生存很多年，但有发生急性心肌梗死或猝死的危险，有室性心律失常或传导阻滞者预后较差，但决定预后的主要因素为冠状动脉病变范围和心功能。左冠状动脉主干病变最为严重，三支血管病变及心功能减退病人的生存率与左主干狭窄相同，左前降支近段病变较其他两支的病变严重。

九、疾病预防

冠心病预防的主要措施为：

A.是应用阿司匹林和抗心绞痛治疗；

B.为控制血压和应用β受体阻滞剂；

C.是控制胆固醇和戒烟；

D.是控制饮食和治疗糖尿病；

E.是运动锻炼和宣传教育。

第五节 心肌梗死

心肌梗死是指由缺血时间过长导致的心肌细胞死亡，是心肌灌注供给与需求失衡的结果，心肌缺血在临床中常可通过患者的病史和心电图改变而发现。急性心肌梗死的临床症状包括静息或用力时胸骨后剧烈疼痛或上肢、下颌、上腹部的不适感持续 20 分钟以上不缓解，有时伴呼吸困难、大汗、恶心或晕厥。这些症状并非心肌梗死特异性的临床表现，因而常被误诊。心肌梗死有时表现为不典型症状，甚至没有任何症状，仅能通过心电图、心脏标志物升高或影像学检查发现。

一、疾病诊断

AMI 的诊断标准必须至少具备以下 3 条标准中的 2 条：

1.缺血性胸痛的临床病史；

2.心电图的动态演变；

3.心肌坏死的血清标志物浓度的动态改变。

2007 年 ESC/ACC/AHA/WHF 联合颁布的全球心肌梗死统一定义指出，临床上具有与心肌缺血相一致的心肌坏死证据时，应被称"心肌梗死"。满足以下任何一项标准均可诊断为心肌梗死：

1.心脏生化标志物（首选 cTn）水平升高和（或）降低超过参考值上限（URL）99 百分位值，同时至少伴有下述心肌缺血证据之一：①缺血症状；②心电图提示新发缺血性改变；③心电图提示病理性 Q 波；④影像学证据提示新发局部室壁运动异常或存活心肌丢失；

2.突发心源性死亡（包括心脏停搏），通常伴有心肌缺血的症状，伴随新发 ST 段抬高或新发左束支传导阻滞，或冠脉造影或尸检证实的新发血栓证据，但死亡常发生在获取血标本或心脏标注物升高之前；

3.基线心脏肌钙蛋白 c（cTn）正常者经皮冠脉介入治疗（PCI）术后，如心脏标志物水平超过 URL99 百分位值的 3 倍被定义为与 PCI 相关的心肌梗死；

4.与冠脉搭桥术（CABG）相关的心肌梗死定义为心脏标志物水平超过 URL99 百分位值的 5 倍，同时合并下述一项：新发病理性 Q 波；新发左束支传导阻滞；冠脉造影证实新发桥血管或冠状动脉闭塞；新出现的存活心肌丢失的影像学证据。

二、发病原因

1.冠状动脉粥样硬化

冠状动脉粥样硬化不稳定粥样斑块破裂和糜烂，继而出血和管腔内血栓形成造成冠脉血管部分或完全急性闭塞，而侧支循环未充分建立，冠脉相应供血部位心肌严重而持久地急性缺血达 20～30 分钟以上，即可发生心肌梗死。这是心肌梗死发生最常见的原因，大约 70%的致死性事件都是由斑块破裂引起。

促使斑块破裂出血及血栓形成的诱因有：

①晨起 6 时至 12 时交感神经活动增加，机体应激反应性增强，心肌收缩力、心率、血压增高，冠状动脉张力增高等；

②在饱餐特别是进食多量脂肪后，血脂增高，血液黏稠度增高；

③重体力活动、情绪过分激动、血压剧升或用力大便时，至左心室负荷明显加重；

④休克、脱水、出血、外科手术或严重心律失常，致心排血量骤降，冠状动脉灌流量锐减。

2.非冠状动脉粥样硬化

偶为冠状动脉栓塞、炎症、先天畸形、痉挛和冠状动脉口阻塞所致。

三、疾病分类

1.ST 段抬高性心肌梗死（STEMI）

当心肌缺血心电图上出现相应区域 ST 段抬高时，出变异心绞痛外，已表明此时相应的冠脉已经闭塞而导致心肌全层损伤，并伴有心肌标志物升高。

2.非 ST 段抬高性心肌梗死（NSTEMI）

胸痛如不伴有心电图上 ST 段抬高，常提示相应的冠状动脉尚未完全闭塞，心肌缺血损伤尚未波及心肌全层，心电图可表现为 ST 段下移及（或）T 波倒置等。此类患者血中心肌标志物或心肌酶升高。

四、临床表现

1.先兆

50%～81.2%患者在发病前数日有乏力胸部不适，活动时心悸、气急、烦躁、心绞痛等前驱症状，其中以新发生心绞痛和原有心绞痛加重最为突出，心绞痛发作较以前频繁，硝酸甘油疗效差，应警惕心梗的可能。

2.症状

①疼痛最先出现，多发生于清晨，疼痛部位和性质与心绞痛相同，但程度重，持续时间长，可达数小时或更长，休息或硝酸甘油不能缓解。患者常烦躁不安、出汗、恐惧，可伴濒死感，少数患者无疼痛，一开始就表现为休克或急性心衰。部分患者疼痛位于上腹部，易被误诊。

②有发热、心动过速、白细胞增高和血沉增快等全身症状。发热多在疼痛发生后24～48小时后出现，体温多在38℃左右，持续约一周。

③疼痛剧烈时常伴有恶心、呕吐和上腹胀痛等胃肠道、肠胀气亦不少见，重症者有呃逆。

④心律失常：多发生在起病1～2天，而以24小时内最多见。以室性心律失常最多尤其是室性期前收缩。室颤是心梗早期，特别是入院前的主要死亡原因。房室和束支传导阻滞亦较多。

⑤低血压和休克：休克多在起病后数小时至数日内发生，主要为心源性；

⑥心力衰竭：主要是急性左心衰竭，可在起病最初几天发生。

3.体征

①心脏体征：心界扩大，心率快，心尖部第一心音减弱，可出现第四心音奔马律，多在2～3天有心包摩擦音。心尖区出现粗糙的收缩期杂音或收缩中晚期喀喇音，为二尖瓣乳头肌功能失调或断裂所致，可有各种心律失常。

②血压降低。

③可有与心律失常、休克或心衰相关的其他体征。

五、实验室和其他检查

1.心电图

（1）特征性改变

①ST段抬高性心肌梗死者其心电图表现特点为：

ST段抬高呈弓背向上型，在面向坏死区周围心肌损伤区的导联上出现。

宽而深的Q波（病理性Q波），在面向透壁心肌坏死区的导联上出现。

T波倒置，在面向损伤区周围心肌缺血区的导联上出现。在背向心肌梗死区的导联则出现相反的改变，即R波增高、ST段压低和T波直立并增高。

②非ST段抬高心肌梗死者心电图有2种类型：①无病理性Q波，有普遍性ST段压

低≥0.1mV，但 aVR 导联（有时还有 V1 导联）ST 段抬高，或有对称性 T 波倒置为心内膜下心肌梗死所致。②无病理性 Q 波，也无 ST 段变化，仅有 T 波倒置改变。

（2）动态性改变

①ST 抬高性心肌梗死：

起病数小时内，可尚无异常或出现异常高大两肢不对称的 T 波。

数小时后，ST 段明显抬高，弓背向上，与直立的 T 波连接，形成单相曲线。数小时～2 日内出现病理性 Q 波，同时 R 波减低，是为急性期改变。Q 波在 3～4 天内稳定不变，以后 70%～80%永久存在。

在早期如不进行治疗干预，ST 段抬高持续数日至两周左右，逐渐回到基线水平，T 波则变为亚急性期改变。

数周至数月后，T 波呈 V 形倒置，两肢对称，波谷尖锐，是为慢性期改变。T 波倒置可永久存在，也可在数月至数年内逐渐恢复。

②非 ST 抬高心肌梗死中上述的类型①先是 ST 段普遍压低（除 aVR，有时 V1 导联外），继而 T 波倒置加深呈对称型，但始终不出现 Q 波。ST 段和 T 波的改变持续数日或数周后恢复。类型②T 波改变在 1～6 个月内恢复。

（3）定位和定范围

ST 抬高性心肌梗死的定位和定范围内可根据出现特征性改变的导联数来判断。

2.实验室检查

cTnT 或 cTnI 的出现和增高是反映急性坏死的指标。

3.放射性核素检查

4.超声心动图

六、鉴别诊断

①绞痛：性质轻，时间短，硝酸甘油有效，血压升高，全身症状少，ST 段暂时性压低。

②急性心包炎：疼痛与发热同时出现，呼吸、咳嗽时加重，早期即有心包摩擦音，心电图除 aVR 外，其余导联均为 ST 段弓背向下的抬高，无异常 Q 波。

③急性肺动脉栓塞：以右心衰为主，心电图 I 导 S 波深，III 导 Q 波显著。

④急腹症病史，体检，心电图和心肌酶谱可鉴别。

⑤主动脉夹层：分离两上肢的血压和脉搏差别明显，胸痛一开始达高峰，常放射到背、肋、下肢。主动脉瓣关闭不全表现等可鉴别，二维超声心动图有助于诊断。

七、疾病治疗

1.监护和一般治疗

（1）休息：卧床休息 1 周，保持环境安静。

（2）吸氧：鼻管面罩吸氧。

（3）监测：对 ECG，BP，R 监测至少 5～7 天，必要时监测毛细血管压和静脉压

（4）护理

2.解除疼痛常用药物

（1）哌替啶肌注或吗啡皮下注射，最好和阿托品合用。

（2）轻者可用可待因或罂粟碱。

（3）硝酸甘油或硝酸异山梨酯，舌下含用或静滴，注意心率加快和低血压。

（4）中药制剂。

（5）心肌再灌注疗法亦可解除疼痛

3.血运重建治疗

（1）急诊治疗

首次医疗接触到记录首份心电图的时间≤10 分钟；

首次医疗接触到实施再灌注的时间：

溶栓≤30 分钟，直接 PCI≤90 分钟（如果症状发作在 120 分钟之内或直接到能够实施 PCI 的医院，则≤60 分钟）。

（2）再灌注治疗

所有症状发作<12 小时并且有持续 ST 段抬高或新发左束支传导阻滞的患者，均有接受再灌注治疗的指征。

如果有进行性缺血证据，即使症状发作时间>12 小时或仍然有胸痛和心电图变化，有指征实施再灌注治疗（优先选择直接 PCI）。

①直接 PCI 治疗：

如果是有经验的团队在首次医疗接触后 120 分钟内实施，与溶栓治疗相比，优先建议实施直接 PCI。

在合并严重心力衰竭或心源性休克的患者，有指征实施直接 PCI，除非预计 PCI 相关的延迟时间长并且患者是在症状发作后早期就诊。

与单纯球囊成形术比较，直接 PCI 时优先考虑支架术。

直接 PCI 围术期应给予抗血小板药物治疗。

②溶栓治疗：

在症状发作 12 小时之内没有禁忌证的患者，如果没有有经验的团队在首次医疗接触后 120 分钟内实施直接 PCI，建议溶栓治疗。

与非特异的纤维蛋白制剂比较，建议优先使用特异的纤维蛋白制剂（替奈普酶、阿替普酶和来替普酶）。

必须口服或静脉给予阿司匹林。

氯吡格雷适用于与阿司匹林合用。

在接受溶栓治疗的患者，建议进行抗凝治疗，直到实施血运重建治疗（如果实施）或住院期间连续 8 天。

抗凝药物可以是依诺肝素静脉注射后皮下注射（与普通肝素比较优选）；或给予普通肝素，根据体重调整静脉注射和滴注剂量。

对所有接受溶栓后的患者，溶栓后有指征转运到能够实施 PCI 的中心。

溶栓失败（60 分钟时 ST 段回落<50%）的患者，有即刻实施补救 PCI 的指征。

对于反复发作的缺血或溶栓成功后有再次闭塞证据时，有急诊 PCI 的指征。

在合并心力衰竭/休克的患者，溶栓后有指征实施旨在进行血运重建治疗的急诊血管造影。

溶栓成功后有指征实施旨在进行梗死相关动脉血运重建治疗的急诊血管造影。

③特殊人群：

男性和女性应采用相似的治疗方法。

对于症状不典型的女性、糖尿病和老年患者，必须高度警惕心肌梗死。

对于老年和肾功能不全的患者，必须特别注意合理调整抗栓药物剂量。

④长期治疗措施：

NSTMI 患者与指南指导药物治疗比较，血运重建治疗更可能减轻相关的心绞痛的症状，血运重建治疗方法的选择一般与在稳定缺血性心肌病患者选择 PCI 或 CABG 的考虑相同。

4.消除心律失常

（1）室性期前收缩或室性心动过速用利多卡因，情况稳定后，改用美西律。

（2）心室颤动时，采用非同步直流电除颤，药物治疗室性心动过速不满意时，及早用同步直流电复律。

（3）缓慢的心律失常可用阿托品静注。

（4）Ⅱ、Ⅲ度房室传导阻滞宜用临时人工心脏起搏器。

（5）室上性心律失常药物不能用洋地黄，维拉帕米控制时，用同步直流电复律或用抗快速心律失常的起搏治疗。

5.控制休克

（1）补充血容量：右室梗塞，中心静脉压升高不一定是补充血容量的禁忌。

（2）应用升压药。

（3）应用血管扩张剂，如硝普钠、硝酸甘油等。

（4）其他对症治疗，纠正酸中毒保护肾功能，应用糖皮质激素。

6.治疗心力衰竭

梗死发生后 24 小时内宜尽量避免使用洋地黄制剂，右室梗塞慎用利尿剂。

7.其他治疗

（1）促进心肌代谢药物，Vit C，辅酶 A，细胞色素 C，VitB6 等。

（2）极化液疗法，氯化钾，insulin，葡萄糖配成，促进心肌摄取和代谢葡萄糖。

（3）右旋糖酐 40 或淀粉代血浆。

（4）β受体阻滞剂，钙通道阻滞剂和血管紧张素转换酶抑制剂，对前壁心梗伴交感神经亢进，可防止梗阻范围扩大。

（5）抗凝疗法，华法令等，同时监测凝血酶原时间。

八、急性心肌梗死

心肌梗死是由于冠脉内粥样斑块破裂及血栓形成导致冠脉完全阻塞所引起的心肌不可逆缺血损害。

1.症状与体征

急性心肌梗死病人通常表现为突发的、严重心前区或胸骨后疼痛，疼痛迅速达到高峰并持续20分钟以上。病人也可完全没有胸痛症状。部分急性心肌梗死病人可出现下列特殊症状：

（1）初发充血性心力衰竭。

（2）急性肺水肿。

（3）低氧性呼吸衰竭需紧急气管插管。

（4）晕厥，可继发于心动过速或心动过缓。

其他病人在后期可出现：

（1）脑或周围血管栓塞。

（2）心包炎。

（3）充血性心力衰竭恶化。

（4）极度虚弱和疲乏。

急性下壁心肌梗死病人可表现为上腹和下段胸骨后不适，伴有恶心、呕吐及腹泻，常常以消化不良就诊。对于所有急性胸痛病人应立即明确下列两个问题：

（1）是否为危及生命的急症，如急性主动脉夹层破裂入心包。

（2）是否有急性心肌梗死，根据临床表现可高度怀疑急性心肌梗死的诊断，但明确诊断需依靠心电图检查。

2.心电图

所有心电图必须记录等电位基线，基线不清的心电图将无法作为诊断依据。心电图改变不典型的病例应多次反复查心电图，治疗后胸痛持续及病情变化的病人更应如此。对于有冠心病史的病人参考其既往心电图更有价值。急性心肌梗死超急期心电图改变为对称高尖的 T 波和弓背上抬的 ST 段。但有时病人就诊的第一次心电图可能不典型或 ST 段抬高不明显（<0.5mm），因此强调多次反复查心电图。急性胸痛时心电图诊断急性心肌梗死的标准如下：

（1）J 点后 0.02 秒的 ST 段抬高＞1mm，连续相邻 2 个导联以上。

（2）新出现病理性 Q 波，至少 0.03 秒宽，0.2mm 深。

（3）新出现左束支传导阻滞（ST 段抬高达到 1mm 的患者 90%以上有心肌梗死存在，

病理性 Q 波通常在症状发生后 8～12 小时内出现）。

如果在左室后壁对应的导联记录心电图，后壁心肌梗死病人表现为急性心肌梗死的镜像改变，其心电图诊断标准是：

（1）V1 及相邻的右室胸前导联 R 波大于或等于 0.04 秒。

（2）V1.V2 导联的 ST 段下移大于或等于 lmm。

3.体查

体格检查可以正常，部分病人因为心肌活动不协调出现心尖搏动弥散伴收缩晚期心脏搏动，可扪及舒张期胸骨旁抬举感，此外，由于心室僵硬及顺应性下降，心尖区可出现由心房排空引起的收缩前搏动。应特别注意有无 S1 减弱或消失，S1 减弱与心动过缓时舒张期时间延长或左室收缩功能障碍及急性二尖瓣反流引起的心室舒张末容积增加有关。S1 减低及消失还可见于其他心脏急症，如急性主动脉根部夹层破裂，此时往往因为未进行系统检查或环境嘈杂没有注意到主动脉瓣舒张期反流杂音。心室顺应性下降时可闻及 S3 及 S4，乳头肌功能不全或腱索断裂引起二尖瓣反流时可在心尖区闻及收缩早、中期杂音，杂音可向腋窝及心底部传导。右心室梗死时，右心室顺应性下降，可出现 Kussmaul's 征及颈静脉大的 A 波，此外，还可闻及右心室 S3 和 S4。右心室梗死时的特征性表现是在无肺水肿时出现心源性休克及颈静脉压力增高。

诊断要点：

（1）病史：胸痛时间延长，休息或硝酸甘油不能缓解，伴有大汗、恶心、呕吐。

（2）体查：急性病容伴大汗；S3.S4 奔马律、肺底部啰音及新出现二尖瓣反流杂音。

（3）ECG：相邻导联 ST 段上抬或病理性 Q 波，对应导联 ST 段下移，伴有动态变化。

（4）血清酶学：CK、CK-MB、肌钙蛋白及 LDH（乳酸脱氢酶）升高。

4.治疗

因为急性心肌梗死远期预后的主要指标之一是左室射血分数，所以心肌梗死治疗的主要目标是尽可能挽救濒死心肌。其基本治疗与前面急性胸痛的治疗相似，如吸氧、注射吗啡、嚼服阿司匹林、含服硝酸甘油、β受体阻滞剂及肝素静脉输注等。一旦心肌梗死诊断明确，应立即考虑采用溶栓治疗。

（1）溶栓治疗

溶栓治疗的适应证：溶栓治疗用于胸痛持续 20 分钟以上并具备下列情况者：

相邻两导联 ST 段抬高至少 1mm。

左束支阻滞。

V1.V2 导联 ST 段下移，提示有后壁心肌梗死。

时间窗：是指从胸痛症状出现到诊断急性心肌梗死的时间。包括所有发病 12 小时内的病人。胸痛发生后 12～24 小时才就诊的病人。持续胸痛且合并高危状态的病人。

①溶栓时间

因为，心肌梗死时心肌坏死的程度及冠脉再灌注后心肌存活的多少均与发生的时间有关，因此，对所有无禁忌证的心梗病人应尽早采用溶栓治疗。通过对 45000 名 ST 段抬高或左束支阻滞病人的荟萃分析发现，溶栓治疗时间与死亡率下降密切相关，发病 1～6 小时内接受溶栓治疗患者死亡率下降 30/1000；7～12 小时溶栓治疗使死亡率下降 20/1000；13～18 小时后，溶栓治疗对死亡率降低效果无统计学意义。尽管延迟治疗与 24 小时内的死亡增加有关，但第 2～35 天死亡率下降不受治疗时间的影响。

在急性心肌梗死的发展过程中，可出现自发性冠脉内溶栓及血管再通，大约 13%～20% 的病人因为自发性血管再通而限制了梗死面积的扩大。这类病人多伴有间断的胸痛，疼痛时间长，提示梗死区有存活的心肌组织。当有侧支循环时，这些缺血受损的心肌可以恢复。因此，延迟的溶栓治疗可挽救这部分心肌。

梗死区血管再通延迟总比血管持续堵塞好，心肌梗死后血管再通与否是单支病变远期生存率的重要预后指标。对持续胸痛的大面积心肌梗死患者延迟溶栓治疗有下列益处：

a.减少左室重构和心腔扩张。

b.减少心电的不稳定性。

c.为其他冠脉提供可能的侧支循环血流。

②绝对禁忌证

a.活动性内脏出血。

b.有脑出血、脑肿瘤等病史。

c.近 6 个月有脑卒中或脑外伤史。

d.已知对溶栓剂过敏。

③相对禁忌证

a.近 2 个月内有手术或胃肠道出血史。

b.妊娠或产后 1 个月内。

c.持续重度高血压（舒张压＞100mmHg）。并不是所有合并高血压的急性心肌梗死病人均不能接受溶栓治疗，实际上，对于收缩压大于 175mmHg 的心梗病人，链激酶溶栓治疗组的死亡率为 5.7%，而安慰剂组死亡率为 8.7%。高血压病人经吗啡、硝酸酯类及 β 受体阻滞剂治疗后血压降低到 180/105mmHg 以下时可考虑溶栓治疗。对于血压持续高于 200/110mmHg 的病人应选择直接冠脉成形术。

d.近 2 周内有外伤史，包括心肺复苏合并肋骨骨折。对于心脏骤停病人，如心肺复苏时间小于 10 分钟，仍可行溶栓治疗，否则，如心肺复苏超过 10 分钟或病人神志模糊，首先考虑直接 FTCA。

e.出血性视网膜病变。

f.出血素质或近期口服抗凝药。

g.活动性溃疡病。近 2 个月内胃肠道出血病史是溶栓治疗的相对禁忌证，但积极治疗的溃疡可在 1 月内完全愈合，因此，对于经系统治疗且近 1 月内无出血史的溃疡病人也可考虑溶栓治疗。

其他相对禁忌证有：月经期不是溶栓治疗的禁忌证，锁骨或颈静脉穿刺不是溶栓治疗的绝对禁忌证，但有可能引起出血和气道压迫。已接受华法林治疗的病人其出血的危险性增加。如有心室血栓时，溶栓治疗可引起血栓脱落及栓塞。

老年心肌梗死病人的住院死亡率较总的死亡率高，尽管 t-PA 加肝素治疗使 75 岁以上病人脑出血和梗死的机会增加，但在 75 岁以下的病人的临床效果明显，且死亡率和脑卒中发生率较少。

（2）肝素溶栓剂

使血栓溶解的同时暴露了破裂斑块内各种促血栓形成物质，特别是具有强促凝作用的脂质核心。溶栓治疗也可明显激活凝血酶，因此，静脉应用肝素对灭活血栓溶解部位的游离凝血酶至关重要。肝素使用应首先给 5000U 的负荷量静推，随后 1000U/小时静滴。80kg 以下病人首次肝素量为 800U/kg。首次使用肝素后 6 小时应测定部分凝血活酶时间，肝素的注射速度应根据部分凝血活酶时间调整，使其维持在 60～70 秒左右，因为这一范围引起的 30 天死亡率、脑卒中及出血发生机会最低。有时，部分病人接受溶栓治疗后，可出现暂时性凝血功能受损，治疗 24 小时后仍有部分凝血活酶时间延长。因此，在前 12 小时内，只有当部分凝血活酶时间低于治疗范围时才能增加肝素的量。通常 48 小时后可停用肝素，但下列情况应延长肝素治疗时间：

a.心肌梗死后心绞痛。

b.心房纤颤。

c.左室附壁血栓。

d.严重左室功能不全。

e.前壁大面积心肌梗死。

f.深部血栓。

溶栓治疗的主要并发症是出血，最易引起死亡的并发症是颅内出血，脑卒中占死亡率的 41% 和致残率的 31%。t-PA 治疗组致命性出血性并发症发生率（0.9%）远低于链激酶治疗组。

5.合并情况

（1）右室梗死

右室梗死病人右室僵硬、顺应性差，其充盈有赖于血液灌注压增高，因此，这类病人不能耐受硝酸甘油引起的心脏前负荷下降。右室梗死引起的心源性休克的特点是右房压增高而左室充盈压正常或偏低，为保持肺毛细血管楔压在 18～20mmHg 左右，应快速输入大量液体。容量负荷治疗后血压仍低者可应用正性肌力药多巴酚丁胺静滴，采用主动脉内气囊反搏。

（2）冠状动脉搭桥术后

冠脉搭桥术后再发生急性心肌梗死的患者其 24 小时、30 天及 1 年的死亡率明显高于无冠脉搭桥史的心梗患者。而且，前者中并发症如心源性休克、肺水肿、复发性缺血及再梗死等的发生率显著增高。

在冠脉搭桥后的心梗患者中，有 2/3 累及静脉移植血管，通常伴有较大的血栓。有研究表明，对于冠脉搭桥后的心梗患者，静脉溶栓治疗再通率为 2/8（25%），而移植血管内溶栓或血管成形术的再通率为 8/10（80%）。通过对 130 例冠脉搭桥史术后心肌梗死病人治疗观察发现，直接 PT-CA 使移植静脉内血栓再通的成功率为 86%，其住院死亡率与无冠脉搭桥史的心梗病人相似。如果有条件，对于冠脉搭桥后的急性心肌梗死病人应尽快做直接 PTCA，否则，就只能行溶栓治疗。

（3）持续胸痛

通过溶栓及辅助治疗后仍然有持续或反复胸痛的病人应行补救性 ITCA。出现血流动力学不稳定、心源性休克或急性肺水肿是紧急或补救性 FT-CA 的指征。

6.并发症

（1）心力衰竭

心梗病人是否出现心衰及其严重程度与缺血坏死心肌面积大小有关。通过药物增加心肌收缩力会导致死亡率增加，在多数病人，心衰是暂时性的，静脉输注硝酸甘油、利尿剂、多巴酚丁胺和血管紧张素转换酶抑制剂或血管紧张素受体阻滞剂等能缓解症状，对于治疗效果差和伴有肺水肿、低血压或全身低灌注状态的病人应进行侵入性血流动力学监测。

（2）心源性休克

心源性休克是急性心肌梗死住院死亡的首要原因，其定义是指血压下降伴有重要器官低灌注及左室充盈压增高。心源性休克的住院病人，应给予升压药、正性肌力药治疗，同时考虑主动脉内气囊反搏和紧急冠脉成形术。心源性休克也可能由心肌梗死的机械并发症引起。

（3）机械并发症

当出现新的收缩期杂音应考虑到急性二尖瓣反流和室间隔穿孔，尽管心前区收缩期震颤为室间隔破裂的重要体征，但并不能以此鉴别急性二尖瓣反流和室间隔穿孔。以上两种并发症通常在急性心肌梗死后 1 周内出现，并且常是顽固性肺水肿和心源性休克的原因。

室间隔穿孔和急性二尖瓣反流常见于后壁心肌梗死、第一次心肌梗死和单支冠脉病变，并常伴有右室梗死。急性心肌梗死时出现的急性二尖瓣反流多与乳头肌功能失调有关，但也可由乳头肌断裂、腱索断裂或急性左室扩张引起。后降支冠脉单独供血的中后乳头肌较有双重血供的前侧乳头肌更易发生缺血和梗死。

尽管收缩期杂音多数能通过听诊发现，但合并休克时杂音可能不易察觉。对于合并充血性心衰、急性肺水肿或心源性休克的急性心肌梗死病人均应考虑二尖瓣反流和室间隔穿孔的可能。当心源性休克对药物治疗无效时，即使未闻及收缩期杂音也应高度怀疑急性二尖瓣反流和室间隔穿孔。此类病人应立即进行主动脉内气囊反搏和心导管治疗，随后转外科手术治疗。

无反复心肌缺血时出现的急性心电机械分离是急性心脏破裂的表现，它常见于合并单支冠脉病变的小面积、初次心肌梗死的老年妇女，多在 2 周内发生。紧急心包穿刺和剖胸手术是唯一的治疗方法，而且预后不良。

（4）心包炎

心包炎可由透壁梗死的心肌炎症或自身免疫反应引起，它通常为一过性反应，阿司匹林治疗有效。但对急性心肌梗死性心包炎不主张用非甾体类消炎药，因它们可能引起血管阻力增加和心肌疤痕变薄。

（5）左室血栓

左室血栓常见于大面积前壁心肌梗死，血栓多位于运动减弱的左室心尖部或室壁瘤部位。对于伴大面积心肌梗死、严重左室功能不全、大室壁瘤或室壁活动异常区的病人应在梗死后常规应用抗凝药 3～6 月。

（6）心律失常

溶栓及血管扩张术治疗后，最常见的再灌注心律失常是加速性室性自主节律，这种心律失常病人易耐受，为一过性，不需治疗。

下壁心肌梗死常合并迷走神经张力增高，易出现房室传导阻滞，阿托品治疗效果好。

窦性心动过缓和一度房室传导阻滞（AVB）常常为良性经过。所有引起症状并对阿托品反应差的心动过缓应安装临时经皮或经静脉心脏起搏器。

Ⅱ度Ⅰ型房室传导阻滞（AVB）为结上性，而Ⅱ度Ⅱ型为结下阻滞，后者 QRS 波群可增宽，二度Ⅰ型 AVB 合并血流动力学障碍或严重心动过缓及缺血恶化时才需治疗。Ⅱ度Ⅱ型 AVB 的变化较大，其中约 1/3 可发展为完全性 AVB，因此在前壁心肌梗死时的Ⅱ度Ⅱ型 AVB 应安装临时经静脉心脏起搏器。

急性心肌梗死时的束支传导阻滞与心肌广泛受损有关，前壁心肌梗死合并左或右束支传导阻滞及Ⅱ度Ⅱ型 AVB 是临时心脏起搏的指征。

下壁心肌梗死时完全性房室传导阻滞往往是一过性的，病人能耐受，只需连接经皮起搏导线备用观察。然而，前壁心肌梗死时完全性 AVB 往往提示心肌受损广泛，需安装临时经静脉心脏起搏器。

房性快速性心律失常可加重心肌缺血，应及时治疗，房颤或房扑可加速心室率或引起血流动力学紊乱从而加重心肌缺血，应立即进行复律。单发单源性室性早搏不必治疗，但多发，多形或连发室性早搏应积极治疗。首选利多卡因。

心肌梗死后 1 小时内室颤发生率最高，此时应立即行复律治疗和使用利多卡因。

尖端扭转性室速见于心肌缺血时，特别是合并低血钾或低血镁时更易发生。尖端扭转性室速可自动恢复，但多需电复律或起搏中止。血清钾水平应保持在 4.5mmol/L 以上，并且即使血清镁正常也要静脉输注镁剂。

治疗要点：

a.立即处理包括 ECG 检查；325mg 阿司匹林；鼻导管给氧；静脉注射吗啡 2～4mg。

b.尽快溶栓治疗（尿激酶、t-PA），越早越好，快速了解有无禁忌证。

c.如有可能，应行紧急 PTCA。

d.病人收入心脏监护病房，密切监测室上性和室性心律失常。

e.室性心律失常给予利多卡因，无效时直接电复律。

f.室颤时立即心电除颤，必要时行心肺复苏。

g.心源性休克应考虑紧急 PTCA 及主动脉内气囊反搏。

h.反复胸痛者考虑紧急 FTCA 及冠脉搭桥。

第六节　心肌病

心肌病（DDM）是一组由于心脏下部分腔室（即心室）的结构改变和心肌壁功能受损所导致心脏功能进行性障碍的病变。其临床表现为心脏扩大、心律失常、栓塞及心力衰竭等。病因一般与病毒感染、自身免疫反应、遗传、药物中毒和代谢异常等有关。按病理可分为扩张型心肌病、肥厚型心肌病和限制型心肌病等。

一、扩张型心肌病

扩张型心肌病指原因不明的以心室扩张和泵功能减退为特征的原发性心肌疾病。所谓"原因不明"显然是相对的，随着检测技术的进步及对各种相关疾病认识的深入，将有越来越多的扩张型心肌病患者找到病因。

1.病理生理

组织学检查发现心肌纤维呈不均匀性肥厚，排列规则，不同程度不同形式的心肌纤维化，心内膜胶原及弹力纤维增加。而心肌内的小血管通常无明显原发改变。二尖瓣、三尖瓣环扩张，常见心腔内附壁血栓形成，以左室心尖部最多见；其主要的病理学特征为心室扩张、室壁变薄及收缩功能减退，而导致这些病理学特征的细胞学基础为心肌细胞延长，心肌纤维化和细胞滑移。

2.临床表现

（1）家族史

20%扩张型心肌病患者有心肌病家族史，其遗传模式可表现为常染色体隐性遗传，X-连锁隐性遗传，个别家系为线粒体遗传。但大部分扩张型心肌病为散发性。家族性与散发性扩张型心肌病临床特征没有区别，但有证据提示：家族性比散发者发病年龄更早，病情进展更快，预后更差。

（2）心力衰竭

扩张型心肌病患者左右心室损害程度不等，但以左室首先受累者居多。早期在心室等容收缩期左心室内压力上升速度减慢，射血速度也减慢，此时心搏量减低可由加快心率来代偿，心输出量尚可维持。随后左心室排空不完全，舒张末压增高，逐步发展为充血性心力衰竭。左心房和肺静脉压力升高，继而出现肺动脉高压，且也因肺小动脉病变和发生栓塞而加重，最后导致右心衰竭。因此，晚期病人常有严重的双心室衰竭。心室扩张使房室瓣环扩大，造成二尖瓣或三尖瓣关闭不全。故扩张型心肌病患者常可见到心力衰竭及二尖瓣或三尖瓣关闭不全的症状和体征。

（3）心绞痛

约20%扩张型心肌病者发生心绞痛，其产生机制可能与冠状动脉血流储备降低及冠状动脉分支病变有一定关系。有人发现扩张型心肌病者冠状动脉血流储备减少与左室舒张末压、舒张末期容积指数、射血分数、左室大小及左室舒张末期室壁应力相关良好。扩张型心肌病者舒张末期张力及室壁应力越高，则小冠状动脉阻力也越高，提示血管外因素和心肌因素可能在扩张型心肌病者冠状动脉储备减少中起明显作用。此外，心室扩张、室壁张力增大、氧耗量增高、心率加快可引起心肌相对缺血，而心肌摄氧能力已达极限，也是引起心绞痛的一个原因。

（4）心律失常

心肌病变可累及起搏传导系统，发生各种心律失常，甚至严重、复杂的心律失常，如房室传导阻滞、室性心动过速、室颤、严重窦性心动过缓、窦房阻滞或停搏、电机械分离，可导致阿—斯综合征。

（5）栓塞和猝死

过度扩张及球形的心腔血流动力学异常，易于形成附壁血栓。左心室附壁血栓脱落可引起体循环栓塞，静脉系统血栓可导致肺栓塞。严重的心律失常及栓塞可导致猝死。猝死是扩张型心肌病常见死亡形式，约占30%～50%。

3.体格检查

其体征与病程的不同阶段有关。第一阶段为无症状阶段，体格检查可发现心脏扩大，有时可闻及 S4；第二阶段可出现二尖瓣反流性杂音，常可闻及 S4 和 S3；第三阶段为病情晚期，可出现充血性心力衰竭体征，如肝肿大、水肿、腹水、颈静脉充盈、肺部音等，还可发现体循环及肺循环栓塞体征。

4.实验室检查

心电图正常者很少，最常见为心律失常、非特异性 ST-T 改变及左室肥厚。并可有病理性 Q 波，出现 Q 波的导联与冠脉解剖部位无相应关系。

超声心动图是临床诊断扩张型心肌病必不可少的证据之一，并且对扩张型心肌病鉴别诊断、心功能评价及预后方面有十分可靠而重要的意义。其特征为：全心扩大，尤其是左室扩大明显，室壁运动弥漫性减弱，收缩功能降低，室壁正常或变薄，二尖瓣前、后叶开放幅度减少，可见二尖瓣反流及心腔内附壁血栓。

胸部 X 线检查常可见心影普遍性扩大及肺淤血征象。心导管检查对鉴别缺血性心肌病有一定帮助。心内膜心肌活检对扩张型心肌病诊断和治疗不能提供有价值的依据，但可提供各个疾病阶段的形态学资料，有助于扩张型心肌病的病因诊断。

5.临床经过

本病起病缓慢，有的隐匿，可在任何年龄发病，但以 30～50 岁多见。扩张型心肌病病程长短不一，发展较快者可于 1～2 年内死亡，较慢者可存活 20 年之久，临床上凡原因不明的心脏扩大，严重心律失常，出现不能用常见心脏病解释的充血性心衰或心电图异常，或有体、肺循环栓塞、奔马律，应引起重视，常规超声心动图检查对扩张型心脏病有一定帮助。扩张型心肌病一旦发生心衰，预后不良，5 年随诊的病死率为 35%，10 年随诊病死率为 70%。

6.诊断

扩张型心肌病缺乏特异性诊断指标。其诊断需要完整的病史、体格检查、心电图、动态心电图和超声心动图检查，若能排除其他器质性心脏病如风心病、冠心病、高血压性心脏病、心包疾病，则诊断更为确切。

7.治疗

（1）一般治疗

①预防和控制呼吸道感染：呼吸道感染是扩张型心肌病诱发心功能不全的常见原因，对有呼吸道感染患者，应及时应用抗生素。

②休息：可减轻心脏负荷，改善重要脏器供血，重度心衰者应完全卧床休息，心功能改善后逐渐增加活动量，以不加重症状为前提。

（2）治疗心力衰竭

①正性肌力药物：洋地黄类药物仍是扩张型心肌病心力衰竭的经典治疗之一，但扩张型心肌病患者对洋地黄耐受性差，合并低钾、低镁血症及肾功能减退者更易发生洋地黄中毒，故目前推荐使用小剂量地高辛。

新型正性肌力药物即磷酸二酯酶抑制剂，常用米力农和氨力农。目前多数人认为该类药物只能短期内应用于对常规治疗无效或对洋地黄治疗出现毒性反应的顽固性心衰。

儿茶酚胺类药物包括多巴胺及多巴酚丁胺，激动心肌β受体增加心肌收缩力，但长期兴奋β受体，可增加心肌耗氧和增加心律失常的危险，从而增加死亡率。

②利尿剂：是治疗扩张型心肌病心力衰竭的首选药物之一。适度利尿可降低交感神经活性，降低心钠素，减轻心脏前负荷，降低心肌耗氧；而过度利尿可使血容量降低，并刺激交感神经，激活肾素—血管紧张素—醛固酮系统，增加心肌耗氧，使心衰恶化，此外还可加重钾、镁丢失，诱发心律失常。故使用利尿剂时要把握分寸。

③血管紧张素转换酶（ACE）抑制剂：不仅能改善扩张型心肌病心衰症状，提高运动耐量和生活质量，逆转心肌肥厚，预防和减轻心室重构，而且能减少室性心律失常的

发生，降低扩张型心肌病的病死率。其禁忌证为肾动脉狭窄、主动脉狭窄及低血压患者。

目前，小剂量地高辛合并利尿剂、ACE 抑制剂成为扩张型心肌病心力衰竭的标准治疗。

④β受体阻滞剂：主要通过对神经内分泌拮抗作用和增加β受体密度而改善心肌收缩功能。但β阻滞剂毕竟有负性肌力作用，在使用时，要选择适当病例、适当时机，并注意以下情况：①凡心率偏快、基础血压偏高或血浆去甲肾上腺素浓度较高的扩张型心肌病患者易获得疗效；②必须在使用洋地黄、利尿剂和血管扩张剂（ACE 抑制剂）传统治疗的基础上使用；③从小剂量开始；④用药期间应认真观察心功能状况和心率、血压的反应。

⑤血管扩张剂：种类繁多，心血管效应也各有不同，可降低前负荷、后负荷或二者兼顾，应根据病情而选择不同制剂。最常见者为硝酸甘油和硝普钠，口服制剂有哌唑嗪。应在小剂量洋地黄、利尿剂基础上联用或合用 ACEI，并注意：长期应用可激活交感神经系统，影响疗效。

⑥钙通道拮抗剂：通过降低各种原因引起的心肌细胞钙超负荷，降低血浆儿茶酚胺水平，消除微循环痉挛，降低自由基浓度而改善心功能，延长生存时间，为扩张型心肌病治疗提供了一种新的选择。但它们均有负性肌力作用，合并使用正性肌力药物则更安全。

⑦抗血小板、抗凝：扩张型心肌病伴心功能不全者的血栓、栓塞并发症发生率高，故均要考虑抗血小板及抗凝治疗，常用药物为口服华法林、阿司匹林等。

（3）心律失常的治疗

扩张型心肌病常伴发各种心律失常，以快速性室性心律失常最常见，其次为传导系统障碍。对于缓慢型心律失常，安装永久心脏起搏器是唯一有效手段；对于室性心律失常，药物如胺碘酮、索他洛尔可选用外，安置埋置式自动心脏转复除颤器或心脏起搏-复律-除颤器是一种新型有前途的治疗方法。

（4）外科手术及心脏移植

扩张型心肌病晚期表现为顽固性心力衰竭，药物治疗效果不佳，利用外科手段改善心功能，改善病人生活质量，延长病人生命成为近年血管外科研究的重要领域。其主要方式为心室减积成形术、背阔肌动力性心肌成形术、心室或全心功能辅助，以及心脏移植。其中心脏移植为终末期扩张型心肌病疗效最确切的外科方法，成功移植术 1 年存活率为 90%以上，5 年存活率达 60%～70%。

二、肥厚型心肌病

肥厚型心肌病是以左室肥厚为特征的临床综合征，且排除能导致左室肥厚的系统性或其他心脏疾病。并非所有的肥厚型心肌病都存在流出道梗阻；如特发性肥厚型主动脉瓣下狭窄是肥厚型心肌病，但只有 1/4 病人表现流出道梗阻。

1.病理生理

组织学上发现心肌纤维排列紊乱，结果导致不同程度肥厚。大量异常的平滑肌细胞、胶原、弹性蛋白或结缔组织堆积，使动脉内膜及中膜增厚，引起冠状动脉狭窄。同时可发现散在的心肌纤维化、二尖瓣异常，并可证明收缩期二尖瓣前叶移动加大，可导致二尖瓣前叶与室间隔相碰或形成流体力学上的流出道梗阻。二尖瓣关闭不全即是这种收缩期前移的结果。

2.临床表现

（1）家族史

肥厚型心肌病的心肌肥厚常为非对称性肥厚，以室间隔肥厚为最常见。肥厚型心肌病常呈常染色体显性遗传。然而，不管是散发性或遗传性肥厚型心肌病，其形态学表现直到成年早期才出现。肥厚的类型及程度在第一代亲属中可以多种多样。

（2）二尖瓣关闭不全

室间隔肥厚及异常的二尖瓣前叶移动可导致主动脉瓣下流出道梗阻。当血液流经狭窄的流出道喷射时，流速增加，导致 Venturi 喷射，推动二尖瓣前叶更加靠近室间隔，加重流出道梗阻,这样也可以引起一种新的二尖瓣关闭不全或加重原有的二尖瓣关闭不全。

（3）心力衰竭

肥厚型心肌病心室舒张期顺应性减低，可导致舒张末容积减少，加上心肌肥厚侵占的空间，使得左室容积更少，每搏量严重降低。因此，维持活动时舒张期充盈非常重要。与心室舒张期顺应性降低有关的症状包括充血性心力衰竭及低排量左室衰竭。

（4）心肌缺血

心肌缺血是肥厚型心肌病的特征。心肌缺血大部分是由于心肌显著增厚、室壁张力增加引起需氧量增加，而冠脉异常及冠脉血流压差降低使供血、供氧受限，不能满足心肌需要而引起的。在10%～15%肥厚型心肌病人中，缺血所致坏死和纤维化可引起类似于收缩功能障碍的扩张型心肌病终末期改变。

（5）心律失常

心律失常是肥厚型心肌病的又一种临床表现，其基础为缺血和纤维化。大约10%病人患有房颤，而房颤与血液动力学减退及栓塞关系密切，可发生室性心律失常，甚至无症状非持续性室性心动过速，导致猝死。

3.体格检查

肥厚型心肌病体征变化范围大，与是否存在流出道梗阻有关。在无流出道压差的患者，可以无异常发现或仅有左室肥大的表现；具有流出道压差的梗阻性肥厚型心肌病往往具有不同程度的典型表现。主要体现为收缩期杂音、特征性脉搏和心尖冲动明显。

60%～79%的患者可扪及二重脉，其特点为快速上升的搏动后还有一缓慢搏动，检查颈动脉搏动时容易发现。这是由于收缩早期左室快速射血，继之二尖瓣前向运动返回使流出道梯度缓解所致。

心脏检查可发现抬举性的心尖冲动及心尖二重冲动，可触及二尖瓣关闭不全所致的收缩期震颤。听诊方面，可闻及 S4 及 A2 逆分裂，无喷射性喀喇音。可存在二尖瓣关闭不全及主动脉瓣下狭窄的杂音。流出道梗阻的杂音为胸骨左缘收缩期喷射性杂音，若使用一些增强心肌收缩力、降低心室容积或降低主动脉内阻力的激发试验，可使杂音增强。

对怀疑有流出道梗阻的病人进行一些试验很重要，并且要牢记某些体力活动和药物可减弱或加重梗阻。

4.实验室检查

心电图不能明确诊断，但有巨大异常 Q 波及中隔 R 波，提示室间隔及左室肥厚。超声心动图可明确诊断，在不复杂的病例当中，心导管不是适应证。

5.临床经过

患者在早年（20～40 岁）就常常出现症状，特别是家族性肥厚型心肌病人；青年时期，肥厚发展很快，因此，超声心动图监测必不可少。对于有可疑杂音、胸痛或心悸的年轻人应引起重视。肥厚型心肌病的症状不仅与缺血、心律失常、充血性心力衰竭有关的临床表现，而且还与感染性心内膜炎、猝死有关的表现。在住院的肥厚型心肌病人中，每年死亡率约为 2%～4%。

6.体育活动

在年轻运动员中，心脏猝死最常见原因为肥厚型心肌病。猝死的危险因素包括：

（1）年轻人（常见于 15～35 岁）；

（2）非持续性室性心动过速；

（3）心脏阻滞；

（4）严重的心肌肥厚；

（5）存在左室流出道梗阻（压差程度与危险性无关）；

（6）有恶性肥厚型心肌病的家族史（两个或更多的一级亲属在 50 岁前猝死于肥厚型心肌病）；

（7）晕厥史。

第 26 届 Bethesda 会议对有肥厚型心肌病运动员的体育活动制定了特殊方案，尽管病人能够耐受一些特殊项目的运动，但所有竞争性体育运动均被禁止。

7.诊断

诊断一个新的肥厚型心肌病需要详细的病史和体格检查（特别是家族史及对病人进行激发操作试验）以及心电图、超声心动图和 24 小时动态心电图检查。

8.治疗

预防感染性心内膜炎很有必要。心内膜炎可累及异常的二尖瓣及附壁血栓，附壁血栓可在二尖瓣前叶接触到的室间隔上发生、发展。无症状病人通常无需治疗，然而，对无症状非持续性室性心动过速病人的治疗，目前尚存在争论。

有轻一中度症状的病人常需治疗。β受体阻滞剂因增加心室容积及降低心肌耗氧量而帮助病人缓解心悸、心绞痛、心力衰竭及大脑低灌注症状。

维拉帕米可明显改善左室舒张期顺应性，缓解病人的症状，甚至当普奈洛尔治疗失败时亦可以缓解。

如果使用这些常规药物后，症状恶化或演变成难治性肥厚型心肌病，则要考虑使用双异丙吡胺，它能减慢静息状态下肥厚型心肌病患者左室射血速度，作用于二尖瓣前叶的 Venturi 效应，从而防止二尖瓣前向移动及关闭不全，能降低左室舒张末压而影响心输出量。这对伴有心律失常患者更为适用。

对肥厚型心肌病有严重充血性心衰症状而无室内梗阻病人，可考虑使用利尿剂。但使用时要十分小心，要把握好利尿尺度，以免过度利尿或充血性心衰加重。

治疗肥厚型心肌病的药物剂量常常很大，下面即是经典的药物最大剂量：

β受体阻滞剂，普萘洛尔：320mg/d；

β受体阻滞剂，阿替洛尔：100mg/d；

钙通道拮抗剂，维拉帕米：640mg/d；

双异丙吡胺：600mg/d。

对那些非梗阻性肥厚型心肌病，药物治疗无反应的危重病人，可考虑心脏移植；有纤维化和进展为扩张状态的病人，则按扩张型心脏病治疗，可行的办法亦包括心脏移植。

对那些已有左室流出道梗阻的病人，要考虑双腔起搏及外科介入治疗，双腔起搏最先在肥厚型心肌病伴左室流出道梗阻病人中使用。有资料证明，安置起搏器后，通过右室早期去极化，左室传导顺序及速度发生改变，从而降低流出道压力梯度，甚至有可能打断 Venturi 喷射。心房起搏常常可确保房室同步，使心室充盈达到最大。有证据表明长期起搏后压力梯度可降低。

外科手术降低静息状态下压力阶差的作用是肯定的。尽管易激惹的压力梯度仍然存在。室间隔不会再生长。外科手术的副作用包括：手术死亡率达 5%，医源性室间隔缺失及传导异常需安装永久心脏起搏器。

最后，目前正在进行使用一种新方法来治疗顽固性流出道梗阻的早期研究：有目的、有控制性地使不良肥厚的室间隔发生梗死。控制性梗死是通过滴注可溶性乙醇于动脉中，这些动脉供应至室间隔。最近资料已证明这是一种很有前途的方法。

由心外科专家指导的肥厚型心肌病室间隔手术适应证如下：

（1）双腔起搏失败或不适合。

（2）流出道梗阻伴有Ⅲ、Ⅳ级心力衰竭或有心绞痛病人。

三、限制型心肌病

限制型心肌病是病因未明，以心内膜下、内膜或内膜心肌纤维增厚累及一侧或两侧心室，引起舒张期心室伸展障碍和充盈受限为特征，而无心室明显肥厚或扩张的心肌疾病。在 3 种原发性心肌病中，限制型心肌病最少见。本病可分为 2 类，即嗜酸细胞性心内膜疾病和原发性限制型心肌病。

1.发病机制及病理生理

限制型心肌病病因未明，可能与非化脓性感染、自身免疫、营养代谢不良等有关。

目前认为此类疾病发病初始，多数具有共同性变化，即伴有嗜酸性细胞增多，从而引起 Loffer's 心内膜炎、心内膜心肌纤维化和其他伴有嗜酸性细胞增多的心脏损害。这种嗜酸性细胞具有空泡和脱颗粒的形态学异常，嗜酸性细胞颗粒溶解，氧化代谢增高，并释放出具有细胞毒性的蛋白，即碱性蛋白和阴离子蛋白，可刺激和损害心内膜和邻近心肌细胞，并作用于肌浆膜和线粒体呼吸链中的酶成分。这种异常蛋白还可影响局部凝血机制，促进局部血栓形成，并可损害内膜细胞功能。以上损害进而导致细胞溶解和坏死，随之进入愈合期，炎症和坏死组织形成疤痕引起纤维化而产生限制型心肌病。

限制型心肌病的病理生理学变化与缩窄性心包炎相似，主要是心室舒张功能障碍和心室充盈受损。但在本病的严重阶段，可发生心肌收缩功能损害。左心室受累更为常见和广泛，故左室功能紊乱的血流动力学损害占主要地位。此外，常有左房和肺静脉压增高，可有显著的肺动脉高压。

2.临床表现

限制型心肌病多见于热带和温带地区，发病年龄在 15～50 岁。根据两侧心室受累的程度，分为右心室型、左心室型及混合型，以左心室型最常见。临床主要为心室舒张功能障碍的症状，即呼吸困难和疲劳，随病情进展而加剧，并可出现胸痛。其中，左心室型早期可出现左心功能不全表现，如易疲劳、呼吸困难、咳嗽及肺部啰音等，右心室型及混合型常以右心功能不全为主，如颈静脉怒张、Kussmaul 征、肝肿大、腹水及浮肿等。心脏听诊可闻及第三心音奔马律。当二尖瓣、三尖瓣受累时，在相应区域可闻及收缩期反流性杂音。可产生心房颤动，严重病例偶可发生心脏猝死。

3.实验室检查

（1）心电图

常见 ST 段及 T 波非特异性改变。可有异常 Q 波、心室肥厚或心律失常。

（2）胸部 X 线

心影可正常或轻至中度增大，可有肺充血表现，偶尔可见内膜心肌钙化影像。

（3）超声心动图

最突出的表现为心腔狭小。右室型呈右房扩大，右室腔狭窄，内膜增厚；左室型呈左室流入道狭窄，左室内膜明显增厚，左室腔硬化，舒缩受限。Doppler 超声心动图的典型表现为舒张期快速充盈随之突然中止。

（4）心导管检查心

室内压力曲线示舒张功能严重受损，肺动脉高压。造影可见心室壁增厚和心室腔狭小，多数患者示房室瓣关闭不全，有时可见附壁血栓。

（5）心内膜心肌活检

为有创性检查，对诊断和鉴别诊断具有重要价值。可见早期嗜酸性细胞浸润和内皮损害，继之有附壁血栓形成、血栓机化和内膜增厚，最后出现心肌细胞损害和纤维化。

4.诊断

根据典型的临床表现及实验室检查，可成立诊断，而心内膜心肌活检则有助于确定诊断。由于本病主要为舒张功能障碍，故应与缩窄性心包炎、心肌淀粉样变性、血色素沉着症相鉴别。

5.治疗

（1）对症治疗

①缓解心肌松弛异常，降低心室充盈压：可选用利尿剂、硝酸盐类及 ACEI，减轻心脏负荷，降低心室充盈压。在传统治疗基础上，给予小剂量β受体阻滞剂减慢心率，延长心室充盈时间，减少心肌耗氧，降低交感张力，从而有利于改善心室舒张功能。

②洋地黄类药物：对限制心肌病伴有快速房颤或有心力衰竭者，可选用洋地黄。使用时必须谨慎，因可能有致心律失常作用。

③抗心律失常：发生心房颤动者较常见，可选用胺碘酮复律，对持续性房颤可试行电复律。对有严重传导系统病变者，考虑植入永久性心脏起搏器。

④抗凝：可予阿司匹林或抵克力得抗血小板预防血栓形成，对于有血栓形成者，应尽早给予肝素或华法林。

（2）特殊治疗

对嗜酸性细胞增多症及其引起的心内膜心肌病变者，可使用肾上腺皮质激素和免疫抑制剂，能有效地减少嗜酸性细胞，阻止心内膜心肌纤维化进展。

（3）手术

对严重的心内膜纤维化可行心内膜剥脱术，切除纤维性心内膜。伴有瓣膜反流者可行人工瓣置换术。对有附壁血栓者行血栓切除术。手术死亡率约为20%。对特发性或家族性限制心肌病伴有顽固性心衰者可考虑心脏移植。

四、病毒性心肌炎

1.心肌炎的定义及常见病因

（1）定义

心肌炎是指心肌组织的局限性或弥漫性的急性、亚急性或慢性炎症，是全身性疾病在心肌的炎症表现。由于心肌炎病变范围大小及病变程度的不同，轻者无临床症状，严重者可致猝死，诊断及时并经适当治疗者可完全治愈。

（2）病因

①感染性：如病毒、细菌（白喉、伤寒等）、螺旋体（梅毒、钩端螺旋体）、立克次体（斑疹伤寒）、真菌（放线菌、念珠菌、隐球菌等）、原虫（枯氏锥虫）、蠕虫等。②中毒性：药物如吐根素、锑、三环类抗抑郁药、磺胺类、钾盐等或毒物如蛇毒、蝎毒、钴、铅、汞、一氧化碳、乙醇。③变态反应性：如风湿热、系统性红斑狼疮、硬皮病、结节病等。④物理性：如电击、放射线损伤等。⑤其他：有急性孤立性心肌炎。

2.病毒性心肌炎的发病机制

其发病机制尚不太清楚，与以下三方面有关：

（1）病毒本身直接侵害心肌，溶解心肌细胞。

（2）病毒毒素作用损害心肌。

（3）心肌自身免疫调节，经 T 淋巴细胞介导引起心肌损害，即在机体免疫调节失衡的情况下，受到各种病因损伤的心肌可能成为自身抗原，导致抗心肌抗体的产生，而加重心肌的损伤。这种免疫调节机制的失衡可能与基因遗传因素有关。

3.病毒性心肌炎的临床分型

（1）亚临床型　临床无症状，故常被漏诊。

（2）轻型自限型　病变轻而局限，可完全自愈。

（3）猝死型　少见，多发于青少年，因心脏停搏或心室纤颤所致，与病人因全身症状掩盖心脏症状延误诊断有关。

（4）隐匿进行型　免疫反应引起，可发展为扩张型心肌病。

（5）慢性迁延性心肌炎型　心肌炎呈反复发作，可发展为扩张型心肌病，发生心功能不全、心律失常等。

（6）急性重症型　主要表现为充血型心力衰竭、心源性休克和严重心律失常。

4.病毒性心肌炎的临床表现

病情轻重，临床表现均取决于病变部位、范围及程度，差异悬殊，轻者可无症状，重者可致急性心力衰竭、严重心律失常，甚至猝死。临床表现主要有以下几方面：

（1）发病年龄以儿童和青少年多见，且年龄越小，常病情越重，男性多于女性。

（2）约 50%的患者发病前 1～3 周内有上呼吸道或消化道感染史。

（3）心脏受累表现，即心前区不适或隐痛、胸闷、心悸、气促等。

（4）部分病例表现不典型，如以近期以内发生急性或严重心功能不全就诊；或以原因不明的心律失常为表现；或以突然剧烈胸痛为主，而全身症状或其他症状轻，甚至误诊为急性心肌梗死，多见于病毒性心肌炎累及心包和（或）胸膜者；以发热、关节痛、肌痛、少尿、昏厥等全身症状为主，而心脏本身症状不明显；偶尔以肺或全身动脉栓塞为主要表现，通过作有关检查方可确诊，应引起警惕。

（5）体检：心脏扩大，多表现与体温升高不相符的心动过速；也可表现为心动过缓、房室传导阻滞、期前收缩等多种心律失常，尤以期前收缩和房室传导阻滞最为常见；第一心音低钝，心尖区出现收缩期吹风样杂音，较重者可出现奔马律、交替脉、心功能不全征象，个别患者可出现红色小点状皮疹，并发心包炎者可听到心包摩擦音，或心浊音界明显扩大而无奔马律。

5.病毒性心肌炎的心电图特点

心电图改变对心肌炎来讲虽不是特异性指标，但是一项十分敏感的检查手段，50%～80%的心肌炎可有不同程度的心电图异常，最常见的是 ST—T 改变及心律失常：

（1）两个以上导联 ST 段呈水平或下斜型下移≥0.05mV 或多个导联 ST 段抬高或有异常 Q 波。

（2）两个以上 R 波为主的导联 T 波倒置、平坦或降低＜R 波的 1/10。

（3）房室传导阻滞、束支传导阻滞。

（4）频发多形、多源、成对或并行性期前收缩、短阵或阵发性室上性心动过速或室性心动过速、扑动或颤动。

（5）频发房性期前收缩或室性期前收缩。

6.病毒性心肌炎实验室检查的重要意义

（1）病程早期作实验室检查，约 70%患者白细胞计数增高，血沉可增快。根据急性心肌炎坏死的程度，血清谷草转氨酶（SGOT）、肌酸激酶（CPK）及乳酸脱氢酶（LDH）等可正常或升高；肌酸激酶心肌同工酶（CK—MB）和乳酸脱氢酶同工酶灵敏度较高，特异性强，但对病程在 2 个月以上的病例心肌酶谱测定的意义不大。

（2）反映体液免疫改变的抗核抗体（ANA）、抗心肌抗体（AHA）、类风湿因子 RF 阳性，补体 C3 降低，抗肌动蛋白、抗肌凝蛋白、抗肌膜蛋白和抗胶原Ⅰ、Ⅲ、Ⅳ等 IgG、IgM 抗体升高，这些检查都仅有辅助诊断价值。

（3）病毒学检查是确定病因的检查，可以从心包、心肌、心内膜分离出病毒而得到明确诊断。或用电镜、荧光免疫抗体技术、过氧化物酶或铁蛋白标记抗体等方面在心包、心肌或心内膜病变部位证实有特异性的病毒抗原而建立病因诊断。从血液、咽部、粪及胸水中分出病毒则都是一些可能而不肯定的病因学检查指标。聚合酶链反应（PCR）和 DNA 探针技术是近来才开展的检测病毒的新方法，敏感性和特异性均较高，为临床病原学检查提供了更好的手段，组织学检查、心内膜下心肌活检对心肌炎的诊断是重要的确诊依据，可见间质水肿、炎性细胞浸润及肌纤维变性、坏死，后期显示程度不等的间质纤维化。

7.病毒性心肌炎的诊断依据

诊断心肌炎应从三个方面着手：一是确立是否有心肌病变，二是确立是否心肌的炎性病变，三是争取明确心肌炎的病因。

病毒性心肌炎尚无可靠的客观检查依据，确诊并不容易。1987 年我国心肌炎心肌病座谈会定出病毒性心肌炎诊断参考标准，强调了病毒感染后 1～3 周内出现心脏表现和心电图改变，心肌活检和病原学检查结果作为诊断条件。临床实际中，主要诊断依据如下：

（1）有病毒感染的证据　　如前驱病毒感染的症状或病史；或有阳性病毒学实验室检查结果。

（2）近期有明确的心肌损害的证据　　如心电图异常，血清酶水平增高常是诊断本病的基础。不能解释的、无心脏病史者在近期病毒感染后出现窦性心动过速，或病毒感染后 1～4 周突然出现与发热不成比例的持续性窦性心动过速，心脏增大，心律失常，心力衰竭或心源性休克等都提示有心肌炎的可能性。

（3）其他引起心肌损害的可能原因及甲状腺功能亢进症或β受体功能亢进征等。1973年，Lerner 等提出的病毒学检查结果与心肌炎相关的分级是：①自心肌、心内膜或心包积液中分离出病毒或用免疫荧光法在病变部位检出病毒抗原为高度相关；②自咽刷或粪便中分离出病毒，并伴有血清相应抗体效价升高 4 倍，或特异性抗体 IgM 效价升高 1：32 为中度相关；③自咽刷或粪便中分离出病毒或仅有血清抗体效价 4 倍以上升或仅有 1：32 特异 IgM 抗体是低度相关。此外，心内膜下心肌活检对心肌炎的诊断是重要的确诊依据，可见间质水肿、炎性细胞浸润及肌纤维变性、坏死，后期显示不同程度的间质纤维化，亦可在心肌活检组织中用酶染色组织化学法检查发现心肌肉病毒抗原，或用分子杂交技术检测心肌肉病毒核糖核酸等是病因诊断的最特异和最可靠的依据。

8.病毒性心肌炎的治疗

对病毒性心肌炎无特效治疗，目的在于减轻心脏负荷，防止心脏扩大，控制心律失常和改善心功能。

（1）休息　急性期应休息 3 个月，重症心肌炎应严格卧床休息，体温降至正常，心电图好转，扩大的心脏缩小，心功能改善以后才活动。

（2）抗病毒治疗　疗效均不满意，流感病毒可用吗啉胍 100～200mg，每天 3 次，疱疹性病毒可用阿糖胞苷 50～100mg/d 加入葡萄糖液体中静脉点滴。

（3）改善心肌代谢，促进心肌恢复的治疗　①维生素 C 5～10g 加入 10%葡萄糖注射液 500～1000mL 内静脉点滴，每天 1 次。②能量合剂：三磷酸腺苷 20～40mg，辅酶 A 100U，细胞色素 C 15～30mg（应做皮试）加入 10%葡萄糖液 250～500mL 中缓慢滴入，每天 1～2 次；辅酶 Q10 10～30mg，每天 3 次，口服；肌苷 200～400mg，口服。③极化液：10%葡萄糖 500mL 加入氯化钾 1.0～1.5g，加胰岛素 8～12U 静脉滴注，每天 1 次，1，6 二磷酸果糖 5g 加入 50%葡萄糖液 40mL 内静脉注射，每天 1～2 次。④抗生素应用：用于防止继发细菌感染，可用青霉素或头孢类静脉滴注。⑤激素应用：病毒性心肌炎在急性期和非危重患者不主张用糖皮质激素，因激素能抑制干扰素的合成，促使病毒繁殖和炎症的扩散，尤其是在感染初期，对重症心肌炎，有高热，短期内心脏扩大，心功能不全，心源性休克，严重房室传导阻滞时，应用激素要及时，足量和短期使用，以消除炎症水肿，改善心功能和传导阻滞。⑥并发的治疗：凡有心律失常者可选用相应的抗心律失常药物，其处理与其他疾病发生心律失常者基本相同。

9.病毒心肌炎并发症的处理

伴有心力衰竭的患者除必须卧床休息、供氧和限制钠盐外，同时应给恰当的预防或抗心衰治疗，在应用利尿药时必须注意钾、镁的丢失，由于低钾和低镁血症可加重心肌坏死并降低洋地黄耐量。

心肌炎患者常并发各种心律失常，其处理与其他疾病发生心律失常基本相同。伴有完全性房室传导阻滞者，皮质激素治疗有时可使其改善。对短期激素治疗后仍频发心源性脑缺氧综合征患者必须立即应用临时性人工心脏起搏进行抢救，由于本病所并发的完全性房室传导阻滞在短期内仍可复发，故临时起搏导管应在窦性心律稳定后至少 1 周方可撤除。

10.急性心肌炎患者生活中注意事项

急性心肌炎患者应充分卧床休息，直至症状基本消失，重症患者应休息至半年到 1 年以上，恢复期应限制活动量，一般不少于 3 个月。因为在患病时处于过劳或睡眠不足等状态时，可能在短时间内病情急剧恶化甚至死亡。

急性心肌炎患者应充分补充营养保证全身的热量供应，增强抗病能力。给以适量的电解质供应，以防电解质紊乱，诱发或加重心律失常，减少猝死的发生。

五、克山病

克山病是一种地方性心肌病，是一种以心肌损伤为主的全身性疾病，病因至今未明，其病理特征为心肌变性、坏死和纤维化，主要临床表现为急性或慢性充血性心力衰竭，伴有各种心律失常，本病最早在黑龙江省克山县发现故被命名为克山病。其流行病学调查结果有以下特点：①有明显的多发季节和多发地区，急型多发于冬季，慢型和亚急型多发于夏秋季；②发病多见于山区和丘陵地带农业区；③人群分布，以农业人口为主，有家庭发病趋向，多见于妊娠及哺乳期妇女及学龄前儿童，流动人口一般在流行区居住 3 个月以上才可能发病。

1.克山病的病因

克山病病因至今不明，有多种学说，可分为两大类，即非生物性和生物性。

（1）非生物性病因学说

主要包括水土、膳食中某些微量元素的含量异常，膳食营养物质缺乏或一氧化碳中毒等。据调查发现，目前多认为，硒缺乏是克山病的基本致病因素；膳食中营养物质缺乏在本病发病上亦起着重要作用；一氧化碳中毒或其他因素亦可作为诱发条件。根据大量的对比调查发现，病区人群膳食的组成是决定发病与否的关键，不合理的膳食（如偏食）能增加发病，而改善膳食的组成则有阻断致病因素的作用，如在膳食中补充大豆制品，亦可获得满意的预防效果。有人认为，一氧化碳中毒在北方冬季可引起心肌缺氧从而加重心肌病变，但在南方夏季则不可能。

（2）生物性病因学说

认为克山病是由某些嗜心肌的病毒感染所引起的心肌炎，是一种自然疫源疾病，在西南方克山病流行区，在亚急性患者中分离出一些病毒，但经血清中和抗体试验，证明它与克山病发病无直接联系。有人认为，病毒感染虽不经常引起心肌坏死，亦可在克山病发病学中起着一种复合致病因素的作用。

2.克山病的分型及其临床表现

根据起病缓急和心功能状态分为四型：

（1）急型克山病

骤然起病，可发生于健康人或者潜在型、慢型急性发作。多在冬季发病，表现为急性心力衰竭，患者多有胸闷、呼吸困难、恶心呕吐，民间称之为吐黄水病，严重病例表现为急性肺水肿，心源性休克和严重心律失常，可在几小时内至数天内死亡。体检：患者焦虑不安、面色灰暗、唇灰发绀、四肢厥冷、脉细弱、心界扩大、心音低弱，多有舒张期奔马律和心尖部收缩期杂音，心律失常多见有室性期前收缩和阵发性心动过速、房室传导阻滞。肺部湿性啰音、肝大、下肢水肿也常见。

（2）亚急型

发病较急型稍缓，多在春、夏季发病，2～5岁儿童多见。可在数天内发展为急性充血性心力衰竭。初起病多表现食欲缺乏、咳嗽、气促。体检可见心脏扩大，舒张期奔马律，脑、肺、肾等脏器栓塞及周身性水肿。

（3）慢型克山病

起病多不自知，症状出现缓慢，也可由其他三型转变而来。主要以咳嗽及呼吸困难最为多见，表现为心脏明显扩大和慢性充血性心力衰竭。

（4）潜在型克山病

可为克山病早期，或为各型临床痊愈之后，仅在中、重度体力劳动时出现心悸和呼吸困难，一般多无自觉症状，普查时发现心脏有轻度至中度增大及心律失常，多为过期前收缩动，此型多可照常劳动。

3.克山病的诊断标准

诊断克山病无特异性诊断指标，需结合流行病学特点和临床表现，配合辅助检查，排除其他原因的心脏病，综合分析作出诊断。

参照1982年全国克山病防治经验交流会修订的标准，发病特点是患者已在或曾在发病区居住过3个月以上。

诊断标准：具有克山病发病特点，并具备以下诊断指标中之一条或其中一项，且能排除其他原因心脏病者，即可诊断为克山病。①急慢性心功能不全；②心脏扩大；③心律失常，如多发性室性期前收缩、心房纤颤、阵发性室上性或室性心动过速；④奔马律；⑤脑或其他部位栓塞；⑥心电图改变，如房室传导阻滞，束支传导阻滞（不完全性右束支传导阻滞除外），ST改变，QT间期明显延长，多发或多源性室性期前收缩，阵发性室上性或室性心动过速，房颤或房扑，低电压加窦性心动过速，P波异常（左或右房负荷增加或双房负荷增加）；⑦X线示心腔扩大，心胸比率＞0.5，2岁以下儿童＞0.6；⑧超声心动图改变，左房、左室腔内径扩大，射血分数降至40%以下；⑨心尖搏动图改变，射血前期/左室射血期＞0.40，A波＞15%；⑩实验室检查：血清酶增高，AST（GOT）、ALT（GPT）增高，AST/ALT＞1，LDH及LDH1增高，CPK及CPK—MB增高。

4.克山病的治疗

克山病的早期诊断和正确治疗与预后密切相关，急型克山病早期正确的治疗，病死率可降至 6%以下。

治疗原则是抢救心源性休克、控制心力衰竭、纠正心律失常、改善心肌代谢及全身营养状况，根据不同临床表现，给予必要的处理。

（1）急型

①在发病时，通常采用大量维生素 C 静脉注射，一次推注 5～10g，2h 后重复一次；或用 5%～10%葡萄糖溶液静滴补充血容量都有良好疗效。

②纠正心源性休克常用亚冬眠，即冬眠灵 25mg，异丙嗪 25mg，哌替啶 50mg 肌注，以期患者安静便于接受治疗，而且由于冬眠药物能降温，降低代谢率，减少心肌耗氧量，使冠状动脉和其他血管扩张，减轻心脏负荷，促进心肌代谢恢复正常。轻症患者注射一次即可，重症者可维持亚冬眠状态 2～3d，如 6h 后血压仍不回升时，可用多巴胺 20mg 加入 5%葡萄糖注射液 200～300mL 静滴，根据血压情况调节滴数，但滴速不宜过快，液量不宜过多。有人主张多巴胺 3～10μg/（kg·min）为宜；超过 10μg/（kg·min）效果差，由于周围血管出现强力收缩之故，也可加用酚妥拉明 1～20μg/（kg·min），效果良好。急重症患者可用氢化可的松 100～200mg 点滴 1 次。抢救心源性休克时，还可用毛花苷 C 或毒毛花苷 K，以少量多次为宜。有肺水肿，应加用呋喃苯胺酸 10～20mg，一次静注。

③合并心律失常时，应及时纠正，如室性二联律或三联律，可用普鲁卡因酰胺；室性心动过速时则用利多卡因处理。一旦心脏增大或出现充血性心力衰竭，即应按慢型治疗。

（2）慢型和亚急型

患者应在病区开展家庭病床。主要治疗心力衰竭，只是洋地黄类药的用药时间要长，直到心脏大小恢复正常为止，主要采用口服法。克山病亚急型和慢型对洋地黄治疗反应好，尤其是早期治疗。

5.克山病的预后

克山病急型如能早期就地合理抢救，临床治愈率可达 85%以上，有 20%左右可能转为慢型，部分患者因抢救不及时出现心源性休克而死亡或发生猝死。

亚急性或慢性克山病患者，若心脏明显增大且有严重心律失常者预后较差。此二型的 5 年生存率为 40%左右，10 年生存率小于 10%。约半数患者死于难治性心力衰竭，其余为猝死。

6.预防

（1）心肌病的预防

应避免可能引起心肌病的有关因素：

a.积极预防和治疗消化道及呼吸道病毒感染，以防心肌炎。

b.防治原虫如 3 型原虫等感染。

c.预防各种感染，从而避免由于感染而引起的心肌自身的抗原抗体反应。

d.避免冠状动脉痉挛、阻塞引起的心肌缺血，使心肌呈散在性和局灶性坏死和纤维化。

e.改善心肌代谢,避免缺氧。

f.避免劳累、感染、毒素、乙醇、血压增高等可能的诱发因素。克山病可能与饮水和粮食中缺乏微量元素硒或其他物质有关,故应补充硒。

(2)心肌病患者生活中注意事项

a.情绪不宜激动:大喜大悲大怒,均可使全身小血管收缩,增加回心血量而加重心脏负荷,致心跳加快,诱发或加重该病。故应学会控制情绪,避免过度的喜、怒、哀、乐,避免不良精神刺激。

b.生活不宜紧张:过度的体育锻炼,紧张的工作、学习,尤其是持续长时间的脑力劳动,可导致病情加重。因此,要劳逸结合,生活规律化,保证足够的睡眠时间,使生活处于宽松、和谐的环境中。

c.进餐不宜过饱:进食过饱,尤其是大量难以消化的高脂肪、高蛋白质食物,使腹部膨胀,膈肌升高,心脏及肺的正常活动受到限制,出现心慌气促,甚至诱发或导致病情加重。

d.饮酒不宜过量:心肌病患者,切忌饮酒过量,更不可醉酒,因酒精可刺激中枢神经引起兴奋,新陈代谢加速,心跳加快,从而使心肌耗氧量增加而加重心肌病。

e.食物不易过咸:食盐主要含氯化钠,过多进入可导致血容量增加,从而加重心脏的负荷。

f.服药不宜中断:心肌病患者一经确诊,应坚持在医生指导下,按医嘱服药,以便更好地预防和推迟并发症的发生。

第七节　心力衰竭

心力衰竭(heart failure)是各种心脏结构或功能性疾病导致心室充盈及(或)射血能力受损而引起的一组综合征。由于心室收缩功能下降射血功能受损,心排血量不能满足机体代谢的需要,器官、组织血液灌注不足,同时出现肺循环和(或)体循环淤血,临床表现主要是呼吸困难,无力而致体力活动受限和水肿。某些情况下心肌收缩力尚可使射血功能维持正常,但由于心肌舒张功能障碍左心室充盈压异常增高,使肺静脉回流受阻,而导致肺循环淤血,称之为舒张期心力衰竭。心功能不全或心功能障碍(cardiac dysfunction)理论上是一个更广泛的概念,伴有临床症状的心功能不全称之为"心力衰竭",而有心功能不全者,不一定全是心力衰竭。

一、病因

1.基本病因

几乎所有类型的心脏、大血管疾病均可引起心力衰竭。心力衰竭反映心脏的泵血功能障碍,也就是心肌的舒缩功能不全。从病理生理的角度来看,心肌舒缩功能障碍大致上可分为由原发性心肌损害及由于心脏长期容量及（或）压力负荷过重，导致心肌功能由代偿最终发展为失代偿两大类：

（1）原发性心肌损害：冠心病心肌缺血、心肌梗死、心肌炎、心肌病等均可导致心力衰竭。

（2）心脏负荷过重：见于高血压、主动脉瓣狭窄、肺动脉高压、肺动脉瓣狭窄；心脏瓣膜关闭不全，左、右心或动静脉分流性先天性心血管病如间隔缺损、动脉导管未闭等。

2.诱因

有基础心脏病的患者，其心力衰竭症状往往由一些增加心脏负荷的因素所诱发。常见的诱发心力衰竭的原因有：

（1）感染。

（2）心律失常：心房颤动最常见；其他各种类型的快速性心律失常以及严重的缓慢性心律失常均可诱发心力衰竭。

（3）血容量增加：如摄入钠盐过多，静脉输入液体过多、过快等。

（4）过度体力劳累或情绪激动。

（5）治疗不当：如不恰当停用利尿药物或降血压药等。

（6）原有心脏病变加重或并发其他疾病，如冠心病发生心肌梗死，风湿性心瓣膜病出现风湿活动，合并甲状腺功能亢进或贫血等。

二、病理生理

目前已经认识到心力衰竭是一种不断发展的疾病，一旦发生心力衰竭，即使心脏没有新的损害，在各种病理生理变化的影响下，心功能不全将不断恶化进展。当基础心脏病损及心功能时，机体首先发生多种代偿机制。这些机制可使心功能在一定的时间内维持在相对正常的水平，但这些代偿机制也均有其负性的效应。当代偿失效而出现心力衰竭时，病理生理变化则更为复杂。

三、心力衰竭的类型

1.按部位分型

（1）左心衰

指左心室代偿功能不全而发生的心力衰竭，临床上较为常见，以肺循环淤血为特征。

（2）右心衰

单纯的右心衰竭主要见于肺源性心脏病及某些先天性心脏病，以体循环淤血为主要表现。

（3）全心衰

左心衰竭后肺动脉压力增高，使右心负荷加重，长时间后，右心衰竭也继之出现，即为全心衰。

2.按发病速度分型

（1）急性心衰

因急性的严重心肌损害或突然加重的负荷，使心功能正常或处于代偿期的心脏在短时间内发生衰竭或使慢性心衰急剧恶化，临床上以急性左心衰常见，表现为急性肺水肿或心源性休克。

（2）慢性心衰

有一个缓慢的发展过程，一般均有代偿性心脏扩大或肥厚及其他代偿机制参与。

四、心力衰竭的诊断

1.慢性心力衰竭

（1）左心衰竭

以肺淤血及心排出量降低表现为主。

①程度不同的呼吸困难：a.劳力性呼吸困难：是左心衰竭最早出现的症状，引起呼吸困难的运动量随心衰程度加重而减少。b.端坐呼吸：肺淤血达到一定的程度时，患者不能平卧，呼吸更为困难。高枕卧位、半卧位甚至端坐时方可使憋气好转。c.夜间阵发性呼吸困难：患者已入睡后突然因憋气而惊醒，被迫采取坐位，呼吸深快，重者可有哮鸣音，称之为"心源性哮喘"。大多于端坐休息后可自行缓解。d.急性肺水肿：是左心衰呼吸困难最严重的形式。

②咳嗽、咳痰、咯血：开始常于夜间发生，坐位或立位时咳嗽可减轻，白色浆液性泡沫状痰为其特点。

③乏力、疲倦、头晕、心慌。

④少尿及肾功能损害症状：患者可出现少尿。长期慢性的肾血流量减少可出现血尿素氮、肌酐升高并可有肾功能不全的相应症状。

（2）右心衰竭

以体静脉淤血的表现为主。

①消化道症状：胃肠道及肝脏淤血引起腹胀、食欲不振、恶心、呕吐等是右心衰最常见的症状。

②劳力性呼吸困难：继发于左心衰的右心衰呼吸困难业已存在。

③水肿：首先出现于身体最低垂的部位，常为对称性可压陷性。

④颈静脉：颈静脉搏动增强、充盈、怒张是右心衰时的主要体征。

⑤肝脏：肝脏肿大、持续慢性右心衰竭可致心源性肝硬化，晚期可出现黄疸、肝功能受损及大量腹水。

（3）全心衰竭

同时有左侧及右侧心力衰竭的表现。

2.急性心力衰竭

突发严重呼吸困难，呼吸频率常达每分钟 30～40 次，强迫坐位、面色灰白、发绀、大汗、烦躁，同时频繁咳嗽，咳粉红色泡沫状痰，极重者可因脑缺氧而致神志模糊，发病一开始可有一过性血压升高，病情如不缓解，血压可持续下降直至休克。

五、心力衰竭的治疗

1.慢性心力衰竭

（1）治疗原则

心衰的治疗应包括防止和延缓心衰的发生；缓解临床心衰的症状，改善其长期预后和降低死亡率。对临床患者，除缓解症状外，还应达到以下目的：

①提高运动耐量，改善生活质量；

②组织或延缓心肌损害进一步加重；

③降低死亡率。

（2）治疗方法

1）病因治疗

①基本病因的治疗：对所有有可能导致心脏功能受损的常见疾病如高血压、冠心病、糖尿病、代谢综合征等，在尚未造成心脏器质性改变前即应早期进行有效的治疗。如控制高血压、糖尿病等，目前已不困难；药物、介入及手术治疗改善冠心病心肌缺血；慢性心瓣膜病以及先天畸形的介入或换瓣、纠治手术等，均应在出现临床心衰症状前进行。对于少数病因未明的疾病如原发性扩张型心肌病等亦应早期干预，从病理生理层面延缓心室重塑过程。病因治疗的最大障碍是发现和治疗过晚，很多患者常满足于短期治疗缓解症状，拖延时日终至发展为严重的心力衰竭不能耐受手术，而失去了治疗的时机。

②消除诱因：常见的诱因为感染（特别是呼吸道感染）、心律失常（特别是心房颤动），应积极治疗。潜在的甲状腺功能亢进、贫血等也可能是心力衰竭加重的原因，应注意检查并予以纠正。

2）一般治疗

①休息：控制体力活动，避免精神刺激，降低心脏的负荷，有利于新功能的恢复，但长期卧床易发生静脉血栓形成升值肺栓塞，同时也使消化功能减低，即溶萎缩，因此，应鼓励心衰患者主动运动，根据病情不同，从床边小坐开始逐步增加症状限制性有氧运动，如散步等。

②控制钠盐摄入：心衰患者血容量增加，且体内钠潴留，因此减少钠盐的摄入有利于减轻水肿症状。

3）药物治疗

①利尿剂的应用：利尿剂是心力衰竭治疗中最常用的药物，通过排钠排水减轻心脏的容量负荷，对缓解淤血症状，减轻水肿有十分显著的效果。对慢性心衰患者原则上利

尿剂应长期维持，水肿消失后，应以最小剂量无限期使用。但是不能将利尿剂作单一治疗。电解质紊乱是长期使用利尿剂最容易出现的副作用，特别是高血钾或低血钾均可导致严重后果，应注意监测。特别注意监测血钾、血钠变化。

②肾素—血管紧张素—醛固酮系统抑制剂：

A.血管紧张素转换酶（ACE）抑制剂：血管紧张素转换酶抑制剂除了发挥扩管作用改善心衰时的血流动力学、减轻淤血症状外，更重要的是降低心衰患者代偿性神经—体液的不利影响，限制心肌、小血管的重塑，以达到维护心肌的功能，推迟充血性心力衰竭的进展，降低远期死亡率的目的。

近年来国外已有不少大规模临床试验均证明即使是重度心力衰竭应用 ACE 抑制剂可以明显改善远期预后，降低死亡率。提早对心力衰竭进行治疗，从心功能尚处于代偿期而无明显症状时，即开始给予 ACE 抑制剂的干预治疗是心力衰竭治疗方面的重要进展。

对重症心衰在其他治疗配合下从极小量开始逐渐加量，至慢性期长期维持终生用药。

ACE 抑制剂的副作用有低血压、肾功能一过性恶化、高血钾及干咳。

B.血管紧张素受体阻滞剂：当心衰患者因 ACE 抑制剂引起的干咳不能耐受者可改用血管紧张素受体阻滞剂，用药的注意事项与血管紧张素转换酶抑制剂类同。

C.醛固酮受体拮抗剂（ARBs）的应用：螺内酯等抗醛固酮制剂作为保钾利尿药，在心衰治疗中的应用已有较长的历史。近年来的大样本临床研究证明小剂量的螺内酯阻断醛固酮效应，对抑制心血管的重构、改善慢性心力衰竭的远期预后有很好的作用。对中重度心衰患者可加用小剂量醛固酮受体拮抗剂，但必须注意血钾的监测。对近期有肾功能不全、血肌酐升高或高钾血症以及正在使用胰岛素治疗的糖尿病患者不宜使用。

③β受体阻滞剂的应用：目前，认为在临床上所有心功能不全且病情稳定的患者均应使用β受体阻滞剂，除非有禁忌或不能耐受。应用本类药物的主要目的并不在于短时间内缓解症状，而是长期应用达到延缓病变进展减少复发和降低猝死率的目的。

由于β受体阻滞剂确实具有负性肌力作用，临床应用仍应十分慎重。

β受体阻滞剂的禁忌证为支气管痉挛性疾病、心动过缓、二度及二度以上房室传导阻滞。

④正性肌力药：

A.洋地黄类药物：在利尿剂，ACE 抑制剂或 ARBs 和β受体阻滞剂治疗过程中持续有心衰症状的患者，可考虑加用地高辛。但对不同病因所致的心力衰竭对洋地黄的治疗反应不尽相同。

对于心腔扩大舒张期容积明显增加的慢性充血性心力衰竭效果较好。这类患者如同时伴有心房颤动则更是应用洋地黄的最好指征。对于代谢异常而发生的高排血量心衰如贫血性心脏病、甲状腺功能亢进以及心肌炎、心肌病等病因所致心衰洋地黄治疗效果欠佳。

肺源性心脏病导致右心衰，常伴低氧血症，洋地黄效果不好且易于中毒，应慎用。肥厚型心肌病主要是舒张不良，增加心肌收缩性可能使原有的血流动力学障碍更为加重，洋地黄属于禁用。

洋地黄用药安全窗很小，轻度中毒剂量约为有效治疗量的两倍。心肌在缺血、缺氧情况下则中毒剂量更小。低血钾是常见的引起洋地黄中毒的原因；肾功能不全以及与其他药物的相互作用也是引起中毒的因素；心血管病常用药物如胺碘酮、维拉帕米（异搏定）及奎尼丁等均可降低地高辛的经肾排泄率而增加中毒的可能性。

B.非洋地黄类正性肌力药：只能短期静脉应用，在慢性心衰加重时，起到帮助患者渡过难关的作用。

心衰患者的心肌处于血液或能量供应不足的状态，过度或长期应用正性肌力药物将扩大能量的供需矛盾，使心肌损害更为加重，而导致死亡率反而增高。在心衰治疗中不应以正性肌力药取代其他治疗用药。

⑤血管扩张剂：对于慢性心衰已不主张常规应用，更不能用以替代 ACE 抑制剂。仅对于不能耐受 ACE 抑制剂的患者可考虑应用小静脉扩张剂和扩张小动脉的 α1 受体阻断剂。

值得注意的是，对于那些依赖升高的左室充盈压来维持心排血量的阻塞性心瓣膜病，如二尖瓣狭窄、主动脉瓣狭窄及左心室流出道梗阻的患者不宜应用强效血管扩张剂。

2.急性心力衰竭

（1）体位：患者取坐位，双腿下垂，以减少静脉回流。

（2）吸氧：立即高流量鼻管给氧，对病情特别严重者应采用面罩呼吸机持续加压或双水平气道正压给氧。

（3）吗啡：吗啡不仅可以使患者镇静，减少躁动所带来的额外的心脏负担，同时也具有小血管舒张的功能而减轻心脏的负荷。

（4）快速利尿：除利尿作用外，本药还有静脉扩张作用，有利于肺水肿缓解。

（5）血管扩张剂：在严密监测血压前提下，静脉滴注。

（6）正性肌力药。

（7）洋地黄类药物：可考虑静脉给药，最适用于有心房颤动伴有快速心室率并已知有心室扩大伴左心室收缩功能不全者。

（8）机械辅助治疗主动脉内球囊反搏（IABP）和临时心肺辅助系统，对极危重患者，有条件的医院可采用。

待急性症状缓解后，应着手对诱因及基本病因进行治疗。

六、心力衰竭的预防

1.积极防治各种器质性心脏病。

2.避免各种心力衰竭的诱发因素，防治呼吸道感染，风湿活动，避免过劳，控制心律失常，限制钠盐，避免应用抑制心肌收缩力的药物，对妊娠前或妊娠早期已有心功能不全者应节制生育。

3.积极防治影响心功能的合并症，如甲状腺功能亢进，贫血及肾功能不全等。

第八节　先天性心脏病

先天性心血管病是先天性畸形中最常见的一类。轻者无症状，查体时发现，重者可有活动后呼吸困难、紫绀、晕厥等，年长儿可有生长发育迟缓。症状有无与表现还与疾病类型和有无并发症有关。根据血液动力学结合病理生理变化，可发为三类：一、无分流类。二、左至右分流类。三、右至左分流类。

在人胚胎发育时期（怀孕初期2～3个月内），由于心脏及大血管的形成障碍而引起的局部解剖结构异常，或出生后应自动关闭的通道未能闭合（在胎儿属正常）的心脏，称为先天性心脏病。除个别小室间隔缺损在5岁前有自愈的机会，绝大多数需手术治疗。临床上以心功能不全、紫绀以及发育不良等为主要表现。

先天性心脏病是胎儿时期心脏血管发育异常所致的心血管畸形，是小儿最常见的心脏病。其发病率约占出生婴儿的0.8%，其中60%于<1岁死亡。发病可能与遗传尤其是染色体易位与畸变、宫内感染、大剂量放射性接触和药物等因素有关。随着心血管医学的快速发展，许多常见的先天性心脏病得到准确的诊断和合理的治疗，病死率已显著下降。

一、分类

1.传统分类方法

主要根据血流动力学变化将先天性心脏病分为三组。

（1）无分流型（无青紫型）

即心脏左右两侧或动静脉之间无异常通路和分流，不产生紫绀。包括主动脉缩窄、肺动脉瓣狭窄、主动脉瓣狭窄以及单纯性肺动脉扩张、原发性肺动脉高压等。

（2）左向右分流组（潜伏青紫型）

此型有心脏左右两侧血流循环途径之间异常的通道。早期由于心脏左半侧体循环的压力大于右半侧肺循环压力，所以平时血流从左向右分流而不出现青紫。当啼哭、屏气或任何病理情况，致使肺动脉或右心室压力增高，并超过左心压力时，则可使血液自右向左分流而出现暂时性青紫。如房间隔缺损、室间隔缺损、动脉导管未闭、主肺动脉隔缺损，以及主动脉窦动脉瘤破入右心或肺动脉等。

（3）右向左分流组（青紫型）

该组所包括的畸形也构成了左右两侧心血管腔内的异常交通。右侧心血管腔内的静脉血，通过异常交通分流入左侧心血管腔，大量静脉血注入体循环，故可出现持续性青紫。如法洛四联症、法洛三联症、右心室双出口和完全性大动脉转位、永存动脉干等。

2.遗传学分类

遗传病共分五大类，即单基因病、多基因病、染色体病、线粒体病和体细胞遗传病，除体细胞病主要与肿瘤有关外，其余四种均与心血管病有关。

（1）单基因病

即孟德尔遗传病，包括常染色体显性遗传、常染色体隐性遗传、X连锁遗传、Y连锁遗传。目前约有120种单基因病伴有心血管系统缺陷性综合征，其中部分已确定了分子遗传缺陷的基因定位及基因突变，如常染色体显性遗传方式的马凡综合征、Noonan综合征、Holt-Oram综合征、不伴耳聋的长Q-T综合征（LQT）和主动脉瓣上狭窄等；常染色体隐性遗传方式的Ellis-Van综合征、伴耳聋的LQT综合征等。

（2）染色体病

即由染色体畸变所致疾病。在人类染色体病中约有50种伴有心血管异常。常见的主要有21-三体综合征（Down综合征），该综合征心血管受累的频率为40%~50%，主要为心内膜垫缺损、室间隔缺损和房间隔缺损，法洛四联症和大动脉转位也有报道。18-三体综合征（Eward综合征）心血管受累的频率接近100%，最常见的为室间隔缺损和动脉导管未闭，房间隔缺损也很常见，其他心脏异常包括主动脉瓣和（或）肺动脉瓣畸形、肺动脉瓣狭窄、主动脉缩窄、大动脉转位、法洛四联症、右位心和血管异常。13-三体综合征（Patau综合征）心血管受累的频率约为80%，常见的有动脉导管未闭、室间隔缺损、房间隔缺损、肺动脉狭窄、主动脉狭窄和大动脉转位等。这三种综合征的大部分患儿被认为染色体不分离所致也与母亲生育年龄有关。

（3）多基因遗传病

是指与两对以上基因有关的遗传病，其发病既与遗传因素有关，又受环境因素影响，故也称多因子遗传。如法洛四联症等。

（4）线粒体病

是一类由线粒体DNA突变所致，主要累及神经系统、神经肌肉方面的遗传性疾病，有些心肌病属于线粒体病。

3.Silber分类法

以病理变化为基础，同时结合临床表现和心电图表现对先天性心脏病进行分组。

（1）单纯心血管间交通包括心房水平分流（如房间隔缺损、Lutembacher综合征、部分性肺静脉异位引流、完全性肺静脉异位引流及单心房、三心房），室间隔缺损，动脉导管未闭及主肺动脉隔缺损。

（2）心脏瓣膜畸形包括主动脉瓣狭窄，主动脉瓣二瓣化畸形，肺动脉瓣狭窄，肺动脉瓣关闭不全，爱勃斯坦（Ebstein）畸形及二尖瓣关闭不全。

（3）血管畸形包括主动脉缩窄，假性主动脉缩窄，主动脉弓畸形，永存动脉干，主动脉窦瘤，冠状动-静脉瘘，肺动脉畸形起源于主动脉，原发性肺动脉扩张，肺动-静脉瘘，肺动脉狭窄及永存左上腔静脉。

（4）复合畸形包括法洛四联症，完全性心内膜垫缺损，大血管转位，单心室，三尖瓣闭锁及肺动脉瓣闭锁合并完整室间隔。

（5）立体构相异常（spatial abnormalities）包括右位心合并内脏转位（dextrocardia withsinus inversus），单纯右位心（isolateddextrocardia）、中位心（mesocardia）及左位心（levocardia）。

（6）心律失常包括先天性房室传导阻滞，先天性束支传导阻滞，致命性家族性心律失常及预激综合征。

（7）心内膜弹力纤维增生症。

（8）家族性心肌病。

（9）心包缺失（pericardial defects）。

（10）心脏异位（ectopia cordis）和左心室憩室。

二、病因及发病机制

1.胎儿发育的环境因素

（1）感染

妊娠前三个月患病毒或细菌感染，尤其是风疹病毒，其次是柯萨奇病毒，其出生的婴儿先天性心脏病的发病率较高。

（2）其他

如羊膜的病变，胎儿受压，妊娠早期先兆流产，母体营养不良、糖尿病、苯酮尿、高血钙，放射线和细胞毒性药物在妊娠早期的应用，母亲年龄过大等均有使胎儿发生先天性心脏病的可能。

先天性心脏病是胎儿时期心脏血管发生异常所致的心血管畸形，或者是应该自动关闭的通道没有闭合（在胎儿属正常）的心脏，是小儿最常见的心脏病。先天性心脏病主要有几种：心衰、青紫、杵状指（趾）、红细胞增多症、蹲踞、肺动脉高压、发育障碍以及一些其他的症状。发病率占据出生宝宝的0.8%，其中有60%在宝宝满1周岁之前死亡。

2.遗传因素

先天性心脏病具有一定程度的家族发病趋势，可能因父母生殖细胞、染色体畸变所引起的。遗传学研究认为，多数的先天性心脏病是由多个基因与环境因素相互作用所形成。

3.其他

有些先天性心脏病在高原地区较多，有些先天性心脏病有显著的男女性别间发病差异，说明出生地海拔高度和性别也与本病的发生有关。在先天性心脏病患者中，能查到病因的是极少数，但加强对孕妇的保健，特别是在妊娠早期积极预防风疹、流感等风疹病毒性疾病和避免与发病有关的一切因素，对预防先天性心脏病具有积极意义。

三、遗传学

先天性心脏病，只是指在胎儿发育期，由于发育得不是非常理想，导致了先天性的心脏病。

先天性的心脏病，其实遗传的概率不是很高。出现先天性心脏病的原因，主要可能与孕妇高龄怀孕、服用一些不当的药物或是受过什么惊吓、生活不安定、休息不佳等因素有关，而患者的子代则很少有先天性心脏病的可能。

先天性心脏病目前来说主要与母亲孕期病毒感染、接触放射线等环境因素有关，而与遗传关系不大。绝大多数患者的亲属都没有患先天性心脏病。但也有少数报道称家族聚集性的存在先心病的案例。

四、症状

1.心衰

新生儿心衰被视为一种急症，通常大多数是由于患儿有较严重的心脏缺损。其临床表现是由于肺循环、体循环充血，心输出量减少所致。患儿面色苍白，憋气，呼吸困难和心动过速，心率每分钟可达160~190次，血压常偏低。可听到奔马律。肝大，但外周水肿较少见。

2.紫绀

其产生是由于右向左分流而使动静脉血混合。在鼻尖、口唇、指（趾）甲床最明显。

3.蹲踞

患有紫绀型先天性心脏病的患儿，特别是法乐氏四联症的患儿，常在活动后出现蹲踞体征，这样可增加体循环血管阻力，从而减少心隔缺损产生的右向左分流，同时也增加静脉血回流到右心，从而改善肺血流。

4.肺动脉高压

当间隔缺损或动脉导管未闭的病人出现严重的肺动脉高压和紫绀等综合征时，被称为艾森曼格氏综合症。临床表现为紫绀，红细胞增多症，杵状指（趾），右心衰竭征象，如颈静脉怒张、肝肿大、周围组织水肿，这时病人已丧失了手术的机会，唯一等待的是心肺移植。患者大多数在40岁以前死亡。

5.杵状指（趾）

紫绀型先天性心脏病几乎都伴杵状指（趾）和红细胞增多症。杵状指（趾）的机理：肢体末端慢性缺氧、代谢障碍、中毒性损伤。手指或足趾末端增生、肥厚、呈杵状膨大。

6.发育障碍

先天性心脏病的患儿往往发育不正常，表现为瘦弱、营养不良、发育迟缓等。

7.其他

胸痛、晕厥、猝死。部分患儿则有体循环方面的症状，例如排汗量异常（通常表现为大大超出正常同龄人的量）。

五、诊断

1.病史

（1）母亲的妊娠史

妊娠最初3个月有无病毒感染，放射线接触，服药史，糖尿病史，营养障碍，环境与遗传因素等。

（2）常见的症状

呼吸急促，青紫，尤其注意青紫出现时的年龄、时间，与哭叫、运动等有无关系，是阵发性的还是持续性的。心力衰竭症状：心率增快（可达180次/分），呼吸急促（50次/分~100次/分），烦躁不安，吃奶时因呼吸困难和哮喘样发作而停顿等。反复发作或迁延不愈的上呼吸道感染，面色苍白、哭声低、呻吟、声音嘶哑等，也提示有先天性心脏病的可能。

（3）发育情况：先天性心脏病患儿往往营养不良，躯体瘦小，体重不增，发育迟缓等，并可有蹲踞现象。

2.体格检查

如体格检查发现有心脏典型的器质性杂音，心音低钝，心脏增大，心律失常，肝大时，应进一步检查排除先天性心脏病。

3.特殊检查

（1）X线检查

可有肺纹理增加或减少、心脏增大。但是肺纹理正常，心脏大小正常，并不能排除先天性心脏病。

（2）超声检查

对心脏各腔室和血管大小进行定量测定，用以诊断心脏解剖上的异常及其严重程度，是目前最常用的先天性心脏病的诊断方法之一。

（3）心电图检查

能反映心脏位置、心房、心室有无肥厚及心脏传导系统的情况。

（4）心脏导管检查

是先天性心脏病进一步明确诊断和决定手术前的重要检查方法之一。通过导管检查，了解心腔及大血管不同部位的血氧含量和压力变化，明确有无分流及分流的部位。

（5）心血管造影

通过导管检查仍不能明确诊断而又需考虑手术治疗的患者，可作心血管造影。将含碘造影剂通过心导管在机械的高压下，迅速地注入心脏或大血管，同时进行连续快速摄片，或拍摄电影，观察造影剂所示心房、心室及大血管的形态、大小、位置以及有无异常通道或狭窄、闭锁不全等。

（6）色素稀释曲线测定

将各种染料（如伊文思蓝、美蓝等），通过心导管注入循环系统的不同部位，然后测定指示剂在动脉或静脉血中稀释过程形成的浓度曲线变化，根据此曲线的变化可判断分流的方向和位置，进一步计算出心排血量和肺血容量等。

（7）目前常用的有非创伤性的多排螺旋CT有助于诊断

根据以上的病史、体检及特殊检查得出的阳性体征，加以综合分析判断，以明确先天性心脏病的诊断。

4.早期症状

（1）青紫

青紫是青紫型先天性心脏病的症状之一。可于出生后持续存在，也可于出生后三至四个月逐渐明显，在口唇、指（趾）甲床、鼻尖最明显。而潜伏青紫型心脏病（如室间隔缺损、房间隔缺损、动脉导管未闭）平时并无青紫，只是在活动、哭闹、屏气或患肺炎时才出现青紫，晚期发生肺动脉高压和右心衰竭时可出现持续青紫。

（2）心脏杂音

多数先天性心脏病都可听到杂音，这种杂音比较响亮，粗糙，严重者可伴有胸前区震颤。心脏杂音多在就诊时被医生发现。部分正常儿童可有生理性杂音。

（3）易患呼吸道感染

多数先天性心脏病由于肺血增多，平时易反复患呼吸道感染，反复呼吸道感染又进一步导致心功能衰竭，二者常常互为因果，成为先天性心脏病的死亡原因。

六、预防

（1）虽然先天性心脏病的病因尚不十分明确，但为了预防先天性心脏病的发生，应注意母亲妊娠期特别是在妊娠早期保健，如积极预防风疹、流行性感冒、腮腺炎等病毒感染。避免接触放射线及一些有害物质。在医生指导下用药，避免服用对胎儿发育有影响的药物，如抗癌药、甲糖宁等。积极治疗原发病，如糖尿病等。注意膳食合理，避免营养缺乏。防止胎儿周围局部的机械性压迫。总之，为预防先天性心脏病，就应避免与发病有关的一切因素。

（2）在怀孕早期（3个月之前），尽量别在电脑前、微波炉等磁场强的地方坐太长时间，因这时的胎儿还不稳定，各个器官正在成形阶段，很可能造成孩子先天性心脏病。

（3）不要接触宠物：因宠物身上的细菌及微生物也可能造成孩子先天性心脏病。

（4）遗传：先天性心脏病在儿童中的发病率大约为4‰～8‰，可谓常见的先天性疾病。随着医学水平的提高，许多先天性心脏病患儿经手术治疗后，生活得都很好，长大后都成家立业了。但是，所有患有先天性心脏病的人在自己做父母时，都希望生育一个健康的孩子，最好的办法就是在婚前去医院进行婚前检查及遗传咨询。

因为先天性心脏病是一种多基因遗传病，目前公认，先天性心脏病可由环境因素和遗传因素或两者共同作用而引起，尤以后者为重要，约90%的先天性心脏病是由遗传加环境相互作用共同造成的。许多人认为，先天性心脏病人手术后就和正常人一样了，生孩子没有危险，这种看法很不全面，他们只注意了心脏的承受能力而忽视了疾病的遗传性。所以，要想全面了解先天性心脏病对结婚及生育的影响，可以到指定的婚前检查单位，也可以到心脏病专科去做检查，如做一下心脏彩色B超，根据自己心脏病的类型，听一听医生的建议，进行遗传咨询。

七、治疗方法

先天性心脏病治疗方法有两种：手术治疗与介入治疗。

1.手术治疗

手术治疗为主要治疗方式，实用于各种简单先天性心脏病（如室间隔缺损、房间隔缺损、动脉导管未闭等）及复杂先天性心脏病（如合并肺动脉高压的先心病、法乐氏四联征以及其他有紫绀现象的心脏病）。

2.介入治疗

介入治疗为近几年发展起来的一种新型治疗方法，主要适用于动脉导管未闭、房间隔缺损及部分室间隔缺损不合并其他需手术矫正的畸形患儿可考虑行介入治疗。两者的区别主要在于，手术治疗适用范围较广，能根治各种简单、复杂先天性心脏病，但有一定的创伤，术后恢复时间较长，少数病人可能出现心律失常、胸腔、心腔积液等并发症，还会留下手术疤痕影响美观。而介入治疗适用范围较窄，价格较高，但无创伤，术后恢复快，无手术疤痕。

治疗时医生穿刺病人血管（一般采用大腿根部血管），通过特制的直径为2～4毫米的鞘管，在 X 线和超声的引导下，将大小合适的封堵器送至病变部位封堵缺损或未闭合的动脉导管，以达到治疗目的。通过临床实践证实，先天性心脏病介入封堵具有创伤小、手术时间短（约 1 小时）、恢复快（术后第二天即可下床）、不需特殊麻醉及体外循环、住院周期短（约 1 周）等优点。只有当病人年龄小、不能配合手术者才需要全身麻醉。该封堵术的适应证很广，房间隔缺损、动脉导管未闭、室间隔缺损均可以采用介入方法进行治疗。介入治疗先天性心脏病也有其局限性，不适合于已有右向左分流、严重肺动脉高压、合并需要外科矫正的畸形、边缘不佳的巨大缺损等。

3.关于先天性心脏病的介入治疗

自从 1967 年 Portmann 采用泡沫塑料封堵先天性动脉导管未闭以来，先天性心脏病介入治疗走过了漫长的道路。随着病例的增加及经验的积累，操作技术日益成熟，在大型医疗单位已成为治疗先天性心脏病的常规方法。国内近 50 所医院开展了此类手术。

（1）动脉导管未闭

目前我国采用进口 Ampatzer 封堵器已完成动脉导管未闭封堵术 2500 余例，技术成功率达 98.4%。严重并发症发生率为 1.6%（其中溶血 1.36%，封堵器脱落 0.2%，心包填塞 0.04%），死亡率仅 0.04%。

（2）房间隔缺损

目前我国采用进口 Ampatzer 封堵器治疗房间隔缺损封堵术达 3500 余例，技术成功率达 98.1%。严重并发症发生率为 0.9%（包括封堵器脱落 0.5%，心包堵塞 0.4%），死亡率仅 0.2%。

（3）室间隔缺损

多年来室间隔缺损封堵术一直是介入治疗的难点，其原因除缺损解剖部位特殊外，还缺少理想的封堵器，致使该技术发展缓慢。2002 年美国 AGA 公司开发研制出一种新型自膨胀非对称性双盘状膜部室间隔缺损封堵器，经过国内外近一年的临床应用，取得了满意的效果。

目前国内采用此技术已完成室间隔缺损封堵术 250 余例，成功率达 97.3%。由于技术要求高，操作复杂，初期开展缺乏经验，其并发症发生率相对较高，达 2.7%，主要有封堵器脱落、溶血、房室传导阻滞、主动脉瓣或三尖瓣关闭不全等。因此，未经过严格培训的医师及不具备相当技术条件的医院不应盲目开展此技术。

前景：随着介入器材的不断改进、介入经验的积累和操作技术的提高，先天性心脏病介入治疗的范围将会日趋扩大，如先天性心脏病复合畸形的介入治疗、外科术后残余分流或残余狭窄的介入治疗、介入技术与外科手术联合治疗复杂先天性心脏病等。

不可否认，仍然有一部分先天性心脏病是无法通过介入技术治疗的，因此在治疗之前，应该进行全面的检查，严格区分介入治疗和外科手术治疗的适应征，权衡利弊，制定合理、可行的最佳方案。

先心病介入治疗与外科手术相比有如下优点：

1.无需在胸背部切口，仅在腹股沟部留下一个针眼（3mm 左右）。由于创伤小，痛苦小，术后几天就能愈合，不留疤痕；也无需打开胸腔，更不需切开心脏。

2.治疗时无需实施全身外循环，深低温麻醉。患儿仅需不插管的基础麻醉就能配合，大龄患儿仅需局部麻醉。这样，可避免体外循环和麻醉意外的发生，也不会对儿童的大脑发育产生影响。

3.由于介入治疗出血少，不需要输血，从而避免了输血可能引起的不良反应。

4.相比外科手术，介入治疗手术时间较短，住院时间短，术后恢复快。一般在 30 分钟至 1 个小时左右就开始进饮，术后 20 小时就可下床活动，住院 1～3 天即可出院，局麻的患儿可在门诊完成。

5.目前，对合适做介入治疗的患儿，各种介入治疗的成功率在 98% 以上，术后并发症少于外科手术。它就像外科手术一样，可起到根治效果。

八、最佳治疗时间

手术最佳最佳治疗时间取决于多种因素，其中包括先天畸形的复杂程度、患儿的年龄及体重、全身发育及营养状态等。一般简单先天性心脏，建议 1～5 岁，因为年龄过小，体重偏低，全身发育及营养状态较差，会增加手术风险；年龄过大，心脏会代偿性增大，有的甚至会出现肺动脉压力增高，同样会增加手术难度，术后恢复时间也较长。对于合并肺动脉高压、先天畸形严重且影响生长发育、畸形威胁患儿生命、复杂畸形需分期手术者手术越早越好，不受年龄限制。

九、愈合可能

先天性心脏病一般是无法自行愈合的，均需通过手术或者介入的方法根治。但是对于缺损口径小于 0.5cm 的室缺或房缺，可以无需治疗，它不会对患儿心脏功能及生长发育产生不良影响。但由于孩子存在心脏杂音，对将来升学、就业、婚姻有一定影响，而现在手术又非常成熟，有些家长由于这些社会因素还是选择手术。还有一些小的缺损，比如干下部位的室缺，由于靠近主动脉瓣，就是小于 0.5cm，也需要积极手术治疗。对于缺损口径大于 0.5cm 的患儿建议行手术治疗。

十、介入治疗

先天性心脏病是小儿最常见的心脏病，据目前人口出生率及先天性心脏病发病率，估计我国每年有 15 万病儿出生。先天性心脏病的临床表现差别较大，一些复杂的病例在出生后不久便会夭折，少部分病例可终生无症状，而在死后尸检时发现。最常见的先天性心脏病包括房间隔缺损、室间隔缺损、动脉导管未闭、肺动脉瓣狭窄等简单畸形和一些复合畸形，如法乐氏四联症等。出生以后，大多数先天性心脏病不能自行愈合，需进行及时矫治，反之，可造成心脏结构和功能的异常改变，影响患儿发育，发生心力衰竭、细菌性心内膜炎等严重并发症，甚至永远丧失手术矫治时机。此外，先天性心脏病的阴影将对患儿的身心健康造成不利的影响。

以往无论是简单或是复合性先天性心脏病的矫治都需依靠外科手术，随着科技的进步尤甚是心导管技术的蓬勃发展，介入治疗先天性心脏病的心血管畸形已成为可能。目前，有相当一部分先天性心脏病可经介入治疗的方法得以根治，如房间隔缺损、动脉导管未闭、肺动脉瓣狭窄、体动脉至肺动脉瘘等。室间隔缺损的介入治疗一直是医学界的研究热点之一，既往室间隔缺损的介入治疗适应证窄、方法复杂、并发症发生率高未能得以广泛普及和推广。新近 **Amplatzer** 封堵器的问世，极大地拓宽了介入治疗适应证，减少了手术并发症，简化了操作方法。

介入治疗主要用于先天性心脏病房间隔缺损、动脉导管未闭、肺动脉瓣狭窄、体动脉至肺动脉瘘和室间隔缺损等的根治性治疗。对于一些暂时无法手术或是已丧失手术矫治时机的先天性心脏病经此方法治疗后，可较好地等待手术矫治或是改善临床症状、延缓病情进展；此外还有一些手术矫治不彻底或不完全的先天性心脏病也可采用此方法进行补救性治疗。如室间隔缺损、房间隔缺损手术后残余漏、心脏瓣膜置换术后瓣周漏等，均可采用介入治疗加以补救。本文将着重谈论先天性心脏病的介入治疗领域的进展。

十一、微创治疗

心脏外科手术治疗先天性心脏病的最传统、最彻底、最经典方法是采取胸骨正中切口方式，此种先天性心脏病治疗手术由于从胸骨正中作切口，将心脏全部暴露在视野内，几乎适合所有的先天性心脏病类型。

但是，这种先天性心脏病治疗方法的缺点是手术中失血较多，且术后胸部会留下一条较长的疤痕，不仅影响美观，对术后病人的心理创伤也较大。

简单的先天性心脏病病人，如动脉导管未闭、房间隔缺损、室间隔缺损和肺动脉瓣狭窄的病人，可以采用胸腔镜辅助小切口房缺修补术、经胸微创房缺/室缺封堵术等先天性心脏病微创手术，达到减少创伤、美容、节约费用等好处。

1.先天性心脏病微创手术优点多——四类先天性心脏病可选微创

随着心脏病外科治疗技术的发展，及病人对手术效果的要求也逐步提高，一些旨在减少损伤、尽量不影响外观的心脏微创手术出现。微创手术是未来心脏病治疗的一个方向。

单纯性的动脉导管未闭、房间隔缺损、室间隔缺损和肺动脉瓣狭窄可以采用微创治疗，但也要视其具体病情决定，不是所有的这四类先天性心脏病都能采用微创。按照心胸外科的经验，有近一半的先天性心脏病可以采用微创治疗。微创手术对先天性心脏病患儿的年龄及体重均有一定要求。

心脏的微创手术总体上要求医院在现有的技术水平下，医生用最佳的方法，保证患者最小的创伤，最好的体内环境，最小的心理创伤。

经胸微创封堵术，该手术无需体外循环，在全身麻醉和超声引导下，经右胸做小切口，患者术后恢复快，损伤小；胸腔镜辅助小切口房缺/室缺修补术，该手术在右胸做一个3～5厘米的切口，胸腔镜从切口进入，在胸腔镜的引导下，进行微创修补术。

2.先天性心脏病心脏微创手术要求高

先天性心脏病微创手术有几个好处，损伤小、恢复快，而且术后只留下很小的疤痕。先天性心脏病患者多数年龄在18岁以下，术后在胸口留下很长的疤痕，对他们以后的人生影响比较大。

先天性心脏病微创手术的关键因素是设备和技术。胸骨正中切口将心脏的整个视野全部暴露出来，而微创手术只是将心脏的部分视野暴露出来，其他要靠医生的经验和影像设备的介入完成，因此对设备、主刀医师技术的要求比正中切口更高。尽管没有较大范围的统计数据显示多大比例的先天性心脏病可以接受微创治疗，但从心胸外科的手术病人看，大约一半先天性心脏病患者可以接受微创治疗。

十二、先天性心脏病怎样识别

先天性心脏病分青紫型先天性心脏病和无青紫型先天性心脏病两种。

青紫型小儿先天性心脏病的主要表现是婴儿分娩出来后立即出现颜面青紫，唇色发绀，较易引起家长和医护人员的注意。

但是，无青紫型的小儿先天性心脏病就与上述情况有些不同了，它的早期表现由于看不出颜面发紫和唇色发绀，所以容易被忽视。无青紫型小儿先天性心脏病的早期表现主要有以下7条：

一是出生后婴儿哭声低弱。

二是吸乳无力，喂养困难，表现为吃点奶汁就非常疲倦，吃吃停停，间息吸吮，常常出现溢乳或呛咳现象。

三是呼吸频率较同月龄的婴幼儿要快，特别是睡眠时一分钟的呼吸次数明显地比一般小儿要快。

四是患儿平时易多汗，有时胸前多汗较突出。

五是有过度哭吵、剧哭时在唇周可见到青紫。

六是体重增加不理想，体格检查时往往不够标准。

七是容易反复发生呼吸道感染，特别容易多次患上肺炎。就医时可听到胸前的杂音。

先天性小儿心脏病患者要防止发生感冒，定期到医院随访，选择适当机会进行手术治疗。

十三、鉴别

主要鉴别属于哪种先天性心脏病。

（1）动脉导管未闭、室间隔缺损、房间隔缺损：在疾病早期由于是动脉的血分流到静脉，属于左向右分流型，因此无紫绀；但到了晚期，心脏左侧的压力超过了右侧，就出现了紫绀。

（2）法乐氏四联症、大动脉转位、肺动脉瓣闭锁：由于部分或全部静脉血直接分流入动脉，属于右向左分流型，因此出生后就有紫绀。

（3）肺动脉狭窄、主动脉狭窄、主动脉缩窄：尽管存在心脏畸形，但左右两侧之间无异常通道，属于无分流型，因此，终身不出现紫绀。

十四、先天性心脏病手术后的饮食禁忌

1.严格控制盐的摄入

盐的主要成分是钠和氯，而钠在人体内具有"水化"组织的作用，体内的钠和氯大部分都是从尿中排出的。而血液中钠离子浓度过高会引起体内大量水分的潴留，造成患儿全身水肿、肝脏肿大、增加心脏的负担，严重的还会导致心力衰竭。同时，饮食过咸也是造成高血压的重要原因之一。所以先天性心脏病手术后的患儿的饮食一定要偏淡些，腌腊制品、咸蛋、咸鱼等含盐量过高的食品尽量不要食用。

2.不宜多吃巧克力等甜食

心脏手术之后，当小儿不愿意吃饭时，不少家长喜欢塞巧克力给小儿吃，以为这样可以保证营养。巧克力的主要成分是脂肪和糖，热量很高，但所含的蛋白质和脂肪的比例与小儿的正常需要量相差很大。多吃巧克力易造成小儿消化不良、大便秘结、食欲减退。同时巧克力含有咖啡因等成分，食用过多不仅会使小儿过度兴奋、影响休息，而且对小儿的大脑发育带来一定的不良影响。

3.不宜多吃罐装饮料和冷饮

目前市场上出售的罐装饮料品种繁多，不少饮料的成分主要是糖或糖精、香料、色素和水，营养却常不足。冷饮也是孩子们都喜欢吃的，但大手术后患儿的消化器官尚处于恢复调整阶段，这时患儿的消化功能往往较弱。过冷的食物进入胃内会刺激胃黏膜血管收缩、胃液分泌减少，影响食物在胃肠道内的消化过程；同时也会减弱消化道的杀菌

能力，导致胃肠道发生感染性疾病。

4.不宜盲目进补

有些家长认为人参有滋补作用，于是给术后的孩子喝参汤。人参确有强心壮体、补气生津的功能，但不同的人参具有不同的性能，服用不当反会引起胃口减退、鼻子出血、烦躁不安等症状。另有一些补品对生长发育期间的孩子并不适宜。

最好的术后"补品"乃是天然食物。家长只要按着上述的几项原则，在孩子每天的饮食中注意荤素搭配、粗细均衡，在烹调时注意防止营养素的丧失和破坏，确保一日三餐吃饱、吃好，孩子一定会尽快恢复体力的。

第九节　风湿性心脏病

风湿性心脏病是指由于风湿热活动，累及心脏瓣膜而造成的心脏病变。据世界卫生组织的不完全统计，全世界有超过 1500 万风湿性心脏病患者，同时每年新增 50 万人患急性风湿热，病因主要是由于 A 组溶血性链球菌感染引起，属于自身免疫病。多发于冬春季节，寒冷、潮湿环境下，初发年龄多在青壮年。

风湿性心脏瓣膜病病变累及心脏各瓣膜的发生率不同，据研究结果表明：二尖瓣为100%，其中单纯二尖瓣病变 46.7%，为比例最高，然后依次为二尖瓣合并主动脉瓣、单纯主动脉瓣、三尖瓣和肺动脉瓣。病变主要是瓣膜的边缘和基底部发生水肿、渗出，并逐渐扩大到瓣膜全部，甚至累及腱索和乳头肌，使瓣膜交界区的瓣叶融合、腱索融合与缩短以及瓣叶的纤维化、僵硬、卷曲与钙化，从而导致瓣膜开口狭窄或关闭不全等。

瓣膜狭窄：瓣膜交界黏连，增厚、变硬，不能完全开放，瓣膜口小，阻碍血液正常流动。

瓣膜关闭不全：腱索和乳头肌增生、缩短、硬化，瓣膜不能完全闭合，血液返流。

一、病理生理

首先以二尖瓣狭窄为例，正常成人的二尖瓣口面积为 4～6 平方厘米，在正常情况下，不管心排量如何，左心房与左心室之间的血流都不应该产生任何障碍，当二尖瓣口缩小至大约 2 平方厘米时，形成二尖瓣轻度狭窄，血液动力学发生变化，血液从左房到左室受阻，引起左房压力升高，临床上可出现症状。左心房压力升高可引起肺静脉和肺毛细管压升高，导致患者出现呼吸困难。临床上二尖瓣狭窄所产生的病理生理分两期：第一期是慢性肺淤血期，该期病人在休息时可无明显症状，但在疲劳或情绪激动时，因心跳加快，可引起呼吸困难；第二期是肺动脉高压期，肺动脉高压程度和瓣膜狭窄程度相关，如果肺动脉压力超过 60mmHg，病人在体力活动、心跳加快、妊娠等情况下可出现肺水肿而加重呼吸困难。

关于主动脉瓣狭窄：正常主动脉瓣口面积为 2.5～3.5 平方厘米，瓣膜因病理改变而逐渐出现狭窄，如瓣口面积缩小至 1 平方厘米时，则左心室排血受阻，左心室收缩压升高，导致主动脉瓣的压力阶差增大，患者出现症状。瓣口面积缩小至 0.7 平方厘米时则为严重狭窄，左心室壁可明显肥厚，心肌氧消耗量增加，冠状动脉的血液供应减少，引起心肌缺血的表现，病人可出现心绞痛。个别病人在活动时心排量不能相应提高，可引起脑血管关注不良和晕厥。

二、疾病分类

风湿性心脏病累及的瓣膜部位数量可表现为二尖瓣、三尖瓣、主动脉瓣中的一个或几个瓣膜病变。心脏联合瓣膜病变是指同时累及两个或两个以上心脏瓣膜的疾病。其中最常见的二尖瓣合并主动脉瓣双病变，约占联合瓣膜病的 48%～87%。

三、临床表现

1.疾病症状

风湿热初次发作并不会立即引起瓣膜开口改变，往往需要数年甚至十几年以上才会形成瓣膜开口变化。因此患病初期常常无明显症状，后期则表现为心慌气急、乏力、咳嗽、肢体水肿、咳嗽、咯血，直至心力衰竭，引起生命危险。临床上根据病情进展程度，主要有以下主要变现：

（1）活动后心悸、气促，甚至出现呼吸困难、端坐呼吸、夜间不能平卧。

（2）轻微活动或劳累后就出现咳嗽、咳痰带血丝，很容易受凉感冒。

（3）食欲不振，也就是说一段时间吃饭不好，胃肠道瘀血可能消化不好，出现肚子胀。尿量减少、下肢浮肿、腹胀、腹水、肝、脾肿大等。

（4）大部分患者出现两颧及口唇呈紫红色，即"二尖瓣面容"。

（5）心悸：常常因为房颤或心率失常所致，快速房颤导致患者自觉不适，甚至呼吸困难或使之加重，从而促使患者就医。房颤也是导致患者出现心房血拴甚至出现脑卒中的主要原因。

（6）胸痛：单纯瓣膜病导致的胸痛一般使用硝酸甘油无效。

一旦平时出现了上述几种情况，应该今早到当地医院进行检查，心脏彩超检查即可明确有无风湿性心脏瓣膜病。

2.疾病危害

风湿性心脏病患者容易出现呼吸道感染，表现为抵抗力下降，容易出现感冒症状。主要是在肺淤血的基础上，很容易合并细菌感染，并加重心衰。同时风湿性心脏病患者可出现劳力性心慌、气促，身体耐受力下降，生活质量明显受影响。同时，有以下主要危害：

（1）心律失常

即我们常说的"心脏乱跳"，最常见的是心脏颤动（房颤），房颤是风心病中最常见的心律失常，发生率 50% 以上，有时为首发病症，也可为首次呼吸困难发作的诱因或体力活动受限的开始。房颤可导致心功能差，令病人感觉不舒服，最主要的是可能导致心房内血栓形成。

（2）血栓栓塞

巨大左房合并房颤容易导致血栓形成，而血栓脱落可引起栓塞。脑栓塞可偏瘫失语；四肢动脉栓塞引起肢体的缺血、坏死；深静脉血栓导致肺动脉栓塞。

（3）感染性心内膜炎

发生在瓣膜病的早期，细菌附着在瓣叶表面，聚集形成赘生物，感染的细菌常见链球菌、葡萄球菌、肠球菌等。一旦发生感染性心内膜炎，就可以加重心衰。同时赘生物脱落导致栓塞。

（4）心力衰竭

为晚期并发症，是风湿性心脏病的主要致死原因，发生率占50%～70%。主要表现为心源性恶液质，多脏器功能障碍。

四、诊断鉴别

1.辅助检查

（1）多普勒超声心动图

作为一种无创方法，已经是评价各瓣膜病变的主要手段之一，不仅可以测定心腔大小、心室功能，也可以测定跨瓣膜压差、瓣膜开口面积、肺动脉压力等指标。

（2）X线检查

可以了解心脏大小和肺部的改变。

（3）心电图

可明确患者的心律，有无心肌缺血改变，是否合并有心房颤动等。

（4）心血管造影

对部分年龄大于45岁的病人，心电图提示有心肌缺血改变者，心血管造影检查者可以明确有无合并冠状动脉病变。

2.疾病诊断

依据患者的病史、临床表现、体征、心脏彩超等检查，风湿性心脏瓣膜病的诊断比较容易。

3.鉴别诊断

主要是感染性心内膜炎、先天性发育不良引起的瓣膜病变以及老年性心脏瓣膜病。

五、疾病治疗

1.手术适应证

需要指出的是，大部分血液动力学已经严重的瓣膜病变患者，除非合并有手术禁忌症，即使没有临床症状也应该手术治疗。随着心肌保护技术和心脏手术技术的进步，目前风湿性心脏瓣膜病治疗效果稳步提高，外科手术成功率达到了98%，长期生存率满意，主要包括瓣膜成形术和瓣膜置换术。

2.瓣膜成形术

包括单独或联合使用人工瓣环成形术，瓣叶增厚纤维组织剥离，瓣叶钙化灶切除补片修补，以及腱索增厚、融合的矫治等。

3.瓣膜置换术

随着心血管外科技术的发展以及人们对生活质量要求的提升，二尖瓣置换术已经逐步替代闭式二尖瓣交接分离术、经皮二尖瓣球囊扩张术、直视二尖瓣成形术交界切开术，成为目前治疗风湿性心脏瓣膜病的主要方法。

4.瓣膜的选择

目前的人工瓣膜主要有生物瓣和机械瓣两种。每种瓣膜自有其特点，手术费用两种瓣膜差别不大。病人可根据自身情况选择。

首先，对于年龄在 65 岁以上的老年患者可选择使用生物瓣膜，生物瓣术后无需终生服用抗凝药，避免了每天使用抗凝药物带来的相关并发症，因此对于年轻的女性，尤其是有妊娠生育需求的患者也是一种很好的选择。但生物瓣的平均适应寿命 10 年左右，也就是说生物瓣术后可能因为瓣膜衰败需要再次换瓣。

机械瓣的特点是使用时间长，耐磨损，不用担心瓣膜本身的衰败老化，但由于机械瓣对血液的破坏作用，因此有形成血栓的倾向，需要术后长期严格服用华法林抗凝，需要定期复查抗凝强度调整药量，以免出现抗凝过度出血或抗凝不足而导致栓塞。所以，瓣膜的选择应该充分考虑患者年龄，有无合并房颤，经济条件等综合因素。

第十节　心肌缺血

心肌缺血，是指心脏的血液灌注减少，导致心脏的供氧减少，心肌能量代谢不正常，不能支持心脏正常工作的一种病理状态。心肌缺血严重危害中老年人的健康，近年来随着生活水平的提高，冠状动脉粥样硬化呈现年轻化的趋势，一些 20～30 岁的年轻人也出现心肌缺血的表现。

冠状动脉粥样硬化导致的冠脉狭窄或闭塞是引起心肌缺血最主要、最常见的病因，进而导致心肌缺血缺氧，由此引起的心脏病即大家常说的"冠心病"，所以冠心病是心肌缺血的"罪魁祸首"。

一、疾病分类

1.隐匿型冠心病

是指无临床症状，但有心肌缺血客观证据（心电图典型缺血性 ST 段改变、心肌血流灌注减少等）的冠心病。近年来大量的研究发现，大约 25%～50% 的急性猝死者中，生前无心绞痛发作史，但近 90% 的尸检中，发现这些人均有严重的冠状动脉粥样硬化病变。即使在已发生急性心肌梗死的病人中，也仍有 30% 的病人没有症状。无症状心肌缺血可发生在不同类型的心绞痛中。

患者经治疗后症状消失但仍有心肌缺血存在，这是预后不良的重要指标。此类型患者也可能突然转为心肌梗死，亦可能逐渐演变为心肌纤维化出现心脏增大，发生心力衰竭或心律失常，个别患者亦可能猝死。因此，无症状性心肌缺血应引起人们的足够重视，及时发现，并给予及早的诊断与治疗。

2.心绞痛型

是冠状动脉供血不足，心肌急剧的、暂时的缺血与缺氧引起的临床综合征其特点为阵发性的前胸压榨样疼痛感觉，可放射到左上肢，常发生于劳力、受寒、情绪激动、饱食等时，持续数分钟，休息或舌下含服硝酸甘油等消失。

3.心肌梗死型

是在冠状动脉病变的基础上，发生冠状动脉血供急剧减少或中断，使相应的心肌严重而持久地急性缺血所致的部分心肌急性坏死。心肌梗死常是在冠状动脉粥样硬化病变的基础上继发血栓形成所致。

4.缺血性心肌病

是由于动脉粥样硬化病变使心肌的供氧和需氧不平衡而导致心肌细胞减少、坏死、心肌纤维化、心肌瘢痕形成。其特点为心脏变得僵硬，逐渐扩大，发生心律失常和心力衰竭。

5.猝死型

是自然发生、出乎意料的突然死亡。猝死型冠心病好发于隆冬季节，年龄多不大，是由于在动脉粥样硬化的基础上，发生冠状动脉痉挛或栓塞，导致心肌急性缺血，造成局部电生理紊乱，引起暂时的严重心律失常（如室颤）等所致。

二、发病原因

心肌缺血常见的原因是冠状动脉粥样硬化，其次还有炎症（风湿性、梅毒性、川崎病和血管闭塞性脉管炎等）、痉挛、栓塞、结缔组织疾病、创伤和先天性畸形等多种。流行病学研究发现，与动脉粥样硬化相关的重要危险因子为高脂血症、高血压病、糖尿病、吸烟、肥胖、同型半胱氨酸增高、体力活动少、高龄和男性等。

三、临床表现

心肌缺血多发生在 40 岁以后，平均患病率约为 6.49%。随着人民生活水平的提高，目前心肌缺血在我国的患病率呈逐年上升的趋势。心肌缺血是中老年人的常见病和多发病，处于这个年龄阶段的人，在日常生活中，如果出现下列情况，要及时就医，尽早诊查。

（1）劳累或精神紧张时出现胸骨后或心前区闷痛，或紧缩样疼痛，并向左肩、左上臂放射，持续3～5分钟，休息后自行缓解者，时伴有大汗。

（2）体力活动时出现胸闷、心悸、气短，休息时自行缓解者。

（3）出现与运动有关的咽喉痛及烧灼感、紧缩感，牙痛等。

（4）饱餐、寒冷、饮酒后出现胸痛、胸闷者。

（5）夜晚睡眠枕头低时，感到胸闷憋气，需要高枕卧位方感舒适者；熟睡或白天平卧时突然胸痛、心悸、呼吸困难，需立即坐起或站立方能缓解者。

（6）性生活或用力排便时出现心慌、胸闷、气急或胸痛不适。

（7）突发的心动过缓、血压降低或晕厥者。

四、诊断鉴别

1.冠心病相关的危险因素检查

为尽早发现心肌缺血，40岁以上的人应定期进行相关体检，了解有无冠心病相关的危险因素，如血脂、血压、血糖、颈部血管超声、心脏超声、心电图等检查。

2.受负荷试验检查

若属于心肌缺血的高危人群，就要请医生询问，是否具备典型的冠心病症状，决定是否需要接受负荷试验，如活动平板心电图、腺苷负荷心脏超声心动图以及冠脉多排CT。

3.冠状动脉造影检查

通过无创检查的评价来决定是否需要进一步采用冠心病诊断的金标准——冠状动脉造影来确诊，以明确冠脉病变的程度及范围。

专家观点：由具有丰富临床经验的心脏科医生判断为典型冠心病症状的患者，可以考虑直接进行冠脉造影检查，必要时植入支架治疗，而没有必要先做冠脉的多排CT。

五、疾病治疗

1.治疗原则

由于心肌缺血有发生心肌梗塞和猝死的危险，因此发现心肌缺血时，要及早治疗。积极预防动脉粥样硬化的发生，如已发生，应积极治疗，防治病变发展并争取逆转。已发生并发症者，应及时治疗，防治恶化，延长患者寿命。

2.药物治疗

可以总结为ABCDENT方案：

A.抗血小板药物（如阿司匹林、氯吡格雷）防治血栓形成，预防冠状动脉和脑动脉血栓栓塞；

B.β-受体阻断剂（如美托洛尔或其缓释片），减慢心率减少心肌的耗氧，预防猝死；

C.钙离子拮抗剂；

D.他汀类药物（如阿托伐他汀、瑞舒伐他汀等）降低血浆中的胆固醇，稳定动脉斑块，防止斑块脱落形成血栓；

E.RAS系统阻断剂（如贝那普利和缬沙坦等）预防心室重构，改善心功能等；

N.硝酸脂类药物（如单硝酸异山梨脂）：扩张冠状动脉，增加心肌供血；

T.溶栓药物：溶解急性形成的血栓，用于急性心肌梗死。

3.介入治疗[经皮冠状动脉介入治疗（PCI）：支架术]

冠状动脉介入治疗即 PCI 术，是近 30 年来冠心病治疗史上的里程碑事件，这是一种不用外科开胸、病人无痛苦感开通冠状动脉的微创方法。具有创伤小、恢复快、住院时间短的特点，广为患者接受。从早期的单纯球囊扩张术，到裸金属支架时代，到现在发展为药物涂层支架时代，已成为治疗本病的重要手段。所以对于症状发作典型或不稳定、药物治疗不理想、无创检查提示心肌缺血的患者建议行冠脉造影检查，必要时行支架置入术。

4.手术治疗

外科冠脉搭桥术：复杂多支血管病变、无保护左主干病变者可选择。

六、疾病预防

1.预防方法

（1）心肌缺血的患者的饮食：心肌缺血的患者在饮食上掌握几点原则，注意低盐低脂清淡饮食，多吃红薯、西红柿、胡萝卜等蔬菜，这些都是能提高患者身体抵抗能力的食物。喝些绿茶，茶叶中含有少量的茶碱，有一定的利尿作用，对患者的心肌缺血治疗有一定的帮助，茶叶中还有维生素 C，能起到一个很好的防治动脉硬化的作用，但不宜过浓。每天坚持吃些黑木耳，能有助于降低血黏度，改善心肌缺血。

（2）心肌缺血患者情绪上要注意不要大喜大悲，保持充足睡眠。养成良好的生活习惯，定时排便，不能过度劳累。

（3）应该适度运动，促进心肌侧枝循环的建立。

（4）病情如有变化要及时就诊治疗。

2.预防药物

冠心病一级预防的 ABCDE：冠心病的一级预防方案包括可以总结为 ABCDE。

A.阿司匹林；

B.β-受体阻滞剂；

C.钙离子拮抗剂；

D.他汀类调血脂药；

E.血管紧张素转换酶抑制剂。

七、专家观点

1.凡是心电图有 ST 段或 T 波改变，都是心肌缺血

心电图上 ST-T 改变只是非特异性心肌复极异常的共同表现，必须结合临床资料进行鉴别诊断。除冠心病外，其他心血管疾病如心肌病、心肌炎、瓣膜病、心包炎等均可出现类似心肌缺血的 ST-T 改变。另外，低钾、高钾等电解质紊乱、药物（洋地黄、奎尼丁等）、自主神经调节障碍等也可引起非特异性 ST-T 改变。心室肥大、束支传导阻滞、预激综合征等可引起继发性 ST-T 改变。

2.有心绞痛等不适症状，能吃药尽量吃药，别做手术

如果出现心绞痛等不适症状，应尽早明确诊断，明确冠脉病变的严重程度。目前诊断的金标准仍然是冠脉造影。如果狭窄程度<50%，或者冠脉病变以痉挛为主，可以积极药物治疗加优化的生活方式。但是如果冠脉狭窄严重，病变支数较多，心肌的供血严重减少，则应该采取积极的介入手术治疗，配合药物治疗和生活方式干预，以免病情恶化导致严重后果，如：猝死、严重的心力衰竭、严重的心律失常等。

3.关注女性冠心病的特点：症状典型的少，忽视漏诊的多

冠心病已经成为女性的第一位杀手，美国自1984年以来，女性死于冠心病的比例已高于男性，每年有25000名女性死于冠心病。人们发现无论是急性缺血还是慢性缺血，在病理生理、临床表现及治疗效果上，男性患者与女性患者之间存在明显差异。除了吸烟、高龄、高血压、高胆固醇水平、糖尿病等传统危险因素，对于女性冠心病来说，还有相对特异的危险因素，如血浆半胱氨酸水平增高、代谢综合征、低血红蛋白水平（<12g/dL）、绝经等均与冠心病的发生密切相关。另外，心理因素也会增加女性患冠心病的风险。

女性冠心病的临床特点为：发病年龄晚，临床症状多不典型，心血管事件发生率高，临床预后差，血运重建治疗死亡率高。对于女性冠心病患者，介入治疗仍是目前最有效的治疗方式之一，同时需进行生活方式的干预及药物治疗的指导。很多女性住院患者心梗后都伴抑郁症状，成为女性急性心梗后一年死亡率增高的独立预测因素，因此还应加强对抑郁症的治疗。

4.症状出现时间短，说明病还不是很重

冠心病的早期诊断很不容易，冠脉粥样硬化的发展是逐步加重的过程，仅有当冠脉狭窄程度60%～70%以上时才会出现典型的冠心病症状，因此当症状出现，说明疾病已经发展到一定的严重程度了，如果此时还不积极诊治，就会贻误病情，甚至发生心梗、猝死等急性事件。

第十一节　房间隔缺损

房间隔缺损简称房缺（atrial septal defect，ASD），是先天性心脏病中最常见的类型之一，仅次于室间隔缺损，系胚胎发育期心房间隔上残留未闭的缺损而形成。房间隔缺损绝大多数为单孔型，少数为多孔型，还有极少数呈筛孔状者。房间隔缺损占先天性心脏病构成比的15%～20%左右，男女之比为1.7∶1。由于该病在儿童时期症状轻微、体征不明显，很大一部分患者直至成年期才被发现。

一、发病原因

和其他先天性心脏病一样，房间隔缺损的病因目前并不清楚，其发生主要由遗传和

环境因素及其交互作用所致。在胎儿心脏发育阶段（妊娠 12 周内），若有任何不利因素影响了心脏胚胎发育，致使心脏某一部分发育停顿或异常，即可导致先天性心血管畸形的发生。

1.遗传因素

约 15%与遗传有关，特别是染色体易位（chromosomal translocation）与畸变（三体综合征，trisomy syndrome）。

2.环境因素

宫内感染（TORCH）、放射线接触、代谢紊乱性疾病、缺氧、药物等。

二、疾病分类

根据房间隔缺损发生的部位，一般分为原发孔型房间隔缺损和继发孔型房间隔缺损，以后者最为多见，包括中央型、下腔型、上腔型和混合型房间隔缺损，其中中央型占继发孔型的 76%左右，为最多见的一种。原发孔型房间隔缺损位于心房间隔下部，缺损前方接近主动脉壁，缺损的后缘接近房室结，缺损往往较大，常伴有二尖瓣或三尖瓣裂孔，形成关闭不全。继发孔型房间隔缺损可独立发生，也可合并其他心内畸形，如肺动脉瓣狭窄，部分型肺静脉畸形引流以及二尖瓣狭窄等。

三、临床表现

1.疾病症状

婴幼儿时期房间隔缺损患者的症状与缺损大小有关。轻者临床表现可不明显，常在体格检查时发现心脏杂音而得以确诊；缺损大者，由于分流量大，肺充血明显，而易患支气管肺炎，同时因体循环血量不足而影响生长发育。当剧哭、屏气、肺炎或心力衰竭时，右心房压力可超过左心房，出现暂时性右向左分流而呈现出青紫。

随着患者年龄增大，房间隔缺损患者可表现出生长发育落后、活动耐力降低、反复呼吸道感染、多汗等表现，并且出现心脏增大、肺循环压力及阻力增高、心力衰竭以及房性心律失常等。

由于多数房间隔缺损症状轻微，很大一部分患者直至青春期或者成年以后才得以发现，部分患者在诊断时甚至已经丧失治疗机会或者虽然还有治疗机会，但是心脏以及肺循环功能已经无法恢复到正常状态，严重影响了患者活动耐力、生活质量、预期寿命、社会竞争力以及心理健康。

2.疾病体征

缺损小者，患者发育可不受影响；缺损大者，可有发育迟缓、消瘦、乏力、多汗和活动后气促。心脏检查可见心前区隆起，心界扩大，扪诊可有抬举性搏动，在肺动脉瓣区可听到由于肺动脉瓣相对狭窄产生的 II-III 级收缩期喷射性杂音，肺动脉第二音增强及固定分裂。左向右分流量大时，可在胸骨左缘下方听到三尖瓣相对狭窄所产生的舒张期隆隆样杂音。肺动脉扩张明显或伴有肺动脉高压者，可在肺动脉瓣区听到收缩早期喀喇音。

四、诊断鉴别

1.医技检查

（1）心电图：典型表现有右心前导联 QRS 波呈 rSr 或 rSR'或 R 波伴 T 波倒置。电轴右偏，有时可有 P-R 延长。

（2）X 线检查：可见右房、右室增大、肺动脉段突出及肺血管影增加。

（3）超声心动图：可见肺动脉增宽，右房、右室增大，房间隔缺损的部位及大小。

（4）彩色多普勒：可显示分流方向，并可测定左、右心室排血量。

（5）心导管检查：典型病例不需要进行此项检查，当疑有其他疾病或合并畸形需测定肺血管阻力以判断手术治疗及预后时，应进行右心导管检查。

2.诊断依据

（1）患者出现上述症状、体征。

（2）心电图示 P 波可能增高，心电轴右偏；心向量显示右心室肥大。

（3）超声心动图和彩色多普勒血流显像检查出房间隔缺损部位。

3.辅助检查

（1）超声心动图是主要的诊断方法。超声心动图可显示房间隔中断，右心房、室内径增大，肺动脉增宽，三尖瓣活动幅度增大。多普勒彩色血流显像可观察到心房内左向右穿隔血流。与此同时，超声心动图可以对房间隔缺损进行准确分类，为治疗方式的选择制定提供参考意见。

（2）X 线检查：胸 X 线片可显示肺野充血，右心房、右心室扩大，肺动脉段隆凸，肺门影增大，肺血增多，主动脉结偏小。透视可见"肺门舞蹈"征象。

（3）心电图：房间隔缺损典型的心电图表现为电轴右偏、不完全性右束支传导阻滞，部分患者有右心房和右心室肥大。

（4）心导管检查：对于房间隔缺损经过上述无创检查已能够明确其解剖畸形和肺循环压力等重要参数，一般不需要进行心导管检查，只有当临床上怀疑其他合并心血管畸形或肺动脉高压时，为了了解肺循环阻力状况，才有进行心导管检查的指征。

五、疾病治疗

1.治疗原则

对所有单纯房间隔缺损已引起血流动力学改变，即已有肺血增多征象、房室增大及心电图表现者均应手术治疗。病人年龄太大已有严重肺动脉高压者手术治疗应慎重。

2.介入治疗

（1）禁忌症

目前对于约 80%的继发孔中央型房间隔缺损介入治疗是首选的治疗方式，而下列情况应属于介入治疗的禁忌证：

①原发孔型房间隔缺损及冠状静脉窦型房间隔缺损；

②合并必须外科手术矫治的其他心脏畸形；

③严重肺动脉高压导致右向左分流：房间隔缺损的最佳治疗时机是在 3～5 岁之间进行，而对于成年期发现的房间隔缺损，如果还有治疗机会应当立即治疗。目前主流的治疗方法是 Amplatzer 双面伞封堵缺损，另外，还有 CardioSeal 蚌状闭合和 Sederis 双盘堵闭器等治疗器械可以选择。

（2）适应证

按照中国先天性心脏病治疗指南，房间隔缺损的介入治疗的适应证包括：

①通常≥3 岁，体重≥10kg，ASD≥4mm 而≤36mm 的二孔型左向右分流 ASD；

②缺损边缘至冠状窦、上下腔静脉及肺静脉的距离≥5mm；至房室瓣≥7mm；

③房间隔的直径<所选用封堵器左房盘的直径；

④不合并必须经外科手术治疗的其他心血管畸形。

（3）注意事项

儿童房间隔缺损介入治疗与成人有较大的区别，在治疗中应特别注意：

①房间隔最大伸展径：由于儿童期心脏体积明显小于成人，儿童期发现的患者又多属于大型缺损，因此术前应当仔细计算心房最大径与缺损的关系。

②主动脉侧边缘缺乏：临床观察发现，很多儿童期房间隔缺损患者主动脉侧边缘缺乏或短小，这虽然不是介入治疗的禁忌证，但常常导致手术失败或发生并发症。对于这种情况，最好以主动脉后缘作为封堵器的前方附着点，以减少封堵器异位的可能性。

③尽量选择与缺损直径相同或最接近的封堵器，不宜盲目加大封堵器的型号，以免封堵器过大而影响到其他重要结构的功能，如二尖瓣、腔静脉等。

3.手术治疗

（1）适应证及手术时机

①不适合介入封堵的病例可采用手术治疗，通常选择在 2～4 岁时行外科手术的原因是随患者年龄增长对手术的耐受力增加。

②如果婴儿期房间隔缺损并发反复心力衰竭且药物治疗效果不佳，或者伴有支气管肺发育不良的婴儿期患者，需要吸氧及其他内科治疗，又不适合采用介入封堵，应当在婴儿期施行外科手术。

③对于肺血管阻力过高者（如>10woods/m²，或使用血管舒张剂时>7woods/m²）不适合外科手术。

（2）手术过程

通常在体外循环情况下，通过胸骨正中切口进行简单缝合修补或者用心包补片或聚四氟乙烯树脂补片修补。近年临床也有采用微创心脏手术修补房间隔缺损的术式，但其并不能减低痛苦、减少住院日数以及减轻患者经历手术的压力。

六、疾病预后

通过介入或者外科手术治疗后，如果患者肺循环阻力在正常或者轻度增高范围内、不合并有心律失常、心力衰竭等，预后良好。介入治疗以后 4 周内可以完全恢复正常活动。

值得注意的是，接受介入治疗的患者应当连续服用阿司匹林等抗凝药物 6 个月，并且在术后第 1、3、6 月接受专业随访。

七、并发症

小儿可频发呼吸道感染，甚至发育障碍。

八、专家观点

目前，对于房间隔缺损的治疗方式选择上存在着学术争议，也即选择介入治疗还是外科手术，这个问题始终困扰着许多患者，同时部分非心血管病医师也深感困惑。

作为先心病的传统治疗手段，心脏外科在体外循环、深低温麻醉下对缺损进行直视下修补无疑是一种成熟的治疗方式，但是手术与创伤、麻醉与体外循环、输血与围术期处理、患者社会竞争力与心理障碍等一系列问题在很大程度上影响着患者远期预后。介入治疗作为一种新的治疗手段，由于其创伤微小、恢复时间短、避免了深度麻醉、对患者的生理及心理干扰细微等优点，近 20 年来得到迅猛发展。尤其是在全球范围内数十万例的治疗经验和长期随访结果已经证明，介入治疗可以作为外科手术的替代方式适用于符合介入治疗指征的房间隔缺损患者。

第十二节　心房颤动

心房颤动简称房颤，是最常见的持续性心律失常，房颤总的发病率为 0.4%，随着年龄增长房颤的发生率不断增加，75 岁以上人群可达 10%。房颤时心房激动的频率达 300～600 次/分，心跳频率往往快而且不规则，有时候可以达到 100～160 次/分，不仅比正常人心跳快得多，而且绝对不整齐，心房失去有效的收缩功能。

我国大规模调查研究显示房颤患病率为 0.77%，男性房颤患病率（0.9%）高于女性（0.7%），80 岁以上房颤患病率达 7.5%。此外房颤患病率的增长还会与冠心病、高血压病和心力衰竭等疾病的增长密切相关，未来 50 年房颤将成为最流行的心血管疾病之一。

一、发病原因

房颤常见的病因包括高血压病、冠心病、心脏外科手术、瓣膜病、慢性肺部疾病、心力衰竭、心肌病、先天性心脏病、肺动脉栓塞、甲亢、心包炎等，与饮酒、精神紧张、水电解质或代谢失衡、严重感染等有关；此外还可以合并有其他类型心律失常。

二、疾病分类

房颤分类的定义没有统一，按持续时间可以分为阵发性房颤、持续性房颤和永久性房颤。通常认为阵发性房颤指能在 7 天内自行转复为窦性心律者，一般持续时间小于 48 小时；持续性房颤指持续 7 天以上，需要药物或电击才能转复为窦性心律者；永久性房颤指不能转复为窦性心律或在转复后 24 小时内复发者。

按有无基础心脏疾病分为病理性房颤（房颤同时伴有其他基础心脏疾病）和特发性房颤（临床检查无基础心脏疾病），特发性房颤往往发生在年龄较轻者，多数小于 50 岁，特发性房颤有时也称孤立性房颤，约占房颤患者的 6%～15%。

三、临床表现

1.疾病症状

房颤常见的临床症状包括：

（1）心悸：感到心跳、心脏跳动紊乱或心跳加快，体力疲乏或者劳累；

（2）眩晕：头晕眼花或者昏倒；

（3）胸部不适：疼痛、压迫或者不舒服；

（4）气短：在轻度体力活动或者休息时感觉呼吸困难。此外有些病人可能没有任何症状。

2.疾病危害

房颤时心房丧失收缩功能，血液容易在心房内淤滞而形成血栓，血栓脱落后可随着血液至全身各处，导致脑栓塞（中风）、肢体动脉栓塞（严重者甚至需要截肢）等。房颤患者脑卒中的高危因素包括以前有栓塞病史、高血压病、糖尿病、冠心病、心衰、左心房扩大、年龄超过 65 岁等。房颤时心房收缩功能丧失和长期心率增快可导致心力衰竭，增加死亡率（正常人的 2 倍）。

四、诊断鉴别

1.辅助检查

根据临床症状和体征可初步诊断房颤，但确诊需要心电图检查，简单易行。但是对于房颤短暂发作者难以捕捉到的患者，需要进行动态心电图等检查。

2.鉴别诊断

（1）房颤与其他不规则的快速心律失常鉴别

心电图中典型的房颤波可与室上速或房扑伴不规则传导阻滞鉴别。伴完全性束支传导阻滞或预激综合征的房颤，心电图表现可酷似室速，仔细找出房颤波及心室律的明显不规则性，有利于确诊房颤。

（2）房颤伴频率依赖性室内差异传导与室性异位心律失常的鉴别

以下各点有利于室内差异传导的诊断：心室率偏快，畸形 QRS 呈 RBBB 型，其出现有长短规律（长间歇后明显提早的 QRS 畸形），其后无代偿间歇。与之相反的有利于室性异位心搏或心律的诊断。

五、疾病治疗

1.治疗原则

房颤治疗目的包括：（1）恢复窦性心律：是房颤治疗的最佳结果。只有恢复窦性心律（正常心律），才能达到完全治疗房颤的目的。所以对于任何房颤病人均应该尝试恢复窦性心律的治疗方法。（2）控制快速心室率：对于不能恢复窦性心律的房颤病人，可以应用药物减慢较快的心室率。（3）防止血栓形成和中风：在房颤时如果不能恢复窦性心律，可以应用抗凝药物预防血栓形成和中风的发生。

对于某些疾病如甲亢、急性酒精中毒、药物所致的房颤，在祛除病因之后，房颤可能自行消失，也可能持续存在。

2.药物治疗

目前药物治疗依然是房颤治疗的重要方法，药物能恢复和维持窦性心律，控制心室率以及预防血栓栓塞并发症。

（1）转复窦性心律（正常节律）药物

对于新发房颤因其在 48 小时内的自行复窦的比率很高（24 小时内约 60%），可先观察，也可采用普罗帕酮（450～600mg）或氟卡胺（300mg）顿服的方法。房颤已经持续大于 48 小时而小于 7 天者，能用静脉药物转律的有氟卡胺、多非利特、普罗帕酮、伊布利特和胺碘酮等，成功率可达 50%。房颤发作持续时间超过一周（持续性房颤）药物转律的效果大大降低，常用和证实有效的药物有胺碘酮、伊布利特、多非利特等。

（2）控制心室率（频率控制）的药物

控制心室率可以保证心脏基本功能，尽可能降低房颤引起的心脏功能紊乱。常用药物包括：①β-受体阻滞剂：最有效、最常用和常常单独应用的药物。②钙通道拮抗剂：如维拉帕米和地尔硫卓也可有效用于房颤时的心室率控制，尤其对于运动状态下的心室率的控制优于地高辛，和地高辛合用的效果也优于单独使用。尤其多用于无器质性心脏病或左室收缩功能正常以及伴有慢性阻塞性肺疾病的患者。③洋地黄：一直被认为是在紧急情况下控制房颤心室率的一线用药，目前临床上多用于伴有左心衰时的心室率控制。④胺碘酮：可降低房颤时的心室率，不建议用于慢性房颤时的长期心室率控制，只是在其他药物控制无效或禁忌时、在房颤合并心力衰竭需紧急控制心室率时可首选胺碘酮与洋地黄合用。

3.非药物治疗

房颤的非药物治疗包括电转复（转复窦性心律）、射频消融治疗和外科迷宫手术治疗（彻底根治房颤）。电复律是指用两个电极片放置在病人胸部的适当部位，通过除颤仪发放电流，重新恢复窦性心律的方法。电复律适用于：紧急情况的房颤（如心肌梗死、心率极快、低血压、心绞痛、心衰等），房颤症状严重，病人难以耐受，上次电复律成功，未用药物维持而又复发的房颤。电复律不是一种根治房颤的方法，病人的房颤往往会复发，而且部分病人还需要继续服用抗心律失常药物维持窦性心律。

导管消融治疗适用于绝大多数房颤患者，具有创伤小，病人易于接受。外科迷宫手术目前主要用于因其他心脏疾病需要行心脏手术治疗的房颤病人，手术效果好，但是创伤大。

抗凝治疗是预防房颤病人血栓形成和栓塞的必要手段，使用华法林抗凝治疗可以使发生脑卒中的危险性降低 68%。但是抗凝治疗并不能消除房颤，不能改善病人的临床症状如心悸、乏力、心衰等。房颤病人如果有下列情况，应当进行抗凝治疗：年龄≥65 岁；以前有过中风病史或者短暂脑缺血发作；充血性心力衰竭；高血压；糖尿病；冠心病；左心房扩大；超声心动图发现左心房血栓。抗凝治疗一定要有专科医生指导，抗凝过度可能导致出血，抗凝强度不够则没有预防作用，长期应用华法林需检测国家标准比值（INR），特别是用药初期，需要反复抽血化验，许多病人不能长期坚持。华法林的作用很容易受到其他药物或饮食的影响，使剂量的调整不好掌握。对于一些不能耐受华法林的病人可以用阿司匹林或（和）氯吡格雷治疗。

六、疾病预后

中风是房颤最大的危害之一，非瓣膜病性房颤病人中风发生率是正常人的 5.6 倍，瓣膜病房颤中风发生率是正常人的 17.6 倍；而且房颤引起的中风后果更为严重，致残率达 25%左右，死亡率可达 25%。

七、疾病预防

房颤病人生活中的注意事项包括：戒烟，限制饮酒，限制或不用咖啡因，一些病人可能需要避免含有咖啡因的物质诸如茶、咖啡、可乐以及一些非处方用药，谨慎应用某些治疗咳嗽或者感冒药物，其中可能含有刺激物，这些物质可能促进不规则心律，服用前应当询问医生或阅读说明书，看是否适合自己。

八、专家观点

房颤患者常常存在一些错误认识（误区）：

（1）房颤没有任何症状不需要治疗

这部分患者由于错误认识往往忽视治疗，但无症状房颤同样会导致总死亡率增加、心脏逐渐扩大和心力衰竭及脑血栓发生率增加。房颤的危害及治疗的必要性不取决于患者症状的轻重，房颤患者无论有无症状均应到系统检查评估房颤的危险性接受及时治疗。

（2）房颤发作不频繁目前不急于治疗

阵发性房颤患者发作次数会逐年增多，发作时间会延长，无自愈倾向，阵发性房颤早期未出现心房结构改变时射频消融手术效果最理想，因此认为房颤患者应该早期接受治疗。

（3）房颤即使药物治疗仍然反复发作而丧失信心

长期以来药物一直是房颤治疗主要方法，即便坚持每日服药，多数患者房颤也会复发。目前随着三维导航系统的不断完善，射频消融技术的快速进步，房颤的治愈率大幅度提高，复发率正日渐减少。阵发性房颤的成功率高，复发率低；慢性房颤目前的成功率虽然较低，复发率偏高，但随着技术的不断进步复发率逐渐降低。

（4）房颤等同于冠心病

有时房颤可以与冠心病合并存在，多数患者的房颤和冠心病并无必然联系，冠脉造影等一系列检查排除了冠心病的患者，房颤有时很严重。但是不要因为两者症状相似，简单地认为房颤就是冠心病，应该在全面系统心脏检查后有的放矢，接受正规的房颤治疗。

第十三节　期前收缩

期前收缩（premature beat），简称早搏，又称期外收缩（extra systole）。按其起搏点的部位，可分为房性、房室交界性（交界性）及室性，其中以室性最多，房性次之，交界性较少见。期前收缩和逸搏这一种异位搏点激动所致的心律失常其中室性期前收缩在儿童最常见大多预后良好逸搏主要发生于窦性心动过缓或窦性停搏的患儿，预后取决于原发疾病。

室性期前收缩是指由希氏束分支以下起搏点提早产生的心室激动，又称"室性异位搏动"，为小儿最常见的心律失常，由折返或自律性增高所致。房性期前收缩指心房异位起搏点提前发出的激动所致，比室性期前收缩少见，其发生机制与折返激动、异位起搏点自律增高和触发激动有关。房室交界区性期前收缩简称"交界区性期前收缩"，因房室结周围的特殊传导组织异常提前起搏所致，而房室结本身不具有起搏功能。交界区性期前收缩能顺利传导至心室，也能逆行传导至心房，偶亦可以不向任何方向传导而呈隐匿性。

一、流行病学

期前收缩是小儿最常见的心律失常，占各种心律失常的 37.7%，常规心电图检查健康学龄儿童 2.2% 发生期前收缩，而心脏病患儿为 4.3%；24h 动态心电图检查 18%～50% 健康儿童有室性期前收缩，新生儿期及少年期（13～15 岁）最多见。

室性期前收缩是儿童最常见的心律失常，但部分健康儿童存在室性期前收缩已普遍认同。Nagashima 等利用 24h 动态心电图检测出生至 15 岁儿童的室性期前收缩发生率：新生儿 18%；1 岁婴儿 6%；4～6 岁学龄儿童为 8%；9～12 岁学龄儿童为 14%；13～15 岁儿童为 27%。Dickinson 检测 100 例 14～16 岁青少年儿童室性期前收缩发生率为 41%，其中 75% 为单源性，25% 为多源性。但室性期前收缩不超过 4 次/24h。国内杨丽云动态心电图研究发现，3～13 岁儿童室性期前收缩发生率 6%<10 次/24h。这说明健康儿童发生期前收缩以新生儿期和青少年时期多见。

房性期前收缩主要见于正常儿童。以前因检测手段落后，报道发生率不高，如 1980 年，日本学者 Niimura 报道 0.04%。但近年随着 24h 动态心电图检测的普及，报道正常儿童房性期前收缩发生率明显提高，Nagashima 等报道 9 组 24h 动态心电图结果：新生儿房性期前收缩发生率为 51%，婴儿为 14%～64%，4～6 岁儿童为 62%，7～11 岁儿童为 21%，9～12 岁儿童 59%，13～15 岁为 77%，医学为 56%。除正常儿童可发生房性期前收缩外，各种疾病均可引起。

交界区性期前收缩在临床比较少见且主要见于正常儿童，但无确切统计，一般无临床表现，主要在体检或因其他疾病就诊时通过检查而发现部分伴有器质性心脏病者可有心前区不适。

二、分类

心电图可区分房性、交界性及室性期前收缩。

1.房性期前收缩

①期前出现的房性异位 P 波，其形态与窦性 P 波不同。

②P-R 间期在正常范围（>0.10s）或有干扰性 P-R 间期延长。

③异位 P 波之后的 QRS 波与窦性 QRS 波相同如发生差异性传导，则 QRS 波形态有变异，如异位 P 波发生过早房室交界区尚处于绝对不应期，则 P 波之后无 QRS 波，称为"未下传的房性期前收缩"。

④代偿间歇多为不完全性。

2.交界性期前收缩

①期前出现的 QRS 波，其形态与窦性 QRS 波相同。

②逆行性 P 波：Ⅱ、Ⅲ、aVF 倒置。aVR 直立逆行 P 波可出现在 QRS 波之前，其 P-R 间期<0.10s；如在 QRS 波之后则 R-P 间期<0.20s；也可嵌入 QRS 波之中，而无逆行 P 波。

③代偿间歇多为完全性。

3.室性期前收缩

①提前出现的 QRS 波，其前无 P 波。

②期前的 QRS 波增宽（年长儿>0.12s；婴幼儿>0.10s），畸形其后的 T 波方向与之相反，如起搏点在房室束邻近则 QRS 波接近正常。

③代偿间歇为完全性：在心电图同一导联中，期前收缩形态不同，联律间期不等，为多形性期前收缩。每间隔一个窦性搏动之后出现一个期前收缩称二联律，每隔 2 个窦性波动之后出现一个期前收缩为三联律如此类推，四、五联律等期前收缩每分钟在 5 次以上称为"频发期前收缩"，5 次以下为偶发。

（1）健康小儿：期前收缩常见于健康小儿或无器质性心脏病者，由于过劳、精神紧张、胃肠道疾病胆道感染或自主神经紊乱等所引起。有的找不到明显病因。

（2）心脏病患儿：心脏病患儿更易发生期前收缩，如风湿性心脏病，各种心肌炎，原发性心肌病，先天性心脏病及心力衰竭等。长 Q-T 综合征、二尖瓣脱垂及左室假腱索常发生室性期前收缩。

（3）药物中毒：洋地黄类药物中毒常出现室性期前收缩。其他药物如奎尼丁、肾上腺素、锑剂中毒。

（4）低钾血症及缺氧：低钾血症及缺氧等也可引起期前收缩。

（5）其他：心导管检查、心脏手术及麻醉过程中常出现期前收缩。

多形性成对或连续出现 3 个室性期前收缩，多见于严重心脏病患儿。

三、发病机制

随着心脏电生理研究的进一步深入对期前收缩的发生机制也有了一些新认识，但到目前为止还没有一种理论能给予完满解释。根据文献报道主要有以下几种学说：①折返激动；②异位节律点自律性增高；③触发活动；④并行心律。

在上述机制中，折返激动可能是产生期前收缩的最主要、最常见的机制。如果折返只发生 1 次便表现为期前收缩，若连续发生折返则形成阵发性心动过速。期前收缩与其前的窦性心搏之间常有固定的联律间期。

异位节律点自律性增高说认为，心脏内存在着某些潜在的异位节律点，在一些特定情况下其自律性增高，表现为起搏细胞 4 相舒张期自发除极加速或因阈电位负值加大，使较易达到阈电位水平，产生 1 次异位激动引起期前收缩。

有些学者认为触发活动也可引起期前收缩，它主要与早期后除极、延迟后除极有关。振荡膜电位一旦达到阈电位就可产生触发活动，形成新的动作电位而引发 1 次期前收缩。

并行心律学说认为，除窦房结外，心脏内同时还存在另外的异位节律点，并在异位节律点的周围存在着传入阻滞使窦性激动不能侵入，异位节律点可按其固有频率不断地发出激动。但由于其周围同时还存在不定期的传出阻滞，使有些激动不能传出，形成异位搏动之间的间歇长短不一。呈并行心律的期前收缩其联律间期不固定可出现融合波。临床上以室性并行心律多见。

四、临床表现

多数病人无明显症状。年长儿可有心悸，心前区不适，心跳不规则或感到胸前撞击心脏突然下沉或停顿心脏病患者发生期前收缩症状多明显。心脏听诊发现两次距离很近的心搏之后有较长的间歇，与脉搏间歇一致。期前收缩的第 1 心音多数增强，第 2 心音减弱。

并发症：一般无并发症，如并发于心脏疾患后，心悸等症状多较明显。

诊断：期前收缩的诊断主要依靠心电图检查，室性期前收缩在健康儿童较常见。仅有室性期前收缩，并非有心脏病如何评估室性期前收缩的临床意义，应了解患儿有无伴随症状，如心慌、头晕或晕厥发作，以及有无心脏病，需进行必要的检查。

1.心电图和动态心电图检查

（1）室性期前收缩分级

根据常规心电图及 24h 动态心电图检查室性期前收缩可分为 6 级：

0 级：无期前收缩。

1 级：期前收缩<2 次/min 或<30 次/h。

2 级：期前收缩>2 次/min 或>30 次/h。

3 级：多形性期前收缩。

4 级 A：联律性期前收缩或连续 2 个期前收缩。

4 级 B：连续性期前收缩在 3 个以上。

5 级：R 波落在 T 波，即室性期前收缩发生在心室的易损期，易引起室性心动过速或心室颤动。

（2）良性期前收缩

健康儿童发生的室性期前收缩为形态一致联律间期相等，多数属于 1 级、2 级，偶有 4 级 A，不导致室性心动过速，为良性期前收缩。

（3）复杂性室性期前收缩

多形性成对发生或连续 3 个及 R 波落在 T 波上的期前收缩为复杂性室性期前收缩，可能发生室性心动过速，多见于器质性心脏病患者。复杂性的室性期前收缩则尚应进一步检查，24h 动态心电图心导管检查及心血管造影可获得更为精细的心脏血流动力学改变及形态学变化，以了解轻微的心肌疾病。

（4）心肌损伤型

常规心电图检查注意心肌损伤型 ST-T 波改变，心室肥厚的电压标准及 Q-T 间期测定校正 Q-T 间期应<0.44s。

2.室性期前收缩分级（Lown 分级法）

Lown 根据其对急性心肌梗死病人监护时检出的室性期前收缩进行分级临床，有时简单地将 6 次以上期前收缩称为频发性期前收缩，而 6 次以下为偶发期前收缩。

3.期前收缩分级

根据 Kleiger 房性期前收缩分级标准将房性期前收缩分为六级。

五、鉴别诊断

在儿科临床上确定期前收缩的性质（良性或病理性）是一个非常重要的问题，因为它涉及患儿是否需要治疗，甚至要不要住院或休学。正因为如此，在日常诊疗工作中，期前收缩患儿的家长十分关心并经常询问这一问题。尽管目前在鉴别良性期前收缩和病理性期前收缩方面有一些参考指标，但儿科医师对某一具体病例有时很难立即做出明确的回答。

1.对良性期前收缩与病理性期前收缩鉴别要点的评价

近年来国内外有些文献分别提到鉴别良性期前收缩与病理性期前收缩的一些指标或依据，归纳起来有以下要点：

（1）病理性期前收缩（器质性期前收缩）

①多有先天性或后天性心脏病等基础疾病，或有代谢紊乱及药物中毒等病理状态。

②联律性或连发性期前收缩。

③多源性或多形性期前收缩。

④呈并行心律的期前收缩。

⑤室性期前收缩 QRS 波群显著增宽>0.14～0.16s。

⑥各型期前收缩并存。

⑦期前收缩后的窦性心搏 T 波发生改变。

⑧R-on-T 型期前收缩。

⑨频发期前收缩。

⑩运动后期前收缩次数增多或运动负荷试验阳性。

⑪心电图有心肌损害征象，如 ST 段、T 波改变。

⑫伴有其他心律失常如心动过速、心动过缓、传导阻滞或 Q-T 间期延长的期前收缩。

⑬起源于左室的期前收缩。

（2）良性期前收缩（功能性期前收缩，也有人称为"单纯性期前收缩"）

①无器质性心脏病病史多偶然发现。

②临床多无明显症状，活动不受限，心界不大，无器质性心脏杂音。

③期前收缩在夜里或休息时增多，活动后心率增快时期前收缩次数减少或消失。

④期前收缩呈单源性，联律间期固定无 R-on-T 现象，无短阵室性心动过速，无 Q-T 间期延长及 ST 段 T 波改变，无传导阻滞等其他心电图异常。

虽然上面列举了病理性期前收缩的特点或诊断依据，但临床实践证明有些指标的诊断价值并不是绝对的，比如频发期前收缩、联律性期前收缩或呈并行心律的期前收缩，甚至成对期前收缩或连发性期前收缩并不一定都是病理性期前收缩，良性期前收缩患儿也可有这些心电图改变。就心电图而言，多源性或多形性期前收缩、连发性期前收缩、R-on-T 型期前收缩、各型并存的期前收缩、伴有心肌损害征象或有其他类型的心律失常，对诊断病理性期前收缩的意义较大。显然符合点越多，诊断为病理性期前收缩的可靠性就越大，但今后对病理性期前收缩与诊断支持点之间的相关性研究仍有待于深入开展，计量（积分）诊断的可行性也需进一步探讨。

自 20 世纪 70 年代以来，在内科领域对室性期前收缩临床意义及其预后的评估曾广泛应用 Lown 分级法，不少学者认为分级越高预后越差、"猝死"的机会越多。实际上 Lown 及 Wolf 的研究资料皆来源于对心肌梗死患者的观察，有其特殊性。目前认为 Lown

分级法不适用于非心肌梗死后的其他原因所致的室性期前收缩，对一般室性期前收缩患者的预后评估无重要临床意义。小儿室性期前收缩无论在病因方面还是在临床表现及预后方面均与成人不同，因此室性期前收缩 Lown 分级法对儿科临床工作参考意义不大。

2.对期前收缩的定性诊断应坚持综合分析的方法

在确定期前收缩性质时，不能片面强调某一单项的诊断价值，既要注意上述的心电图改变，又需结合其他临床资料进行综合分析，确定有无器质性心脏病存在，除详细询问病史、全面系统体格检查外，还应做二维及多普勒超声心动图及拍摄心脏三位像，以便观察心脏大小、外形心内结构及血液流向等有无异常改变，当疑似心肌炎时还应做肌钙蛋白和血清酶学检测，但心肌酶谱的改变是非特异性的，其总活性增高可见于许多疾病和情况，不能单纯依据心肌酶谱的升高就诊断心肌炎和病理性期前收缩，而检测心肌酶同工酶及肌钙蛋白对评估有无心肌损害有较高的特异性，其诊断价值也较大。

常规体表心电图检查因受操作时间的限制，一般只能观察和记录 50～100 个心动周期的心电变化，常不能反映全貌，有些期前收缩及其他心律失常易被遗漏，有条件者应做 24h 动态心电图，它可以反映 10 万～14 万个心动周期的心电变化，显著提高了心律失常的阳性诊断率，并通过观察期前收缩的动态变化有助于期前收缩性质的判定。

负荷心电图（活动平板或脚踏车运动试验）对确定期前收缩的性质有较大的帮助，运动后如出现期前收缩或期前收缩增多，甚至出现多源或连发期前收缩，则多提示为病理性。但近些年来国内外均有学者认为由于自主神经功能失衡引起的部分良性期前收缩，于运动后也可明显增多，因此对运动试验的诊断价值需做重新评估。正规运动试验仅适用于学龄儿童和年龄较大的学龄前儿童，如缺少设备条件不能做上述运动试验，或因患儿年龄太小无法配合检查时，可让较大儿童做蹲踞运动 50～100 次或辅助婴幼儿做仰卧起坐 50 次，使心率增快至 130～150 次/min 以上，描记运动前后的心电图，观察期前收缩次数有无增减等变化。

当前在儿科临床上，许多医师常把良性期前收缩误认为病理性期前收缩，并把心电图上出现的期前收缩作为诊断心肌炎等器质性心脏病的依据，这种倾向需引起注意。实际上期前收缩对心肌炎的诊断并无决定性意义，也不能单纯依据有无期前收缩来评估心脏是否正常，期前收缩的性质及其预后有时需经较长时间的随访观察才能确定。

室性期前收缩主要需与室上性期前收缩伴室内差异传导者进行鉴别，后者有提前出现的房性 P′ 波或逆行 P′，P′ 波右隐藏在前一窦性搏动的 T 波内，若 P′ 波不清楚，可利用食管心电图帮助鉴别，其次前者代偿间歇往往完全，而后者不完全。

3.房性期前收缩伴室内差异传导与室性期前收缩的鉴别

前者有 P′ 波，注意辨认隐藏在 T 波内的 P′ 波，代偿间歇不完全，可与后者鉴别。另外，房性期前收缩时于 V1 导联中期前收缩形成的 QRS 波 85%呈右束支传导阻滞表现，其 QRS 波起始向量与窦性相同，亦可帮助鉴别。

4.未下传的房性期前收缩与 ST 段或与 T 波重叠时的鉴别

未下传的房性期前收缩与 ST 段或与 T 波重叠时，房性期前收缩不易辨认，易被误诊为窦房阻滞或窦性静止。对期前收缩未下传呈二联律改变时，易误诊为窦性心动过缓，或二度房室传导阻滞伴室相性窦性心律不齐，其鉴别关键在于寻找隐藏在 ST 段或 T 波中的房性异位 P′ 波，必要时食管心电图可帮助鉴别。

根据典型心电图特点，交界区性期前收缩的诊断一般无困难，但不典型时应与室性期前收缩和房性期前收缩鉴别，因房性期前收缩与交界区性期前收缩可统称为室上性期前收缩，两者区别无重复临床意义。

交界区性期前收缩伴室内差异传导与室性期前收缩的鉴别，交界区性期前收缩伴差异传导时，其前若有逆行 P′ 波，诊断无困难。但其前无逆行 P′ 波时两者不易鉴别，但下列因素有助于交界区性期前收缩的诊断：①在同一幅心电图中有交界区性期前收缩存在；②V1 导联中期前收缩所形成的 QRS 波成右束支传导阻滞。

六、检查

1.实验室检查

常规做血电解质和酸碱平衡检查，如血钾、钙、镁、pH 值等；查血沉、抗"O"心肌酶谱、免疫球蛋白等；如疑为药物因素应查血药浓度；疑为肾病综合征应查尿常规和血胆固醇血浆蛋白等。

2.其他辅助检查

（1）心电图检查

室性期前收缩心电图表现：

①QRS 波：提前出现的 QRS 波呈宽大畸形，时限：成人>0.12s，儿童>0.10s，婴儿>0.09s，如起搏点在希氏束邻近，QRS 波形态可接近窦性，离希氏束越远，则 QRS 波宽大畸形越明显，其后的 T 波方向往往与主波方向相反。

②提前 QRS 波前无 P 波：若 QRS 波发生很晚，可落在窦性 P 波之后，形成窦性 P 波和提前室性 QRS 波的"P-R′ 间期"，其比正常 P-R 间期短，P-R′<0.10s 此为舒张晚期的室性期前收缩。若 QRS 波发生特别早，可发生 R 波在 T 波之上的 R-on-T 现象，连续出现可诱发心室扑动，偶可出现逆行 P′ 波，但 R′-P′>0.10s。

③常有完全的代偿间期：但可因期前收缩发生特别早，可能逆转至心房，使窦房结原来的节律发生改变，致代偿间期不完全且其后一个 P-R 间期延长为隐匿性干扰所致。另可在心率较慢时发生"插入性"期前收缩（又称间位性期前收缩），而不影响窦房结自律性。

④室性期前收缩的出现：可单独出现，亦可以成对或呈联律出现，成对期前收缩即两个室性期前收缩连续出现；二联律，即一个窦性搏动后一个室性期前收缩；或三联律，即两个窦性搏动后一个室性期前收缩。

⑤联律间期：大多数病例的联律间期相等，若同一导联联律间期恒定且 QRS 波形态一致，为单源性期前收缩；若同一导联上联律间期相等而 QRS 波形态一致，为多源性室性期前收缩。联律间期不等，QRS 波形态一致，有时出现室性融合波，有时可为室性并行心律，其互相邻近的两次异位搏动间的时间间隔存在一定的倍数关系。

⑥起源点定位：不同部位起搏的室性期前收缩在心电图上有不同的表现，根据心电图可初步判断异位起搏点位置。

（2）运动试验

观察运动后室性期前收缩减少消失或增多或诱发室性心动过速；有无 ST-T 波改变随心率增快后 Q-T 间期有无延长。形态单一的室性期前收缩，包括联律或并行性期前收缩，运动后期前收缩消失或减少，经上述检查均未见异常者，预后良好经过一段时间，期前收缩可自行消失。

（3）超声心动图

观察心腔大小室壁及瓣膜情况，心功能改变有助于诊断二尖瓣脱垂、左室假腱索扩张型及肥厚型心肌病致心律失常性右室发育不良等。

七、治疗

小儿期前收缩的处理一般包括 3 个方面，即一般治疗、病因治疗和抗心律失常药物的应用。一般治疗是指患儿生活要规律，按时起居，应保证充分的睡眠，避免剧烈运动和精神紧张。下面重点讨论病因治疗和抗心律失常药物的应用。

1.病因治疗

对期前收缩患儿进行上述的全面检查之后应尽可能明确病因，然后给予相应的处理。如由风湿性心脏炎引起者，除给予阿司匹林等抗风湿药物外，还可以应用肾上腺糖皮质激素；对已确诊为急性心肌炎的患儿也可给予大剂量维生素 C、二磷酸果糖及能量合剂等，以改善心肌代谢并保护受损的心肌组织，有助于对期前收缩的治疗；在心力衰竭基础上发生的期前收缩，应积极抗心力衰竭治疗；药物过量引起的期前收缩应立即停药，洋地黄中毒所致者除停用洋地黄外，应给予氯化钾和苯妥英钠。滴注异丙肾上腺素出现期前收缩时应减慢滴速或降低浓度，必要时停用；当 Q-T 间期延长综合征和肥厚性心肌病患儿发生期前收缩时，可予普萘洛尔治疗；如期前收缩是由于缺氧、低血钾或高血钾等一些代谢或离子紊乱引起的，应予及时纠正。

实际上有相当一部分小儿在临床上查不到明确的病因，它可以发生在健康的儿童。据报道，用动态心电图监测健康小儿，室性期前收缩发生率为 10%～30%。对有良性期前收缩的小儿及其家长需做好解释工作，减轻思想负担，保持心情愉快。既要避免过劳，又要不必过多地限制活动。应预防感冒。如精神过于紧张、焦虑时，可给予适量的地西泮（安定）等镇静药。

2.抗心律失常药物的应用

期前收缩患儿是否全部病例都需要应用抗心律失常药物，哪些病例或在哪些情况下应用，以及如何给予抗心律失常药物等，这些都是在临床工作中经常遇到的实际问题，但目前大家尚缺乏一致的认识。各地医师掌握的标准和具体方法也不尽相同，需要进一步加以规范。现根据大多数学者的意见对有关问题加以介绍。

（1）用药原则

①对良性期前收缩尤其无明显症状者，一般不需要给予抗心律失常药。

②健康新生儿和早产儿多见各型期前收缩，常在生后数天内自行消失，可暂不给药，定期随访观察。

③虽属病理性期前收缩，如为单源性且<6～10 次/min，患儿又无明显症状时，也可暂不给药，先行观察。

④对联律性期前收缩、成对期前收缩、呈并行心律的期前收缩或期前收缩发生在严重的器质性心脏病基础上，一般均应给药。

⑤遇到多源性期前收缩、R-on-T 型期前收缩、连发呈短阵室速的期前收缩、并发于完全性房室传导阻滞和 Q-T 间期延长综合征的期前收缩，均应立即给药，以免发生阵发性室速或室颤。

（2）抗心律失常药物的选择

治疗小儿期前收缩尤其是室性期前收缩，目前国内多首选普罗帕酮（心律平），本药发挥药效快、疗效可靠毒副作用少、长期服用安全。剂量可按每次 5～7mg/kg，每次最大剂量不能>8mg/kg，3～4 次/d[15～25mg/（kg·d）]，连服 3～4 个月，当疗效稳定后可逐渐减量至维持量 3～5mg/（kg·d），疗程 6 个月～1 年，少数也有长达 2 年者。年长儿室性期前收缩也可试用美西律（慢心律），剂量为每次 3～5mg/kg，3～4 次/d。

对洋地黄中毒引起的室性期前收缩，治疗时应首选苯妥英钠，效果良好。本药紧急时可缓慢静脉注射，按每次 2～4mg/kg，病情稳定后再改为口服，按每次 2～5mg/kg，3 次/d。

普萘洛尔（心得安）也是治疗小儿期前收缩较常用的药物，可用于室上性期前收缩和室性期前收缩的治疗，尤其对交感神经兴奋性增高、儿茶酚胺敏感型期前收缩的疗效较好。口服剂量为 0.5～2mg/（kg·d），分 3 次，必要时也可静脉注射，剂量按每次 0.05～0.2mg/kg（极量 3mg/次）。

维拉帕米（异搏定）一般用于治疗室上性期前收缩房性或交界区性期前收缩用其他药物治疗无效时可改用本药观察。维拉帕米对触发活动所致的室性期前收缩也有效。口服剂量按 2～3mg/（kg·d），分 3 次。紧急情况下必要时也可静脉注射，速度<1mg/min。

胺碘酮（乙胺碘呋酮）对室上性和室性期前收缩都有较好的疗效。由于长期较大剂量应用本药后可产生较多的毒副作用甚至有的病变一旦出现则不可逆，故过去一般不作为第一线药物，仅用于对其他抗心律失常药物治疗无效的期前收缩。口服剂量按 10～

15mg/（kg•d），一般<20mg/（kg•d），分 3 次，1～3 周后减为维持量 3～5mg/（kg•d），每周服 5 天。本药起效慢，一般服用 4～10 天后才发挥作用，停药后作用能保持 1～3 周或更长。近年来国内外一些新近研究结果表明，小剂量、短期应用本药还是安全有效的。

利多卡因主要用于一些需紧急处理的室性期前收缩，如多源室性期前收缩、R-on-T 型室性期前收缩、在严重器质性心脏病基础上发生的联律性室性期前收缩以及 Q-T 间期延长综合征出现的频发室性期前收缩。静脉注射剂量按每次 1mg/kg，加入在 5%～10% 葡萄糖溶液 10～20mL 中缓慢静脉注射。无效时可在 15～20min 后重复给药，累积剂量 <5mg/kg。有效后可改为静脉滴注维持，剂量按 10～50μg/（kg•min）

（3）用药的注意事项

①应全面、深入了解儿科临床上几种常用的抗心律失常药物，包括电生理效应、药动学、适应证、剂量与用法、毒副作用和禁忌证，以减少用药的盲目性，合理应用。

②要熟悉各种抗心律失常药物之间的相互影响及协同作用。治疗期前收缩时一般不需要合用两种或两种以上的药物，必须合用时应减少各自的剂量。

③选择用药时要充分注意患儿的心血管功能状态，如已有心力衰竭和（或）心源性休克者，应禁用或慎用具有负性肌力作用的药物，否则会加重病情。

④静脉注射给药作为一种紧急的处理措施，只用于随时有可能发生室速、室颤的几种室性期前收缩。对于一般类型的室性期前收缩应采用口服给药。静脉给药时初始剂量应偏小，无效时再增量，注射速度要慢。应在心电监护下进行。事先应做好应急准备，以防发生意外。

⑤机体对抗心律失常药物的反应存在着个体差异，因此剂量应因人而异，不必追求一致，用量大小主要取决于治疗反应。

⑥应用抗心律失常药物时，不必一味追求期前收缩完全消失，否则剂量偏大会增加毒副作用。实际上偶发期前收缩并不影响心脏排血功能和小儿生长发育。有人认为心肌炎产生的一般类型的期前收缩，在急性期过后不必再用药控制。对期前收缩患儿应用抗心律失常药物并不属于病因治疗，药物只能暂时改变心肌的某些电生理特性，一旦药物减量或停用，多数期前收缩会重新出现。期前收缩最后消失的时间与是否应用抗心律失常药物及其疗程长短无关，因此也无需长期服用。

应针对不同病因进行治疗，去除引起期前收缩的各种病因。良性期前收缩无自觉症状者，应做好解释工作，消除家长及患儿不必要的顾虑，并定期随访，常持续多年方能消失。不需用抗心律失常药，因抗心律失常药有致心律失常副作用，宜权衡利弊。复杂性室性期前收缩及发生于心脏病者应及时控制，一般选用 IB 及 Ⅱ 类抗心律失常药，心功能正常者可用普罗帕酮（心律平）。对难治型或发生血流动力学障碍者可用胺碘酮。洋地黄中毒引起期前收缩应立即停服洋地黄，并予口服氯化钾 75～100mg/（kg•d），分 3 次；或静脉滴注 0.3%氯化钾葡萄糖溶液。苯妥英钠及利多卡因对洋地黄中毒引起的室性期前收缩效果较好。扩张型或肥厚型心肌病和致心律失常右室发育不良引起室性期前收缩可服用阿替洛尔（氨酰心安）1～2mg/（kg·d），分 2 次服，可能有效。二尖瓣脱垂综合征及长 Q-T 综合征发生期前收缩用普萘洛尔（心得安）治疗，并避免用延长 Q-T 间期的药物如奎尼丁、胺碘酮（乙胺碘呋酮）等。频发室上性期前收缩有发生室上速倾向者可服用普萘洛尔（心得安）、维拉帕米（异搏停）或地高辛。曾报道 89 例病毒性心肌炎期前收缩，除 1 例死亡外，均在 1 个月～9 年内自行消退或好转，并认为一般不需用抗心律失常药，仅对下列情况适当用一段时间：①室早成对出现；②并行性期前收缩或期前收缩发生在心室舒张早期，因而联律间期过短，以防发生 R 波落在 T 上；③频发期前收缩而影响心输出量者。

八、预后预防

1.预后

儿童室性期前收缩的预后良好。器质性期前收缩经正规抗心律失常治疗和原发病治疗大多预后佳，但部分因原发病严重可发生室性心动过速。对于功能性期前收缩，据严氏统计 139 例期前收缩消失时间最长达 9 年，平均 4.5 年，且与用药与否无明显关系；我们观察的资料显示，功能性期前收缩用药可消失但停药易复发，最后消失时间平均 3 年，极少发生室性心动过速。

房性期前收缩的预后视病因而定，无病因者预后良好，有病因者去除病因后期前收缩多可消失。部分期前收缩可因原发病未愈而长期不消失亦有可能发展为房性心动过速或心房扑动、心房颤动者，如发生在严重的慢性风湿性、二尖瓣病变患者的房性期前收缩常为心房颤动的前奏。

有原发性疾病并交界区性期前收缩者经治疗原发病因，期前收缩大多消失，预后良好，但交界区性期前收缩偶可发生交界区性心动过速，需要注意。

2.预防

健康小儿应注意劳逸结合，避免过劳、精神过度紧张等，以预防期前收缩的发生。

积极预防先心病；防治电解质紊乱和酸碱失衡，积极治疗原发病，如各种胃肠疾患；甲状腺功能异常症、尿毒症、风湿热、川崎病、神经系统因素、低温、麻醉与药物中毒等引起的过期前收缩动。

第十四节　心电图

心电图是心血管疾病检查诊断过程中复杂而重要的一部分，一般诊室均有心电图机，通常情况下，分析心电图并非难事。阅读心电图的基本步骤应首先分析其心率、节律及电轴。

一、房室传导异常

房室传导异常通常由疾病和药物引起。在成人心电图中，P-R间隔超过0.2秒称为Ⅰ度房室传导阻滞，在健康人群中的发生率高于1%。Ⅱ度房室传导阻滞通常分为Ⅰ型和Ⅱ型两种常见类型，其特征是相对规律的P-R间距，以及P波后QRS波群间歇性脱落。实际上，健康人也可能发生Ⅱ度Ⅰ型房室传导阻滞。尽管以前认为Ⅱ度Ⅰ型房室传导阻滞是由于房室结内的阻滞引起，而Ⅱ型是由于房室结以下的阻滞引起的，事实上要明确传导阻滞的部位仍需电生理检查。

1.Ⅱ度Ⅰ型房室传导阻滞

Ⅱ度Ⅰ型房室传导阻滞（包括文氏现象）的特征是P-R间期逐渐延长，R-R间期逐渐缩短，直至P波后漏脱一个QRS波群。尽管P-R间期进行性延长，但P-R间期的增加值却逐渐减少，从而R-R间期逐渐缩短。当出现一个未下传的P波后，房室传导恢复，长R-R间距小于最短R-R间期的2倍。这种现象重复出现，周而复始。除非病人存在室内传导阻滞，一般来说QRS波群时限正常，Ⅱ度Ⅰ型房室传导阻滞的文氏现象常存在许多变化。

2.Ⅱ度Ⅱ型房室传导阻滞

Ⅱ度Ⅱ型房室传导阻滞的特点是P-R间期固定以及突然出现的P波后QRS波群脱漏，QRS波群通常不增宽。Ⅱ度Ⅱ型房室传导阻滞常是完全性房室传导阻滞及逸搏心律的先兆，特别是在急性前壁心肌梗死出现时。

3.高度房室传导阻滞

Ⅱ度房室传导阻滞的第三型称之为"高度房室传导阻滞"，其特点是连续二个或多个P波不下传。诊断高度房室传导阻滞时，要求心房率不宜太快（小于135次/分），以避免生理性的房室传导阻滞，因为后者亦可导致连续多个P波不下传。

4.Ⅲ度房室传导阻滞

Ⅲ度房室传导阻滞亦称"完全性房室传导阻滞"，应注意与房室分离区别开来。后者是因控制心室除极的房性冲动被更快的交界性或室性起搏点超速抑制。Ⅲ度房室传导阻滞可以是先天性的，这种情况下常伴有交界性逸搏心律，其心率随交感神经的兴奋性而变化，这种患者通常耐受性良好。Ⅲ度房室传导阻滞由多种疾病和药物引起。其特点是P波多于QRS波群，P-R间期不等，心房率相对固定，QRS波群常来自室性或交界性逸搏心律（少于60次/分）。心房颤动合并完全性房室传导阻滞时，可以看到颤动波，QRS波群规律出现，心率常低于60次/分。心房颤动时，如果心室律绝对整齐且大于60次/分，提示心肌自律性增加，这可能是由于心肌缺血或炎症、某些药物（如异丙嗪）引起心室反应性增加或交界性心动过速的缘故。

二、心室肥厚

1.右室肥厚

右室肥厚可由以下疾病引起：①先天性心脏病；②获得性心瓣膜疾病，如二尖瓣狭窄；③肺动脉高压；④慢性肺部疾患，特别是肺气肿。随着右心室肥大达到一定程度，可以出现综合心电向量的逆转，即自正常左心室占优势的情况转变为右心室占优势，出现右前向量突出增大，成为右室肥厚的主要特征。在 V1 导联，R 波的高度大于或等于 S 波的深度（R/S≥1），典型的右心室肥厚以左侧导联明显的 S 波和电轴右偏为特征。收缩压长期超负荷所致右室肥厚常有右室劳损的表现，早期在心前区和下壁导联可见到。尽管 ST 段弓背向上（T 波倒置），但 ST 段下移。当右心室肥厚合并有房间隔缺损或二尖瓣狭窄时，尚可表现为不完全性右束支传导阻滞。肺气肿或慢性阻塞性肺疾患所致的右心室肥厚在心电图上常表现不明显。通常，R/S 比值从 V1～V2 逐渐增大，在 V4 导联达到或超过 1。右心室肥厚时，心前区 R 波升高缓慢，V4 导联 R/S 比达不到 1，并伴电轴右偏。低电压也可出现，其定义如下：①Ⅰ、Ⅱ、Ⅲ导联 QRS 波群振幅小于 5mm；②肢导联平均振幅小于 5mm；③心前区导联平均振幅小于 10mm。

2.左室肥厚

左室肥厚通常由高血压引起，亦见于心瓣膜疾病（如主动脉瓣狭窄、二尖瓣和主动脉瓣关闭不全）以及某些先天性缺损性疾病。QRS 的振幅对诊断左室肥厚十分重要，但不同年龄又有所变化。诊断左室肥厚的心电图有许多标准，这些标准尽管特异性好，但敏感性差。常用的两种标准如下：

（1）Sokolow-Lyon 标准：

SV1＋RV5（V6）＞3.5mV（女）/4.0mV（男）

（2）Romhilt-Estes 标准：

①R 或 S（肢导联）≥2.0mV　　3 分

S（V1、V2、V3）≥2.5mV　　3 分

R（V4、V5、V6）≥2.5mV　　3 分

②典型 S-T 劳损图形

（未用洋地黄）　　3 分

（如用洋地黄）　　1 分

③电轴左偏：≥15°　　2 分

④QRS 时限：≥0.09s　　1 分

⑤V5、V6 导联"室壁激动时间"延长≥0.04s　　1 分（室壁激动时间为 QRS 波群开始到 R 波顶峰的时间间隔）

⑥V1 导联负向 P 波≥0.04s　　3 分

结论：总分≥5 分为左室肥厚；

＜5 分可疑为左室肥厚。

在许多心前区导联均可见左室肥厚并劳损的表现。S-T 段下移常见于 V5.V6 导联，下移的 ST 段弓背向上，继之一个倒置的 T 波。在收缩压负荷过重的患者，劳损性心电图改变较为常见，而在单纯舒张压负荷过重的患者常无 ST-T 的异常。

3.心房扩大

心房扩大属非准确的科学术语。因为 ECG 的异常反映房内传导异常，并非心房肥大或电轴偏移。因此，最佳术语是房内传导异常或心房异常。

（1）右房扩大

右房扩大通常由先天性疾病引起，ECG 表现常为高尖的 P 波（Vl 导联），亦称肺性 P 波，常见于肺源性心脏病或肺实质性疾病的患者。由于 P 波向量方向转向下，导致高尖的 P 波（常见于Ⅱ、Ⅲ导联），P 波时限正常（≤0.11s）。

（2）左房扩大

左房扩大代表心房内传导延缓，左房纤维化常见于风湿性二尖瓣膜疾病，常致 P 波时限延长，甚至出现双峰 P 波，在Ⅲ、aVF 导联最易见到，第一波表明右心房除极，第二波表明左心房的延缓除极。

P 波时限超过 0.11s，左房扩大的特征性诊断是 P 波双峰间距>0.04s。

三、室内传导异常

1.束支阻滞

（1）右束支传导阻滞

右束支传导阻滞时，QRS 波时限≥0.12s 为特征，QRS 波群的起始部分正常（在方向和时限上），但是其后部分传导转向左上及前方。这种传导的转向在 I 和 V6 导联导致一大 S 波，而在 V1、V2 导联则引起第二个 R 波（使 QRS 波呈"兔耳"型或"M"型），波群时限通常为 0.12s。但药物的作用或其他延缓传导的情况可导致 QRS 时限更为延长。在典型的右束支传导阻滞，V1、V3 导联 T 波可以倒置；V4.V6 导联 T 波通常向上。

因此，在 V1～V3 导联，右束支传导阻滞图形中出现对称性倒置 T 波不一定提示心肌缺血。然而，在 V4～V6 导联，同样的 T 波倒置或 ST 下移却反映心肌缺血。根据右束支传导阻滞常可支持心肌梗死的诊断。在 V1～V3，第一个小兔耳波（r 波）的消失应引起医师高度警惕前间壁心肌梗死的可能。

（2）左束支传导阻滞

典型左束支传导阻滞图形中 QRS 波群时限≥0.12s，其早期除极常向左异常转向，因此在 I、aVL、V6 导联无 Q 波，QRS 波群向量进一步向左、向后偏移。在心前区导联，R 波的演变可以延缓，V1～V3 导联 R 波很小。在 I、aVL 及左前区导联（特别是 V6 导联）T 波倒置提前出现，如在左束支传导阻滞中 I、aVL、V6 导联 Q 波出现，则应警惕同时发生前侧壁心肌梗死的可能性。左束支传导阻滞并有电轴左偏提示更加严重的传导性疾病或心肌功能的恶化，通常合并电轴左偏的左束支传导阻滞患者其生存率较无合并电轴左偏的患者明显下降。

2.分支传导阻滞

左束支分为两束：较长、较细的左前支或左上支，只有单一的血液供应；较粗的左后支或左下支，有双重的血液供应，这种双重的血液供应可以解释为什么左后支传导阻滞发生率较左前支传导阻滞少。分支传导阻滞导致额平面轴的转移，使肢导联电压增高，左前支使电轴在额平面轴上至少向左旋转 45°，左后支传导阻滞则向右至少旋转 120°。在单纯的分支传导阻滞中，QRS 时限并不延长，分支传导阻滞常致肢导联电压增高。

如果 Ⅱ、Ⅲ、aVE 导联出现一个 r 波，继之一个大 S 波，则左前分支阻滞的诊断成立；反之，左后分支传导阻滞的诊断成立，即 Ⅱ、Ⅲ、aVF 导联出现一个小 q 波，继之一个大 R 波。"室壁激动时间"在两种分支传导阻滞中均有延长。合并右室肥大时，左后分支传导阻滞的诊断较难，因为右室肥大亦可致电轴在额面上向右偏移。左后分支传导阻滞和右束支传导阻滞一起出现时，医师必须明确 QRS 波群的前半部的额面电轴。因为右束支传导阻滞可产生去极延缓，从而引起电轴右偏。

尽管单纯的左前分支阻滞可见于正常人，然而，在这些人群中，右束支传导阻滞的发生率将会增高。相反，左后分支传导阻滞伴发右束支传导阻滞，通常与广泛性冠状动脉疾患有关。令人头疼的是，分支传导阻滞的出现常使心肌梗死和心室肥厚的诊断变得困难，这是由于除极顺序的变化导致除极异常或电轴偏移，从而引起初始除极的变化和电压的变化。

四、冠心病

引起冠心病心电图表现的三个病理机制是：心肌缺血、心肌损伤和心肌梗死，心肌缺血的心电图特征性变化是对称性的倒置 T 波，缺血状况好转后 T 波随之恢复。缺血时间延长，缺血区域导联的 ST 段将会抬高，这种改变称之为"损伤电流"。与缺血性倒置 T 波一样，ST 段随缺血的改善而逐渐恢复正常。

1.心肌缺血、损伤、坏死

随着心肌缺血的加重可发生心肌梗死或坏死。当缺血时间过长时，可导致心肌不可逆的变化。心肌组织坏死导致 Q 波的形成，任何时限超过 0.04s 的 Q 波均应视为异常。Q 波的形成是因为坏死的心肌组织未能产生电活动。当反映电流大小的电极安放在坏死区域上时，R 波不能产生，心室非对应除极的区域则产生一个负向波。T 波、ST 段、QRS 波群的变化发展很快。心肌梗死的最早期的心电图特征，是缺血累及区域形成一个高尖的超急性 T 波，ST 段弓背上抬。ST 段上抬是一过性的，可在几小时至几天内恢复至等电位线。随着 ST 段上抬，T 波开始倒置。在梗死数小时至数天内，面向坏死区域的导联形成 Q 波或 R 波电压下降。T 波倒置可持续数周，持续性的 ST 段上抬常提示室壁瘤的形成。伴有梗死性 Q 波的心包炎也可以导致广泛性 ST 段抬高。ST 段上抬可以发生在复极早期，亦可以发生在急性心肌梗死和心包炎中，一些相关性心电图特征有助于明确诊断。尽管有人认为 Q 波将持久存在，事实上 15%的心肌梗死患者的 Q 波在数年后消失。

在急性心肌梗死中，面向坏死心肌区域出现 ST 段上抬，而背向坏死心肌区域则表现出相反的 ST 段改变。例如，在梗死区有急性损伤时，背向此区域的导联表现出 ST 段下移。Ⅱ、Ⅲ、aVF 反映心脏下壁的心电活动，下壁心肌梗死时，Ⅱ、Ⅲ、aVF 导联 ST 段上抬，而在对侧（背向坏死区域）Ⅰ、aVL 及前壁则出现 ST 段下移。在前壁心肌梗死患者，前壁导联出现 ST 段上抬，在Ⅱ、Ⅲ、aVF 则出现相反的 ST 段变化。故侧壁心肌梗死，在Ⅰ、aVL 导联 ST 段上抬，而常规的 12 导联心电图中仅有 Vl 表现出对应性 ST 段下移。而与后壁区域有关的心电变化常见于 Vl 和 V2 导联上。

心内膜下的心肌缺血可以导致 ST 段下移。心肌梗死时可以无病理性 Q 波的出现，有时仅仅在梗死区域产生一个变小的 R 波。由于解剖位置的关系，梗死区心电变化可以不表现在体表心电图上。

2.心电图导联的定位诊断

12 导联心电图可以反映心脏某些区域的心电活动，与心脏解剖学相关的心电图导联通常分类如下：

前间壁　　Vl～V4

广泛前壁　　Vl～V6

侧壁　　Ⅰ aVL

下侧壁　　Ⅱ Ⅲ aVF V5 V6

下壁　　Ⅱ Ⅲ aVF

下壁及心尖区　　Ⅱ Ⅲ aVF V4 V5

下后壁　　Ⅱ Ⅲ aVF Vl V2

后壁　　V8 V9

除了后壁，这些区域的电极导联应该显示心肌缺血时 T 波倒置，损伤时 ST 段上抬及坏死时 Q 波的出现。由于电极不常规放置于胸后壁，真正的后壁心电并不表现出来，可以通过 V1.V2 的相关变化来了解后壁的心电变化。后壁心肌缺血损伤在 V1.V2 导联可表现 ST 段下移，梗死在 Vl、V2 导联则引起 R 波的电压升高。后壁心肌梗死时，Vl 导联 R 波幅应大于或等于 S 波幅（R/S≥1）。后壁梗死通常伴有下壁或侧壁的心肌梗死，这均有助于后壁梗死的诊断。

由于存在心脏侧支血液循环或冠状动脉搭桥术，心电图分析可能难以正确显示是哪支冠脉病变导致心肌梗死。右室心肌梗死可以与左室心肌梗死一样具有致命危险。急性下壁心肌梗死时应考虑到会累及右心室，尤其在 V3R 或 V4R 导联 ST 段上抬超过 lmm 时。

五、心包疾病

急性心包炎可在所有导联（除 aVR 和 V1 导联外）出现广泛性的 ST 段抬高，P-R 段可下移。由于急性心肌梗死和急性心包炎均有 ST 段上抬和胸痛的表现，所以鉴别这两种疾病有时很困难。另外，早期复极常合并有 ST 段上抬，但并不常见于所有导联，并可能随心率的加快而改善。

在一些自限性的急性心包炎的病例中（如病毒性或特发性心包炎），心电图的变化可在 2 周内恢复。在 ST 段恢复至等电位线时，T 波倒置将持续 2 周。随着心包炎的痊愈，T 波亦渐至正常。大量的心包积液除 ST 段抬高外，还可出现肢导联低电压和电交替现象（通常以 QRS 波群的高度交替为特征）。心包缩窄除了导致广泛性的 T 波倒置外，亦可出现肢导联低电压，房性心律失常亦常见于心包缩窄。

第二章　不同成像的观察、分析及综合应用

第一节　不同成像的观察与分析

各种影像学方法的成像原理不同，其组织学特点在图像上的表现亦不同。X线成像和CT显示出的是组织器官间、正常组织与病理组织间的密度差异；MRI则体现的是它们之间的信号强度不同；超声则是以它们之间因不同的声阻抗和衰减差别产生的不同回波构成图像。它们的共同点都是以不同的灰度构成解剖图像，如同一张黑白照片。但对于不同的成像方法而言，相同的组织或病变则　表现为不同的灰度，如骨路组织在X线平片和CT上呈白影，而在MRI上则呈黑影，这是因骨骼组织含钙多，而含氢质子少的原因。由此可见，只有在了解了各种影像学方法的成像原理后，才能正确解读各种图像。

一、X线成像观察与分析

在观察分析X线图像时，应首先注意摄影条件和体位是否满足临床诊断需要，摄影条件的欠缺、摄影部位的偏离和遗漏，常是造成漏诊和误诊的重要原因之一。其次要按一定的顺序，全面系统地观察X线片，并结合临床表现，着重观察分析靶区。例如，在分析胸片时，应注意按序观察胸廓、肺、纵隔、膈肌、心脏及大血管，其中肺要观察整个肺野和肺门。在分析骨路X线片时，要观察骨、关节解剖结构是否正常，并着重观察骨皮质、骨松质、骨髓腔和周围软组织。

识别异常X线表现的基础是熟悉正常和变异的X线表现。异常的X线表现主要是受检器官形态和密度的改变，例如，肺纤维化既可使胸廓和肺的形态发生改变，又因肺内病变处含气量减少，纤维结缔组织增加而使肺野的密度增加。

病变的X线表现与病变的病理学有关，故需用病理学的知识来解释X线表现，其分析要点如下：①病变的位置和分布：肺尖的渗出性病变多为结核，而在肺底部则多为肺炎。骨肉瘤好发于干骺端，骨巨细胞瘤常位于骨端。②病变的数目和形状：肺内多发球形病灶多为转移所致，而单发病灶则应考虑为肺癌、错构瘤或炎性假瘤等；肺内炎症多为片状或斑片状影。⑦病变边缘：一般良性肿瘤、慢性炎症和病变愈合期，边缘锐利；恶性肿瘤、急性炎症和病变进展阶段边缘多模糊。④病变密度：病变组织的密度可高于或低于正常组织，肺内密度降低可为肺气肿或肺大泡所致，密度增高为肺实变或占位病变引起。⑤邻近器官组织的改变：肺内大面积密度增高时，可根据胸廓扩大或是下陷，肋间隙增宽还是变窄，膈的下降或是上升，纵隔是推移或牵拉等改变来判断病变性质。

前者为胸腔积液所造成的改变，而后者则多为肺不张、胸膜肥厚粘连所致。⑥器官功能的改变：主要是观察心脏大血管的搏动、胃肠道的蠕动、膈的呼吸运动等，这有时是疾病早期发现的依据之一。

二、CT 观察与分析

在观察分析 CT 图像时，应先了解扫描的技术与方法，是平扫还是对比增强扫描。应指出，在观察电视荧屏上的 CT 图像时，需应用一种技术，即窗技术（Window Technic），包括窗位（Window Level，L）和窗宽（Window Width，W）。分别调节窗位和窗宽，可使某一欲观察组织，如骨骼或软组织显示更为清楚。窗位和窗宽在 CT 照片上则是固定的并均有显示。对每帧 CT 图像要进行细致观察，结合一系列多帧图像的观察，可立体地了解器官的大小、形状和器官间的解剖关系。凡病变够大并与邻近组织有足够的密度差，即可显影。根据病变密度高于、低于或等于所在器官的密度而分为高密度、低密度或等密度病变。如果密度不均，有高有低，则为混杂密度病变。发现病变要分析病变的位置、大小、形状、数目和边缘，还可测定 CT 值以了解其密度的高低。如行对比增强扫描，则应首先明确检查技术，是单期或多期增强扫描，还是动态增强扫描，并分析病变有无密度上的变化，即有无强化。如病变密度不增高，即为不强化；密度增高，则为强化。强化程度不同，形式各异，可以是均匀强化或不均匀强化，或只是病变周边强化即环状强化。对强化区行 CT 值测量，并与平扫的 CT 值比较或行各期 CT 值比较，可了解强化的程度及随时间所发生的变化。此外，还要观察邻近器官和组织的受压、移位和浸润、破坏等。

综合分析器官大小、形状的变化，病变的表现以及邻近器官受累情况，就有可能对病变的位置、大小与数目、范围以及病理性质作出判断。和其他成像技术一样，还需要与临床资料结合，并同其它影像诊断综合分析，才可作出诊断。

CT 在查出病变、确定病变位置及大小与数目方面较为敏感而且可靠，但对病理性质的诊断，也有一定的限度。

三、超声图像观察与分析

观察分析超声图像时，首先应了解切面方位，以便于认清所包括的解剖结构。并注意分析以下内容：

1.外形

脏器的形态轮廓是否正常，有无肿大或缩小。

2.边界和边缘回声

肿块有边界回声且显示光滑完整者为具有包膜的证据；无边界回声和模糊粗糙、形态不规则者多为无包膜的浸润性病变。除观察边缘回声光滑或粗糙、完整或有中断等征象外，边缘回声强度也有重要区别，某些结节状或团块状肿块周边环绕一圈低回声暗圈，即"暗环"征（dark ring），或周边为高回声的边缘，即"光轮"征（echogenic ring）等。

3.内部结构特征

可分为结构如常、正常结构消失、界面增多或减少、界面散射点的大小与均匀度以及其他各种不同类型的异常回声等。

4.后壁及后方回声

由于人体各种正常组织和病变组织对声能吸收衰减不同，则表现后壁与后方回声的增强效应（enhancement effect）或减弱乃至形成后方"声影"（acoMstic shadow），如衰减系数低的含液性的囊肿或脓肿，则出现后方回声增强，而衰减系数高的纤维组织、钙化、结石、气体等则其后方形成"声影"。另外，某些质地均匀，衰减较大的实质性病灶，内部可完全表现为低回声，在声像图上酷似液性病灶，但无后壁及后方回声增强效应可资区别。

5.周围回声强度

当实质性脏器内有占位性病变时，可致病灶周围回声的改变，如系膨胀性生长的病变，则其周围回声呈现较均匀性增强或有血管挤压移位；如系浸润性生长病变，则其周围回声强弱不均或血管走行中断。肝脓肿则在其边缘与正常组织之间出现从高回声向正常回声过渡的"灰阶梯度递减区"。

6.毗邻关系

根据局部解剖关系判断病变与周围脏器的连续性，有无压迫、粘连或浸润。如胰头癌时可压迫胆总管致肝内外胆管扩张、胆囊肿大以及周围血管的挤压移位，淋巴结或远处脏器转移灶等。

7.脏器活动情况

脏器的活动可反映脏器组织的功能状况，如心肌出现缺血和梗死时，其相应部位的心肌将出现室壁运动异常。通过观察心脏瓣膜的活动可判断有无瓣膜狭窄和关闭不全。

8.脏器结构的连续性

分析脏器的连续性可为疾病诊断提供重要依据。如先天性室间隔缺损表现为室间隔的连续性中断。

9.血流的定性分析

通过频谱型多普勒和彩色多普勒技术，主要分析血流速度、血流时相、血流性质和血流途径。

10.血流的定量分析

多普勒超声心动图的定量分析包括血流量、压力阶差和瓣口面积的测量。

四、MRl 观察与分析

病变在 MRI 上通常有四种信号强度的改变：①等信号强度：指病变与周围组织呈相同灰度，平扫 M 田无法识别病灶，有时需借助 MRI 对比剂的顺磁性效应以增加病变信号强度，使之与周围组织产生对比差别；②低信号强度：MN 片上病灶信号强度不及周围组织亮；③高信号强度：MRI 片上病变组织的信号强度高于周围组织；④混杂信号强度：病变区包括以上二种或三种信号强度改变，例如肝癌伴出血坏死时在 T2WI 片上可呈现混杂信号强度改变。

在进行 MR 诊断时，首先必须明确病变的部位、形态、数目，分析病变在各个序列中的信号强度、强化特征、周围水肿以及相邻结构的改变，再结合临床病史及必要的实验室检查，一般均能作出较为准确的定位和定性诊断。下面简述 MRI 诊断时应遵循的一般规律。

1.仔细观察各扫描方位，每个序列的每帧图像，如矢状位、冠状位、轴位等，以便获得病变的立体感，这是判断病变的起源及定位诊断的主要依据。

2.病变在每个序列中的信号强度和强化方式是定性诊断的关键，如肝癌表现为稍长 T1 和稍长 T2 信号，肝血管瘤表现为稍长 T1 和极长 T2 信号，肝囊肿表现为极长 T1 和极长 T2 信号；某些病变如脂肪瘤的信号强度更具特征性，呈短 T1 高信号，在脂肪抑制序列上其与脂肪信号同步降低。病变是否强化以及强化方式有重要诊断价值。一般认为，肿瘤性病变绝大多数有明显强化，而非肿瘤性病变一般不出现强化。又如，肝血管瘤增强后自周边呈向心性强化，直至充填整个病灶，这种强化方式是肝血管瘤的特征。

3.病变的大小、形态、数目、部位及其毗邻关系，有助于病变的定性诊断。一般来讲，恶性肿瘤易多发，形态不规则；良性肿瘤多单发，呈类圆形。某些病变有特定的发病部位，对定性诊断有帮助，如室管膜瘤易发生在脑室内，生殖细胞瘤多位于松果体区，颅咽管瘤多发生在鞍区。

4.一些特殊的 MR 检查如 MR 水成像、MRA、MRS、fMN 等是定性诊断的重要补充，但往往需要结合常规 MRI 检查方能确诊，如胰头癌在 MRCP 上只能显示胆总管及主胰管梗阻的部位和程度，对癌瘤本身则无法显示；大面积脑梗死 MRA 只能观察到某支血管的闭塞，而无法显示梗塞的部位和范围。因此，MR 特殊检查必须与常规 MRI 相结合，缺一不可。

对部分病变而言，MRI 表现缺少特异性，定性诊断仍很困难，必须密切结合临床病史及相关实验室检查，如在 MRI 上发现两侧基底节区尤其是豆状核对称性信号异常，临床见到眼 K—F 环及血清铜蓝蛋白降低，则可确诊为肝豆状核变性。

五、医学影像学征象的诊断与鉴别诊断

与临床上疾病存在着"同征异病和异征同病"一样，在日常影像学诊断中亦存在着"同征异病和异征同病"的现象，这涉及到鉴别诊断的问题。例如肝海绵状血管瘤伴机化，超声、CT 和 MRI 均可不出现海绵状血管瘤的典型征象。且难以与肝癌相鉴别，此时应用 DsA 检查则可见到散在"爆玉米花样"染色点，此为该病的 DSA 特异征象，再结合患者其它实验室检查即可对本病确诊。所以在诊断和鉴别诊断过程中要注意各种影像诊断技术的优势和互补作用，并密切结合患者相关的临床资料。

医学影像学结果有三种情况：①肯定性诊断，即通过检查可以确诊；②否定性诊断，即通过影像学诊断排除了某些疾病，此时要充分注意到检查方法的局限性和某些疾病的特殊性，以及它们的动态变化过程；③可能性诊断，即经过检查发现了某些征象，但并不能根据这些征象确定病变性质，而列出几个可能性，遇到这种情况，除综合应用其它影像学方法外，同时可结合其它临床检查资料，如内镜、活检等，或者可进行随访，试验性治疗后复查等措施来得出最终诊断结果。

第二节　不同成像方法的优选和综合应用

影像学检查费用的多少取决于影像设备的价格和运行成本，与疾病诊断的准确度、敏感度和特异度无正比关系。不同的检查技术在诊断中均有各自的优缺点和适应范围，有些检查技术联合使用，可相得宜彰，互为补充，这多用于对疾病的鉴别诊断方面。对于某些疾病的动态观察或人群的筛选，多选用单一的和效/价比高的检查方法，常规 X 线方法和超声常可作此用途。例如，胸部疾病可选用胸部平片，腹部疾病可选用超声。由此可见，只有掌握不同影像学技术的成像原理和作用及限度后，才能正确选择检查方法。这不仅可节约医疗费用，而且对提高疾病诊断准确率有利。

呼吸系统疾病的最佳检查方法是 X 线胸部摄影和 CT 检查。X 线胸片可检出大部分胸部病变，是筛选和动态观察病变的最有效的和经济的方法，其缺点为对小病灶和被重叠的病灶有时容易漏诊，结合多方位透视检查可提高疾病的诊断率。CT 密度分辨力高，无前后结构重叠，能发现直径大于 2 mm 的病灶，CT 仿真内镜技术能模拟纤维支气管镜效果，探查气管和支气管内占位性病变；CT 肺功能成像除能了解形态学改变外，还能定性和定量地了解肺通气功能。MRI 检查有利于对纵隔病变的定位和定性诊断，且勿须用对比剂增强就可清楚显示肺门及纵隔内淋巴结，此外利用 MRA 技术可清楚显示心脏和大血管与肺及纵隔肿瘤的关系，以利于术前判断肿瘤分期和制定治疗计划或术后复查。超声一般不用于胸部病变的诊断，但它是胸腔或心包积液穿刺引流的最佳的导向工具。血管造影对胸部病变无诊断价值，仅作为导向工具用作肿瘤的介入治疗和制止咯血。

心脏 X 线平片和透视是先天性和后天性心脏病的较常用检查方法。可了解心脏大小、形态、位置、搏动和肺门及肺血改变，但不能解决复杂先心病的诊断问题。超声心动图可实时观察心脏大血管的形态结构与搏动，心脏舒缩功能和瓣膜活动，以及心血管内血流状态，通过超声各种检查方法可诊断绝大部分心血管疾患，故超声是目前效/价比最高的首选检查方法，它的局限性在于不能了解冠状动脉的病变情况。此外，由于肺部气体干扰，故超声在判断肺血方面不及心脏平片。普通 CT 不用于心脏疾病检查，但多层螺旋 CT 因其成像速度快，现已作为筛选方法诊断冠状动脉病变，增强后，利用图像重建技术，有时可直接显示冠状动脉狭窄或闭塞。与冠状动脉造影相比，CT 属非创伤性检查方法。利用 MRI 可清楚显示心脏及大血管结构，其成像分辨力高于超声，且可多方位观察；心脏 MRI 电影效果现已如同导管法心脏造影检查，且无影像重叠，现有取代有创性心脏造影之势，但对于检查不合作的婴幼儿和病情危重者，不适于做 MRI 检查。有创性心血管造影的诊断作用日益减弱，但它仍是验证其它影像学检查方法效果的金标准。它目前主要用于心血管疾病的介人治疗，如房、室间隔缺损，动脉导管未闭的堵塞术，冠状动脉或外周血管狭窄或闭塞的球囊支架成形术。

乳腺的常规检查方法是超声和钼靶 X 线摄影，两种方法相互结合可对大多数乳腺疾病作出定性诊断，而且后者是乳腺癌普查的最重要方法，MBI 造影增强检查有助于区别乳腺疾病的良恶性性质、通过应用钼靶乳腺机的定位装置，可对乳腺疾病行穿刺活检，取材后做病理检查。

骨骼肌肉系统疾病主要还是以 X 线平片检查为主，它不仅能显示病变的范围和程度，而且还可能作出定性诊断。但 X 线平片不能直接显示肌肉、肌腱、半月板和椎间盘等软组织病变，亦不易发现骨关节和软组织的早期病变，而 CT 在此方面则具有优势。3DCT 还能多方位显示骨关节解剖结构的空间关系，它常用于 X 线平片检查之后，或亦可首选。MN 在显示软组织病变，如肿块、出血、水肿、坏死等方面优于 CT，但在显示骨化和钙化方面不及 CT 和 X 线平片。超声在显示软组织病变和骨关节脱位方面有一定的优势，但图像分辨力不及 CT 和 MRI，亦缺乏特异性，但其价廉、无创，故可作为筛选方法。血管造影仅用于骨关节及软组织恶性肿瘤的介入治疗。

第三章　磁共振成像

磁共振成像（magnetic resonance imaging，MRI）是利用原子核在磁场内所产生的信号经重建成像的一种影像技术。早在 1946 年 Block 和 Purcell 就发现了物质的核磁共振现象并应用于化学分析上，而形成了核磁共振波谱学。1973 年 1auterbur 发表了 MRI 成像技术，使核磁共振应用于临床医学领域。为了准确反映其成像基础，避兔与核素成像混淆，现已将核磁共振成像改称为磁共振成像。参与 MRI 的成像因素较多，决定 MRI 信号强度的参数至少有 10 个以上，只要有 1 个参数发生变化，就可在 MRI 信号上得到反映。因此，MRI 具有极大的临床应用潜力。由于对 MRI 成像的贡献，1auterbur 与 Mansfierd 共获 2003 年的诺贝尔奖金。

第一节　MRI 成像基本原理与设备

一、MRI 成像基本原理

所有含奇数质子的原子核均在其自旋过程中产生自旋磁动量，也称核磁矩，它具有方向性和力的效应，故以矢量来描述。核磁矩的大小是原子核的固有特性，它决定 MRI 信号的敏感性。氢的原子核最简单，只有单一的质子，故具有最强的磁矩，最易受外来磁场的影响，并且氢质于在人体内分布最广，含量最高，因此医用 MRI 均选用 H 为靶原子核。人体内的每一个氢质子可被视作一个小磁体，正常情况下，这些小磁体自旋轴的分布和排列是杂乱无章的，若此时将人体置人在一个强大磁场中，这些小磁体的自旋轴必须按磁场磁力线的方向重新排列。此时的磁矩有二种取向：大部分顺磁力线排列，它们的位能低，状态稳；小部分逆磁力线排列，其位能高。两者的差称为剩余自旋，由剩余自旋产生的磁化矢量称为净磁化矢量，亦称为平衡态宏观磁场化矢量 M0。在绝对温度不变的情况下，两种方向质子的比例取决于外加磁场强度。

在 MR 的坐标系中，顺主磁场方向为 Z 轴或称纵轴，垂直于主磁场方向的平面为 XY 平面或称水平面，平衡态宏观磁化矢量 M。此时绕 Z 轴以 Larmor 频率自旋，如果额外再对 M0 施加一个也以 Larmor 频率的射频脉冲，使之产生共振，此时 M0 就会偏离 Z 轴向 XY 平面进动，从而形成横向磁化矢量，其偏离 Z 轴的角度称为翻转角。翻转角的大小由射频脉冲的大小来决定，能使 M 翻转 90°至 XY 平面的脉冲称之为 90 度脉冲。在外来射频脉冲的作用下 M0 除产生横向磁化矢量外，这些质子同向进动，相位趋向一致。

当外来射频脉冲停止后，由 M0 产生的横向磁化矢量在晶格磁场（环境磁场）作用下，将由 XY 平面逐渐回复到 Z 轴，同时以射频信号的形式放出能量，其质子自旋的相位一致性亦逐渐消失，并恢复到原来的状态。这些被释放出的，并进行了三维空间编码的射频信号被体外线圈接收，经计算机处理后重建成图像。

在 MRI 的应用中常涉及如下几个概念：

1.弛豫

弛豫是指磁化矢量恢复到平衡态的过程，磁化矢量越大，MRI 探测到的信号就越强。

2.纵向弛豫

纵向弛豫又称自旋—晶格弛豫（spin-lattice relaxation）或 T1 弛豫，是指 90" 射频脉冲停止后纵向磁化逐渐恢复至平衡的过程，亦就是 M0 由 XY 平面回复到 Z 轴的过程。其快慢用时间常数 T2 来表示，可定义为纵向磁化矢量从最小值恢复至平衡态的 63% 所经历的弛豫时间。不同的组织 T1 时间不同，其纵向弛豫率的快慢亦不同，故产生了 MR 信号强度上的差别，它们在图像上则表现为灰阶的差别。由于纵向弛豫是高能原子核释放能量恢复至低能态的过程，所以它必须通过有效途径将能量传递至周围环境（晶格）中去，晶格是影响其弛豫的决定因素。大分子物质（蛋白质）热运动频率太慢，而小分子物质（水）热运动太快，两者都不利于自旋能量的有效传递，故其 T1 值长（MR 信号强度低），只有中等大小的分子（脂肪）其热运动频率接近 Larmor 频率，故能有效快速传递能量，所以 TI 值短（MR 信号强度高）。通过采集部分饱和的纵向磁化产生的 MR 信号，具有 T1 依赖性，其重建的图像即为 T1 加权图像。

3.横向弛豫

横向弛豫又称为自旋—自旋弛豫（spin-spin relaxation）或 T2 弛豫。横向弛豫的实质是在射频脉冲停止后，质子又恢复到原来各自相位上的过程，这种横向磁化逐渐衰减的过程称为 T2 弛豫。T2 为横向弛豫时间常数，它等于横向磁化由最大值衰减至 37% 时所经历的时间，它是衡量组织横向磁化衰减快慢的一个尺度。T2 值也是一个具有组织特异性的时间常数，不同组织以及正常组织和病理组织之间有不同的 T2 值。大分子（蛋白质）和固体的分子晶格固定，分子间的自旋—自旋作用相对恒定而持久，故它们的横向弛豫衰减过程快，所以 T2 短（MR 信号强度低），而小分子及液体分子因具有快速平动性，使横向弛豫衰减过程变慢，故 T; 值长（MR 信号强度高）。MR 信号主要依赖 T2 而重建的图像称为 T2 加权图像。

二、MRI 设备

磁共振成像设备包括 5 个系统：磁体系统、梯度系统、射频系统、计算机及数据处理系统以及辅助设备部分。

磁体分常导型、永磁型和超导型三种，目前常用的有超导型磁体和永磁体。

磁体性能的主要参数有磁场强度、磁场均匀性、磁场稳定性等。常导型的线圈用铜、铝线绕成，磁场强度可达 0.15T～0.3T；永磁型的磁体由磁性物质制成的磁砖所组成，较重，磁场强度偏低，最高可达 0.3T；超导型的线圈用银—钛合金线绕成，医用 MR 设备所用的磁场强度一般为 0.35T～3.0T。梯度系统由梯度放大器及 X、Y、Z 三组梯度线圈组成。它的作用是修改主磁场，产生梯度磁场。其磁场强度虽只有主磁场的几百分之一，但梯度磁场为人体 MRI 信号提供了空间定位的三维编码的可能。由于对图像空间分辨力的要求越来越高，故对梯度磁场的要求也高，目前梯度系统提供的梯度场强已高达 60MT/M。

射频系统用来发射射频脉冲，使磁化的氢质子吸收能量而产生共振。在弛豫过程中氢质子释放能量并发出 MRI 信号，后者被检测系统接收。射频系统主要由发射与接收两部分组成，其部件包括射频发射器、功率放大器、发射线圈、接收线圈以及噪声信号放大器等。

MRI 设备中的计算机系统主要包括模/数转换器、阵列处理机及用户计算机等。其数据采集、处理和图像显示，除图像重建由傅里叶变换代替了反投影外，其它与 CT 设备非常相似。

第二节　MRI 图像特点

人体不同器官的正常组织与病理组织的 T1 值是相对固定的，而且它们之间有一定的差别，T2 值也是如此。这种组织间弛豫时间上的差别，是磁共振成像诊断的基础。值得注意的是，MRI 的影像虽然也以不同的灰度显示，但其反映的是 MRI 信号强度的不同或弛豫时间 T1 与 T2 的长短，而不象 CT 图像，灰度反映的是组织密度。一般而言，组织信号强，图像所相应的部分就亮，组织信号弱，图像所相应的部分就暗，由组织反映出的不同的信号强度变化，就构成组织器官之间、正常组织和病理组织之间图像明暗的对比。

MRI 的图像若主要反映组织间 T1 特征参数时，为 T1 加权像（T1 weighted imaging，T1WI），它反映的是组织间 T1 的差别，T1WI 有利于观察解剖结构。若主要反映组织间 T2 特征参数时，则为 T2 加权像（T2 weighted imaging，T2WI），T2WI 对显示病变组织较好。还有一种称为质子密度加权像（Proton density weighted imaging，PdWI）的图像，其图像的对比主要依赖于组织的质子密度，又简称质于加权像。

MRI 是多参数成像，因此，在 MRI 成像技术中，采用不同的扫描序列和成像参数，可获得 T1 加权像、T2 加权像和质子加权像。在经典的自旋回波（spin echo，SE）序列中，通过调整重复时间（repetition time，TR）和回波时间（echo time，TE），就可得到上述三种图像。一般短 TR、短 TE 可获得 T1 加权像；长 TR、长 TE 可获得 T2 加权像，长 TR、短 TE 可获得质子加权像。

第三节　MRI 检查技术

MRI 成像技术有别于 CT 扫描，它不仅可行横断面，还可行冠状面、矢状面以及任意斜面的直接成像。同时还可获得多种类型的图像，如 T1WI、T2WI 等。若要获取这些图像必须选择适当的脉冲序列和成像参数。

一、序列技术

MRI 成像的高敏感性基于正常组织与病理组织弛豫时间 T1 及 T2 的不同，并受质子密度、脉冲序列的影响，常用的脉冲序列有：

1.自旋回波（SE）序列

采用"90°-180°"脉冲组合形式构成。其特点为可消除由于磁场不均匀性所致的去相位效应，磁敏感伪影小。但其采集时间较长，尤其是 T2 加权成像，重 T2 加权时信噪比较低。该序列为 MRI 的基础序列。

2.反转恢复（inversion recovery，IR）序列

采用"180°－90°－180°"脉冲组合形式构成。其特点为具有较强的 T1 对比，短反转时间（inversion time，TI）的反转恢复序列，同时具有强的 T2 对比，还可根据需要设定 TI，饱和特定组织产生具有特征性对比的图像，如短 T1 反转恢复（short T1 Inversion recovery，STIR）、液体衰减反转恢复（fluid attenuated inversion recovery，FLAIR）等序列。

3.快速自旋回波（turbo SE，TSE；fast SE，FSE）序列

采用"90°－180°－180°……"脉冲组合形式构成。其图像对比性特征与 SE 相似，磁敏感性更低，成像速度加快，使用大量 180°射频脉冲，射频吸收量增大，其中 T2 加权像中脂肪高信号现象是 TSE 与 SE 序列的最大区别。

4.梯度回波（gradient echo，GRE）序列

梯度回波技术中，激励脉冲小于 90°，翻转脉冲不使用 180°，取而代之的是一对极性相反的去相位梯度磁场及相位重聚梯度磁场，其方法与 SE 中频率编码方向的去相位梯度及读出梯度的相位重聚方法相同。由于小翻转角使纵向磁化快速恢复，缩短了重复时间 TR，也不会产生饱和效应，故使数据采集周期变短，提高了成像速度。其最常用的两个序列是快速小角度激发（fast low angle shot，FLASH）序列和稳态进动快速成像（fast imaging with steady state precession，FISP）序列。

5.快速梯度自旋回波（TGSE）序列

TGSE 是在 TSE 的每个自旋回波的前面和后面,再产生若干个梯度回波，使 180°翻转脉冲后形成一组梯度和自旋的混合回波信号，从而提高单位重复时间（TR）的回波数。该序列具有 SE 及 TSE 的对比特点，且较之具有更高的磁敏感性，采集速度进一步加快。

6.单次激发半傅里叶采集快速自旋回波（half-fourier acquisition single-shot-turbo-SE，

HASTE）序列

该序列在一次激励脉冲后使用 128 个 180°聚焦脉冲，采集 128 个回波信号，填写在 240×256 的 K 空间内。HASTE 序列具有 TSE 序列 T2 加权图像的特征，每幅图像仅需一次激励便可完成数据采集，高速采集可冻结呼吸及其它生理性运动。因此该序列多用于有生理性运动器官的 T2 加权成像。

7.平面回波成像（echo planar imaging，EPI）EPI 技术是迄今最快的

MRI 成像技术，它是在一次射频脉冲激励后在极短的时间内（30ms～100ms）连续采集一系列梯度回波，用于重建一个平面的 MRI 图像。EPI 技术已在临床广泛应用，单次激发 EPI，以扩散成像、灌注成像、脑运动皮层功能成像为目前主要的应用领域，多次激发 EPI 则在心脏快速成像、心脏电影、血管造影、腹部快速成像等领域取得进展。

二、MR 对比增强检查

MRI 影像具有良好的组织对比，但正常与异常组织的弛豫时间有较大的重叠，其特异性仍较差。为提高 MRI 影像对比度，一方面着眼于选择适当的脉冲序列和成像参数，以更好地反映病变组织的实际大小、程度及病变特征；另一方面则致力于人为地改变组织的 MRI 特征性参数，即缩短飞和 T。弛豫时间。MRI 对比剂可克服普通成像序列的限制，它能改变组织和病变的弛豫时间，从而提高组织与病变间的对比。

MRI 对比剂按增强类型可分为阳性对比剂（如钆—二乙三胺五乙酸，即 Gd－DTPA）和阴性对比剂（如超顺磁氧化铁即 SPIO）。按对比剂在体内分布分为细胞外间隙对比剂（如 Gd-DTPA）、细胞内分布或与细胞结合对比剂（如肝细胞靶向性对比剂钆卞氧丙基四乙酸盐（Gd—EOB-DTPA），网状内皮细胞向性对比剂（如 SPIO）和胃肠道磁共振对比剂。

目前临床上最常用的 MRI 对比剂为 Gd-DTPA。其用药剂量为 0.1 mmol/kg，采用静脉内快速团注，约在 60 秒内注射完毕。对于垂体、肝脏及心脏、大血管等检查还可采用压力注射器行双期或动态扫描。常规选用 T1WI 序列，结合脂肪抑制或磁化传递等技术可增加对比效果。

三、MR 血管造影技术

磁共振血管造影（magnetic resonance angiography，MRA）是对血管和血流信号特征显示的一种技术。MRA 作为一种无创伤性的检查，与 CT 及常规放射学相比具有特殊的优势，它不需使用对比剂，流体的流动即是 MRI 成像固有的生理对比剂。流体在 MRI 影像上的表现取决于其组织特征，流动速度、流动方向、流动方式及所使用的序列参数。

常用的 MRA 方法有时间飞越（time of flight，TOF）法和相位对比（Phase contrast，PC）法。三维 TOF 法的主要优点是信号丢失少，空间分辨力高，采集时间短，它善于查出有信号丢失的病变如动脉瘤、血管狭窄等；二维 TOF 法可用于大容积筛选成像，检查非复杂性慢流血管；三维 PC 法可用于分析可疑病变区的细节，检查流量与方向；二

维 PC 法可用于显示需极短时间成像的病变，如单视角观察心动周期。

近年来发展起来一种新的 MRA 方法，称对比增强 MRA（contrast enhancement MRA，CE－MRA），其适用范围广，实用性强，方法是静脉内团注 2～3 倍于常规剂量的 Gd－DTPA 对比剂，采用超短 TR、TE 快速梯度回波技术，三维采集，该方法对胸腹部及四肢血管的显示极其优越。

四、MR 电影成像技术

磁共振电影（magnetic resonance ciue，MRC）成像技术是利用 MRI 快速成像序列对运动脏器实施快速成像，产生一系列运动过程的不同时段（时相）的"静态"图像。将这些"静态"图像对应于脏器的运动过程依次连续显示，即产生了运动脏器的电影图像。MRC 成像不仅具有很好的空间分辨力，更重要的是它具有优良的时间分辨力，对运动脏器的运动功能评价有重要价值。

对于无固定周期运动的脏器，如膝关节、颞颌关节等，其 MRC 的方法是将其运动的范围分成若干相等的空间等分，在每一个等分点采集一幅图像，然后将每个空间位置的图像放在一个序列内连续显示即成为关节运动功能的电影图像。

五、MR 水成像技术

磁共振水成像（MR hydrography）技术主要是利用静态液体具有长 T2 弛豫时间的特点。在使用重 T2 加权成像技术时，稀胆汁、胰液、尿液、脑脊液、内耳淋巴液、唾液、泪水等流动缓慢或相对静止的液体均呈高信号，而 T2 较短的实质器官及流动血液则表现为低信号，从而使含液体的器官显影。

作为一种安全、无需对比剂、无创伤性的影像学检查手段，MR 水成像技术已经提供了有价值的诊断信息，在某种程度上可代替诊断性 ERCP、PTC、IVP、X 线椎管造影、X 线涎管造影及泪道造影等传统检查。MR 水成像技术包括 MR 胰胆管成像（MRCP）、MR 泌尿系成像（MRU）、MR 椎管成像（MRM）、MR 内耳成像、MR 涎腺管成像、MR 泪道成像及 MR 脑室系统成像等。

六、脑功能成像

脑功能性磁共振成像（functional MRI，fMRI）可提供人脑部的功能信息，为 MRI 技术又开启了一个全新的研究领域，它包括扩散成像（diffusion imaging，DI）、灌注成像（perfusion imaging，PI）和脑活动功能成像，三种不同功能成像的生理基础不同。

1.扩散成像

当前 DI 主要用于脑缺血的检查，是由于脑细胞及不同神经束的缺血改变，导致水分子的扩散运动受限，这种扩散受限可以通过扩散加权成像（iffusion weighted imaging，DWI）显示出来。DWI 在对早期脑梗死的检查中有重要临床价值。脑组织在急性或超急性梗死期，首先出现细胞毒性水肿，使局部梗死区组织的自由水减少，表观扩散系数

（ADC 值）显著下降，因而在 DWI 上表现为高信号区，但这在常规 T1.T2 加权成像上的变化不明显。DWI 技术可由快速梯度回波序列完成，但在 EPI 技术中表现得更为完善。

2.灌注成像

PI 通过引入顺磁性对比剂，使成像组织的 T1.T2 值缩短，同时利用超快速成像方法获得成像的时间分辨力。通过静脉团注顺磁性对比剂后周围组织微循环的 T1.T2 值的变化率，计算组织血流灌注功能；或者以血液为内源性示踪剂（通过利用动脉血液的自旋反转或饱和方法），显示脑组织局部信号的微小变化，而计算局部组织的血流灌注功能。PI 还可用于肝脏病变的早期诊断、肾功能灌注以及心脏的灌注分析等。

3.脑活动功能成像

是利用脑活动区域局部血液中氧合血红蛋白与去氧血红蛋白比例的变化，所引起局部组织 T2* 的改变，从而在 T2* 加权像上可以反映出脑组织局部活动功能的成像技术。这一技术又称之为血氧水平依赖性 MR 成像（BOLD MRI）。它是通过刺激周围神经，激活相应皮层中枢，使中枢区域的血流量增加，进而引起血氧浓度及磁化率的改变而获得的。

七、MR 波谱技术

磁共振波谱（magnetic resonance spectroscopy，MRS）技术是利用 MR 中的化学位移现象来测定分子组成及空间分布的一种检测方法。随着临床 MRI 成像技术的发展，MRS 与 MRI 相互渗透，产生了活体磁共振波谱分析技术及波谱成像技术，从而对一些由于体内代谢物含量改变所致的疾病有一定的诊断价值。

在均匀磁场中，同种元素的同一种原子由于其化学结构的差异，其共振频率也不相同，这种频率差异称化学位移。MRS 实际上就是某种原子的化学位移分布图。其横轴表示化学位移，纵轴表示各种具有不同化学位移原子的相对含量。

目前常用的局部 1H 波谱技术，是由一个层面选择激励脉冲紧跟二个层面选择重聚脉冲，三者相互垂直，完成"定域"共振，使兴趣区的 1H 原子产生共振，其余区域则不产生信号。定域序列的一个主要特点是能在定域区产生局部匀场。脉冲间隔时间决定回波时间。在 1H 波谱中，回波时间通常为 20ms～30ms，此时质子波谱具有最确定的相位，从而产生最佳分辨的质子共振波谱。

第四节　MRI 诊断的临床应用

由于 MRI 磁场对电子器件及铁磁性物质的作用，有些患者不宜行此项检查，如置有心脏起搏器的患者；颅脑手术后动脉夹存留的患者；铁磁性植入物者（如枪炮伤后弹片存留及眼内金属异物等）；心脏手术后，换有人工金属瓣膜患者；金属假肢、关节患者；体内有胰岛素泵、神经刺激器患者，以及妊娠三个月以内的早孕患者等均应视为 MRI

检查的禁忌证。

MRI 的多方位、多参数、多轴倾斜切层对中枢神经系统病变的定位定性诊断极其优越。在对中枢神经系统疾病的诊断中，除对颅骨骨折及颅内急性出血不敏感外，其它如对脑部肿瘤、颅内感染、脑血管病变、脑白质病变、脑发育畸形、脑退行性病变、脑室及蛛网膜下腔病变、脑挫伤、颅内亚急性血肿以及脊髓的肿瘤、感染、血管性病变及外伤的诊断中，均具较大的优势。MRI 可诊断超急性期脑梗死。

MRI 不产生骨伪影，对后颅凹及颅颈交界区病变的诊断优于 CT。MRI 具有软组织高分辨特点及血管流空效应，可清晰显示咽、喉、甲状腺、颈部淋巴结、血管及颈部肌肉。

由于纵隔内血管的流空效应及纵隔内脂肪的高信号特点，形成了纵隔 MRI 图像的优良对比。MRI 对纵隔及肺门淋巴结肿大和占位性病变的诊断具有较高的价值，但对肺内钙化及小病灶的检出不敏感。运用心电门控触发技术，可对。已肌、心包病变、某些先天性心脏病作出准确诊断。MRI 可显示心脏大血管内腔，故对心脏大血管的形态学与动力学的研究可在无创的检查中完成。特别是 MR 电影、MRA 的应用，使得 MRI 检查在对心血管疾病的诊断方面具有良好的应用前景。

多参数技术在肝脏病变的鉴别诊断中具有重要价值。有时不需对比剂即可通过 T1加权像和 T2 加权像直接鉴别肝脏囊肿、海绵状血管瘤、肝癌及转移癌。MRCP 对胰胆管病变的显示具有独特的优势。胰腺周围有脂肪衬托，采用抑脂技术可使胰腺得以充分显示。肾与其周围脂肪囊在 MRI 图像上形成鲜明的对比，肾实质与肾盂内尿液也可形成良好对比。MRI 对肾脏疾的诊断具有重要价值。MR 泌尿系成像（MRU）可直接显示尿路，对输尿管狭窄、梗阻具有重要诊断价值。

MRI 多方位、大视野成像可清晰显示盆腔的解剖结构。尤其对女性盆腔疾病诊断有价值，对盆腔内血管及淋巴结的鉴别较容易，是盆腔肿瘤、炎症、子宫内膜异位症、转移癌等病变的最佳影像学检查手段。MRI 也是诊断前列腺癌、尤其是早期者的有效方法。

MRI 对四肢骨骨髓炎、四肢软组织内肿瘤及血管畸形有较好的显示效果，可清晰显示软骨、关节囊、关节液及关节韧带，对关节软骨损伤、韧带损伤、关节积液等病变的诊断具有其他影像学检查所无法比拟的价值，在关节软骨的变性与坏死诊断中，早于其他影像学方法。

第四章　计算机体层成像

CT 是 Hounsfield G. N. 1969 年设计成功，1972 年问世的。CT 不同于普通 X 线成像，它是用 X 线束对人体层面进行扫描，取得信息，经计算机处理而获得的重建图像，是数字成像而不是模拟成像。它开创了数字成像的先河。CT 所显示的断层解剖图像，其密度分辨力（density resolution）明显优于 X 线图像，使 X 线成像不能显示的解剖结构及其病变得以显影，从而显著扩大了人体的检查范围，提高了病变检出率和诊断的准确率。CT 作为首先开发的数字成像大大促进了医学影像学的发展。继 CT 之后又开发出 MRI 与 ECT 等新的数字成像，改变了影像的成像技术。由于这一贡献，Hounsfield G.N.获得了 1979 的诺贝尔奖金。

第一节　CT 成像基本原理与设备

一、CT 成像基本原理

CT 是用 X 线束从多个方向对人体检查部位具有一定厚度的层面进行扫描，由探测器而不用胶片接收透过该层面的 X 线，转变为可见光后，由光电转换器转变为电信号，再经模拟/数字转换器转为数字，输人计算机处理。图像处理时将选定层面分成若干个体积相同的立方体，称之为体素（voxel）。扫描所得数据经计算而获得每个体素的 X 线衰减系数或称吸收系数，再排列成矩阵，即构成数字矩阵。数字矩阵中的每个数字经数字/模拟转换器转为由黑到白不等灰度的小方块，称之为像素（pixel），并按原有矩阵顺序排列，即构成 CT 图像。所以，CT 图像是由一定数目像素组成的灰阶图像，是数字图像，是重建的断层图像。每个体素 X 线吸收系数可通过不同的数学方法算出，不在此赘述。

二、CT 设备

CT 装置发展很快，性能不断提高。初始设计成功的 CT 装置，要一个层面一个层面地扫描，扫描时间长，一个层面的扫描时间在 4 分钟以上，像素大，空间分辨力（spatial resolution）低，图像质量差，而且只能行头部扫描。经不断改进，扫描时间缩短，图像质量改善，并可行全身扫描。但扫描方式仍是层面扫描。1989 年设计成功螺旋 CT 又发展为多层螺旋 CT，才由层面扫描改为连续扫描，CT 的性能有很大的提高。此前，在 20 世纪 80 年代还设计出电子束 CT（electron beam CT，EBCT）。对这三种装置分述于下。

1.普通 CT

主要有以下三部分：①扫描部分，由 X 线管、探测器和扫描架组成，用于对检查部位进行扫描；②计算机系统，将扫描收集到的信息数据进行存储运算；③图像显示和存储系统，将计算机处理、重建的图像显示在显示器（影屏）上并用照相机将图像摄于照片上，数据也可存储于磁盘或光盘中。扫描方式不同，有旋转式和固定式。X 线管采用 CT 专用 X 线管，热容量较大。探测器用高转换率的探测器，其数目少则几百个，多则上千个。目的是获得更多的信息量。计算机是 CT 的"心脏"，左右着 CT 的性能。计算机用多台微处理机，使 CT 可同时行多种功能运转，例如同时行图像重建、存储与照相等。普通 CT 装置将逐步由 SCT 或 MSCT 装置所取代。

2.螺旋 CT

螺旋 CT 是在旋转式扫描基础上，通过滑环技术与扫描床连续平直移动而实现的。滑环技术使得 X 线管的供电系统只经电刷和短的电缆而不再用普通 CT 装置的长电缆。这样就可使 X 线管连续旋转并进行连续扫描。在扫描期间，床沿纵轴连续平直移动。管球旋转和连续动床同时进行，使 X 线扫描的轨迹呈螺旋状，故得名螺旋扫描。扫描是连续的，没有扫描间隔时间。不像普通 CT 那样，一个层面接一个层面地扫描，有扫描间隔时间，结果是 SCT 使整个扫描时间大大缩短。螺旋 CT 的突出优点是快速容积扫描，在短时间内，对身体的较长范围进行不间断的数据采集，为提高 CT 的成像功能，如图像后处理创造了良好的条件。

螺旋 CT 在 CT 发展史中是一个重要的里程碑，也是今后 CT 发展的方向。近年开发的多层螺旋 CT，进一步提高了螺旋 CT 的性能。多层螺旋 CT 可以是 2 层，4 层，8 层，10 层乃至 16 层。设计上是使用锥形 X 线束和采用多排宽探测器。例如 16 层螺旋 CT 采用 24 排或 40 排的宽探测器。多层螺旋 CT 装置（例如 16 层）与一般螺旋 CT 相比，扫描时间更短，管球旋转 360°一般只用 0.5s，扫描层厚可更薄，一般可达 0.5 mm，连续扫描的范围更长，可达 1.5 m，连续扫描时间更长已超过 100 s。

改进螺旋 CT 装置的研究主要在探测器上，包括用超宽、多排探测器和平板探测器。SCT 给操作带来很多方便：检查时间缩短，增加了患者的流通量；容易完成难于合作或难于制动患者或运动器官的扫描；一次快速完成胸、腹部和盆部的检查；有利于运动器官的成像和动态观察；对比增强检查时，易于获得感兴趣器官或结构的期相表现特征。获得连续层面图像，可避免层面扫描中所致小病灶的漏查。在图像显示方式上也带来变化，连续层面数据，经计算机后处理可获得高分辨力的三维立体图像，实行组织容积和切割显示技术、仿真内镜技术和 CT 血管造影等。还可行 CT 灌注成像。在临床应用上，多层螺旋 CT 可行低辐射剂量扫描，给肺癌与结肠癌的普查创造了有利条件；扫描时间的缩短，使之可用于检查心脏，包括冠状动脉，心室壁及瓣膜的显示，而且通过图像重组处理可以显示冠状动脉的软斑块。MSCT 所得的 CT 血管造影使肢体末梢的细小血管显示更加清楚。CT 灌注成像已用于脑、心脏等器官病变毛细血管血流动力学的观察，通过血容量、血流量与平均通过时间等参数的测定，可评价急性脑缺血和急性心肌缺血以及判断肿瘤的良性与恶性等。

综上所述，SCT，特别是 MSCT 拓宽了检查与应用范围，改变了图像显示的方式，提高了工作效率，也提高了诊断水平。MSCT 的应用也带来一些诸如患者扫描区辐射量增加和图像数量过多，引起解读困难等问题。对此已引起关注，并加以解决。MSCT 每次检查将提供数百帧甚至更多的横断层图像，按常规办法进行解读和诊断，是极为费时和困难的。如果观察由计算机重组的图像；例如二维或三维的 CT 血管造影，则较为省时和容易。当前重组图像已可做到自动与实时。其次利用计算机辅助检测，对具体病例的大量图像先由计算机进行浏览，用 CAD 行诊断导向，则可简化解读与诊断的程序，省时、可靠。当前 CAD 在乳腺疾病及肺部疾病的应用上已取得较为成熟的经验。

3.电子束 CT

电子束 CT 又称超速 CT（ultrafast CT，UFCT），其结构同普通 CT 或螺旋 CT 不同，不用 X 线管。

EBCT 是用由电子枪发射电子束轰击四个环靶所产生的 X 线进行扫描。轰击一个环靶可得一帧图像，即单层扫描，依次轰击 4 个环靶，并由两个探测器环接收信号，可得 8 帧图像，即多层扫描。EBCT 一个层面的扫描时间可短到 50 ms，可行 CT 电影观察。与 SCT 一样可行容积扫描，不间断地采集扫描范围内的数据。EBCT 可行平扫或造影扫描。单层扫描或多层扫描均可行容积扫描、血流检查和电影检查。多层扫描有其特殊的优越性。

EBCT 对心脏大血管检查有独到之处。造影 CT 可显示心脏大血管的内部结构，对诊断先心病与获得性心脏病有重要价值。了解心脏的血流灌注及血流动力学情况，借以评价心脏功能。扫描时间短，有利于对小儿、老年和急症患者的检查。但 BCT 昂贵，检查费用较高，有 X 线辐射，心脏造影需注射对比剂，又有 MSCT 及 MRI 的挑战，因而限制了它的广泛应用。

第二节　CT 图像特点

CT 图像是由一定数目从黑到白不同灰度的像素按矩阵排列所构成的灰阶图像。这些像素反映的是相应体素的 X 线吸收系数。不同 CT 装置所得图像的像素大小及数目不同。大小可以是 1.0mm×1.0mm，0.5mm×0.5mm 不等；数目可以是 512×512 或 1024×1024 不等。像素越小，数目越多，构成的图像越细致，即空间分辨力高。普通 CT 图像的空间分辨力不如 X 线图像高。

CT 图像是以不同的灰度来表示，反映器官和组织对 X 线的吸收程度。因此，与 X 线图像所示的黑白影像一样，黑影表示低吸收区，即低密度区，如肺部；白影表示高吸收区，即高密度区，如骨骼。但是 CT 与 X 线图像相比，有高的密度分辨力。因此，人体软组织的密度差别虽小，吸收系数多接近于水，也能形成对比而成像。这是 CT 的突出优点。所以，CT 可以更好地显示由软组织构成的器官，如脑、脊髓、纵隔、肺、肝、胆、胰以及盆部器官等，并在良好的解剖图像背景上显示出病变的影像。X 线图像可反映正常与病变组织的密度，如高密度和低密度，但没有量的概念。CT 图像不仅以不同灰度显示其密度的高低，还可用组织对 X 线的吸收系数说明其密度高低的程度，具有一个量的标准。实际工作中，不用吸收系数，而换算成 CT 值，用 CT 值说明密度，单位为HU（Hounsfield Unit）。水的 CT 值为 0HU，人体中密度最高的骨皮质吸收系数最高，CT 值为＋1000HU，而空气密度最低，为-1000HU。人体中密度不同的各种组织的 CT 值则居于-1000 到＋1000HU 的 2000 个分度之间。人体软组织的 CT 值多与水相近，但由于 CT 有高的密度分辨力，所以密度差别虽小，也可形成对比而显影。CT 图像是断层图像，常用的是横断面或称轴面。为了显示整个器官，需要多帧连续的断层图像。通过 CT 设备上图像重组程序的使用，可重组冠状面和矢状面的断层图像。

第三节　CT 检查技术

一、普通 CT 扫描

患者卧于检查床上，摆好位置，选好层面厚度与扫描范围，并使扫描部位伸入扫描架的孔内，即可进行扫描。大都用横断面扫描，层厚用 5 或 10mm，如需要可选用薄层，如 1mm 或 2mm。扫描时患者要制动，胸、腹部扫描要屏气。因为轻微的移动或活动可造成伪影，影响图像质量。

CT 检查分平扫（plain CT scan）、对比增强扫描（contrast enhancement，CE）和造影扫描。

1.平扫

是指不用对比增强或造影的普通扫描。一般都是先行平扫。

2.对比增强扫描

是经静脉注入水溶性有机碘对比剂后再行扫描的方法，较常应用。血管内注入碘对比剂后，器官与病变内碘的浓度可产生差别，形成密度差，可能使病变显影更为清楚。常用方法为团注法（bolus injection），即在二十几秒内将全部对比剂迅速注入。

3.造影扫描

是先行器官或结构的造影，然后再行扫描的方法。临床应用不多。例如向脑池内注入碘苯六醇或注入空气行脑池造影再行扫描，称之为脑池造影 CT 扫描，可清楚显示脑池及其中的小肿瘤。

上述三种扫描在普通 CT、螺旋 CT 和电子束 CT 上均可进行，也是 CT 检查的基本扫描方法，特别是前二种。在工作中常提及高分辨力 CT（hish resolution CT，HRCT），是指获得良好空间分辨力 CT 图像的扫描技术。在 SCT 装置上不难完成。如用普通 CT

装置,则要求短的扫描时间;薄的扫描层厚,如 1～1.5 mm;图像重建用高分辨力算法,矩阵不低于 512×512。高分辨力 CT,可清楚显示微小的组织结构,如肺间质的次级肺小叶间隔,小的器官如内耳与听骨等。对显示小病灶及病变的轻微变化优于普通 CT 扫描。

二、图像后处理技术

螺旋 CT,扫描时间与成像时间短,扫描范围长,层厚较薄并获得连续横断层面数据,经过计算机后处理,可重组冠状、矢状乃至任意方位的断层图像,并可得到其它显示方式的图像。

1.再现技术

再现技术(rendering technic)有三种,即表面再现(surface rendering)、最大强度投影(maximum intensity prqection,MIP)和容积再现(volume rendering)技术。再现技术可获得 CT 的三维立体图像,使被检查器官的影像有立体感,通过旋转而可在不同方位上观察。多用于骨骼的显示和 CT 血管造影(CTangiography,CTA)。

(1)容积再现技术

是利用全部体素的 CT 值,行表面遮盖技术并与旋转相结合,加上假彩色编码和不同程度的透明化技术(transparency),使表面与深部结构同时立体地显示。例如在胸部用于支气管、肺、纵隔、肋骨和血管的成像,图像清晰、逼真。

(2)CTA

是静脉内注人对比剂后行血管造影 CT 扫描的图像重组技术,可立体地显示血管影像。目前 CTA 显示血管较为完美,主要用于脑血管、肾动脉、肺动脉和肢体血管等。对中小血管包括冠状动脉都可显示。CTA 所得信息较多,无需插管,创伤小,只需静脉内注人对比剂。因之,已成为实用的检查方法。CTA 应用容积再现技术可获得血管与邻近结构的同时立体显示。仿真血管内镜可清楚显示血管腔,用于诊断主动脉夹层和肾动脉狭窄等。

(3)组织容积与切割显示技术

使用显示特定组织如肿瘤的软件,可行肿瘤的定量与追踪观察。切割显示软件根据感兴趣区结构的 CT 值,可分离显示彼此重叠的结构,如肺、纵隔和骨性胸廓。

2.仿真内镜显示技术

仿真技术是计算机技术,它与 CT 或 MRI 结合而开发出仿真内镜功能。容积数据同计算机领域的虚拟现实(virtual reality)结合,如管腔导航技术(naviganon)或漫游技术(fly through)可模拟内镜检查的过程,即从一端向另一端逐步显示管腔器官的内腔。行假彩色编码,使内腔显示更为逼真。有仿真血管镜、仿真支气管镜、仿真喉镜、仿真鼻窦镜、仿真胆管镜和仿真结肠镜等,效果较好。目前几乎所有管腔器官都可行仿真内镜显示,无痛苦,易为患者所接受。仿真结肠镜可发现直径仅为 5 mm 的息肉,尤其是带蒂息肉。不足的是受伪影的影响和不能进行活检。

三、CT灌注成像

CT灌注成像是经静脉团注有机水溶性碘对比剂后，对感兴趣器官，例如脑（或心脏），在固定的层面行连续扫描，得到多帧图像，通过不同时间影像密度的变化，绘制出每个像素的时间——密度曲线，而算出对比剂到达病变的峰值时间（peak time，PT）、平均通过时间（mean transit time，MTT）、局部脑血容量（regional cerebral blood volume，RCBV）和局部脑血流量（regional cerebral blood flow，RCBF）等参数，再经假彩色编码处理可得四个参数图。分析这些参数与参数图可了解感兴趣区毛细血管血流动力学，即血流灌注状态。所以是一种功能成像。当前主要用于急性或超急性脑局部缺血的诊断、脑梗死及缺血半暗带的判断以及脑瘤新生血管的观察，以便区别脑胶质细胞瘤的恶性程度。也应用于急性心肌缺血的研究，其结果已接近MR灌注成像。近来也有用于肺、肝、胰和肾的研究报告。CT灌注成像比MR灌注成像操作简单、快捷，是有发展前途的成像技术。

第四节　CT诊断的临床应用

CT诊断由于它的特殊诊断价值，已广泛应用于临床。但也应在了解其优势的基础上，合理的选择应用。

CT可应用于下述各系统疾病的诊断。中枢神经系统疾病的诊断CT价值较高，应用普遍。对颅内肿瘤、脓肿与肉芽肿、寄生虫病、外伤性血肿与脑损伤、缺血性脑梗死与脑出血以及椎管内肿瘤与椎间盘突出等病诊断效果好，诊断较为可靠。因此，除DSA仍用以诊断颅内动脉瘤、脑血管发育异常和脑血管闭塞以及了解脑瘤的供血动脉以外，其他如气脑、脑室造影等均已不用。螺旋CT，可获得比较精细和清晰的血管重组图像，即CTA，而且能做到三维实时显示，所以临床应用日趋广泛。

对头颈部疾病的诊断，CT也很有价值。例如，对眶内占位病变、早期鼻窦癌、中耳小胆脂瘤、听骨破坏与脱位、内耳骨迷路的轻微破坏、耳先天发育异常以及鼻咽癌的早期发现等。当病变明显，X线平片虽可确诊，但CT检查可观察病变的细节。至于听骨与内耳骨迷路则需要用CT观察。

胸部疾病的CT诊断，已日益显示出它的优越性。对肺癌和纵隔肿瘤等的诊断，很有帮助。低辐射剂量扫描可用于肺癌的普查。肺间质和实质性病变也可以得到较好的显示。CT对平片较难显示的病变，例如同心、大血管重叠病变的显示，更具有优越性。对胸膜、隔、胸壁病变，也可清楚显示。

心及大血管CT诊断价值的大小取决于CT装置。需要使用多层螺旋CT或EBCT，而普通CT诊断价值不大。冠状动脉和心瓣膜的钙化和大血管壁的钙化，螺旋CT和EBCT检查可以很好显示。对于诊断冠心病有所帮助。心腔及大血管的显示，需要经血管注入对比剂，行心血管造影 CT，并且要用螺旋 CT 或 EBCT 进行扫描。心血管造影 CT 对先心病如心内、外分流和大血管狭窄以及瓣膜疾病的诊断有价值。多层螺旋 CT，通过图像重组可显示冠状动脉的软斑块。CT 灌注成像还可对急性心肌缺血进行观察。

腹部及盆部疾病的 CT 检查，应用也日益广泛，主要用于肝、胆、胰、脾，腹膜腔及腹膜后间隙以及肾上腺及泌尿生殖系统疾病的诊断，尤其是肿瘤性、炎症性和外伤性病变等。胃肠病变向腔外侵犯以及邻近和远处转移等，CT 检查也有价值。当然，胃肠管腔内病变情况主要仍依赖于钡剂造影和内镜检查及病理活检。

骨骼肌肉系统疾病，多可通过简便、经济的 X 线检查确诊，使用 CT 检查较少。但 CT 对显示骨变化如骨破坏与增生的细节较 X 线成像为优。

第五节　CT 能谱成像的基本原理及临床应用

自 1972 年第一台头部 CT 应用临床以来，CT 发展经历了单笔型束扫描、扇形束扫描、反扇束扫描、动态空间扫描、电子束扫描、单层螺旋扫描和多层螺旋扫描几个重要发展阶段。尤其是螺旋 CT 问世以来，其发展日新月异，各种成像及重组技术极大地促进了 CT 在临床实践中的应用。能谱（量）成像作为一项新技术，根据 X 线在物质中的衰减系数转变为相应的图像，除形态展示外尚能够进行特异性的组织鉴别，能够瞬时进行高能量与低能量的数据采集，采用原始数据投影的模式对两组数据进行单能量重建。

一、能谱成像的原理

1.X 线基础

（1）X 线的质和量

X 线的质和量主要取决于管电流和管电压等复合因素。X 线管的管电流愈大表明阴极发射的电子数愈多，X 线强度愈大。常用 X 线管的管电流与照射时间的乘积来表示 X 线的量，通常以毫安秒（mAs）为单位。X 线的质表示 X 线穿透物质的能力，只与光子能量有关而与个数无关。在 X 线的诊断应用中，以 X 线管电压大小来描述 X 线的质。

（2）X 线的能量谱

X 线和微波、可见光、紫外线等一样，其本质都是电磁波。由 X 线管产生的 X 线并非单一能谱，而是包括特征谱和连续谱两部分。X 线的特征谱可用量子理论作出完美解释，即当 X 线管所产生的高能束流电子轰击靶极时，靶极原子的内层电子脱离原轨道，外层电子填充该空位时产生辐射跃迁，辐射光子的能量取决于跃迁前后的能级差，辐射光子的频率或波长对确定的物质有确定的数值。X 线的连续谱源于轫致辐射，即高能电子进入靶原子核附近，受原子核电场作用急剧减速，损失的能量以 X 光子的形式辐射出去，因高速电子与原子核电场相互作用的情况不同，因而辐射出的 X 光子具有各种各样的能量，从而形成连续谱。

（3）X 线与物质的相互作用

X 线波长很短，具有很强的穿透力，并在穿透过程中造成一定程度的衰减。X 线与物质的相互作用可以有许多种方式，在医用 X 线能量范围内，主要有光电效应、相干散射（Rayleigh 散射）和非相干散射（康普顿散射），相干散射的效果常可以忽略。光电效应和康普顿散射共同决定了 X 线的衰减，即每种物质的 X 线衰减曲线是特定的，CT 图像重建过程即是求解每个体素线性衰减系数的过程。

2.普通 CT 基础

（1）普通 CT 图像重建原理

CT 图像重建是运用物理技术，测定 X 线透过人体某断层各方向的透射强度，采用数学方法，求解出衰减系数在人体某剖面上的二维分布矩阵，再将其转变为人眼看到的二维灰度分布图，从而实现断层成像。

假设体素的厚度为 d，那么当强度为 I_0 的 X 线束穿透体素后衰减为 I，衰减规律遵守朗伯定律即公式（1），其中 P 为投影值。

$$\mu d = \ln\left(\frac{I_0}{I}\right) = P \tag{1}$$

如果在 X 线束扫描通过的路径上，介质是不均匀的，可将沿路径 l 分布的介质分成 n 小块，每一小块为一个体素，厚度为 d，那么投影值 P 符合公式（2）。

$$d \cdot \sum_{i=1}^{n} \mu_i = \ln\left(\frac{I_0}{I}\right) = P \tag{2}$$

如果在 X 线束扫描通过的路径上，介质不均匀，而且衰减系数连续变化，即衰减系数 μ 是路径 l 的函数，那么投影 P 符合公式（3）。

$$P = \int_{-\infty}^{\infty} \mu(l)dl = \ln\left(\frac{I_0}{I}\right) \tag{3}$$

理论上，若用 X 线束沿不同路径对受检体进行投照，就会得到一系列的投影值 P，从而获得一系列的线性方程，按一定算法可求得每个体素的 μ 值，目前 CT 多用滤波反投影法。按公式（4）就可得到体素的 CT 值，从而进一步获得断层图像。

$$CT\ 值 = 1\,000 \times \frac{\mu_物 - \mu_水}{\mu_水} \tag{4}$$

（2）硬化效应

由于 X 线为一混合能量射线，当 X 线束（如 120 kV）穿过人体时，低能量 X 光子首先被吸收掉，这种现象称为硬化效应。即使 X 线在均匀物质中穿行，先接触到射线的物质对 X 线的吸收要多于后接触射线的物质，而 CT 成像原理又决定了对 X 线吸收能力强的物质，其 CT 值要高于对 X 线吸收能力弱的物质，所以同为一种物质却表现为不同的 CT 值，即 CT 值的"漂移"。不同的 CT 设备因为使用不同的球管，其 CT 值亦不再具备可比性。

3.双能能谱成像

线性衰减系数μ是光子能量 E 的函数即μ（E），传统 X 线-CT 计算出的μ值是混合能量等效值，即采用平均辐射能的计算方法得到μ值。理论上利用不同能量水平的单能量 X 线可以得到一系列相应能量水平的 CT 图像，即能谱成像。因此要实现能谱（量）成像首先想到的解决方案是产生单能量的 X 线，同步辐射被认为是一种单能量成像，可以产生一个连续范围的光谱，并用单色器选择任意所需波段，调出适用波长的光进行生物品分析，目前主要处于实验阶段，尚未用于临床实践。

另一种方案就是双能量技术，这早在 CT 发明的初期就已有报道，但 CT 软硬件的限制无法真正在临床上广泛应用。目前 CT 临床应用中的双能量成像方法主要有两种：一种是以 Siemens 公司为代表的双源 CT，它采用两套互相垂直的 X 线球管及探测器，可以产生两种不同辐射能量而实现双能量成像，但对双能量数据的处理是在图像重建后而不是利用投影数据进行的，同时由于两个球管的视野大小不同，在较肥胖的病人可能会出现视野丢失；另一种以 GE 公司的高分辨 CT 为代表，它采用单个 X 线球管，在瞬间实现高低能量切换，达到双能量成像的目的。本文讲述的是单球管双能量技术的成像原理。

（1）单能量图像

前面已提到在医用 X 线能量范围内，光电效应和康普顿效应共同决定了物质对 X 线的衰减，这样人体中任何物质会随 X 线能量变化呈现出不同的 X 线吸收衰减能力，即每种物质都有其特征 X 线吸收曲线。当 X 线的能量远离 K 吸收边界时，物质的衰减系数与 X 线能量的关系为一平滑的曲线。因此可以认为在人体中，当 X 线能量高于 40 keV 时，作为 CT 图像重建时体素的衰减曲线为一平滑的曲线，而曲线上的任何两点便决定整个曲线走向，也就是说仅需要 2 次能量采集即可确定一条特征吸收曲线。Discovery CT750 HD 采用高（140kV）、低（80kV）能量瞬时切换，几乎在同时同角度得到 2 种能量 X 线的采样数据，并根据这两种能量数据确定体素在 40~140 keV 能量范围内的衰减系数，进一步得到 101 个单能量图像，这种相对纯净的单能量图像能够大大降低硬化伪影的影响并获得相对纯净 CT 值的图像，即 CT 值无论在整个视野不同位置、不同扫描，还是不同病人中，都更为一致和可靠。目前有研究认为 65 keV 和 70 keV 图像噪声较低，并有较高的对比噪声比。

（2）物质组成分析与物质分离

任何物质的 X 线吸收系数可由任意 2 个基物质的 X 线吸收系数来决定，因此可将一种物质的衰减转化为产生同样衰减的 2 种物质的密度，这样可以实现物质组成分析与物质的分离。进行物质组成分析时，物质 m1 和 m2 的衰减系数是已知的，分别为μ1（E）和μ2（E），d1 和 d2 代表分离出的物质密度。

$$P = -\ln\left(\frac{I}{I_0}\right) = d_1\mu_1(E) + d_2\mu_2(E) \tag{5}$$

通过公式（5）计算，物质组成分析就能用计算得到的单色光源的数据来表示。

双能能谱成像物质组成分析并不是确定物质组成，而是通过给定的 2 种基础物质来产生相同的衰减效应；成分分离时，并不是固定以某种物质作为基物质进行物质分离，而是可选择任意 2 种基物质进行物质分离。当能量变化时，2 种物质的衰减也会发生变化，因此可按公式（6）将水作为单能量图像中的标准物质。

$$P^{'} = \frac{P}{\mu_1(E)} = d_1 + d_2 \frac{\mu_2(E)}{\mu_1(E)} \tag{6}$$

二、能谱成像技术支持

Discovery CT750 HD 双能量技术是利用单球管能量切换实现的，可在 0.5 ms 时间内瞬时完成高低能量切换，在第一个采样点位置上用高能，角度变化了零点几度的时候再用低能。因此可以说几乎在同时同角度得到了 2 个能量的采样，这样能谱分析可以在投影数据空间进行分析。能谱成像技术要素如下：

1.瞬时变能高压发生器

区别于传统的高压发生器，Discovery CT750 HD 的高压发生器采用了被称之为快速管电压开关的设计，可以使系统在 0.5 ms 周期内对 X 线进行 80 kV 和 140 kV 电压切换，实现瞬时变能目的。

2.宝石探测器

实现双能谱成像要求探测器具备良好的高低能谱区分能力，即瞬时切换的高低能量 X 线要能被探测器快速转化成可见光，同时探测器及时恢复常态准备下一次能量转化。Discovery CT750 HD 采用宝石作为探测器材料，与传统稀土陶瓷探测器和钨酸镉探测器相比较，其稳定性高出 20 倍。宝石探测器的快初始速度、低余晖效应、良好的稳定性及通透性优点使双能谱成像成为可能。

3.动态变焦球管

动态变焦球管可以动态改变球管的焦点，这样系统就可以根据不同条件自动地选择匹配的焦点，从而为临床带来更出色的图像质量。双能成像要求高低能量下具有相同的图像质量，而 kV 的切换会导致焦点的漂移，宝石能谱 CT 球管通过 3 对偏转磁场的聚焦，可获得所需要的焦点，并通过对 mAs 的独自优化实现高低能量下图像质量的匹配。

4.高速数据采集系统

宝石能谱 CT 具有 7 131 帧/s 的采样率，较传统采样率提高约 2.5 倍，保证了高低能量下图像的精度。

5.自适应迭代重建技术

自适应迭代重建（adaptive statistical iterative reconstruction，ASIR）技术最大特点在于采用一种迭代计算技术达到最佳的图像密度分辨率并且大大降低噪声。GE 能谱 CT 只需原先一半剂量的扫描条件就可以得到与原先相同质量（SD 值）的图像。事实上迭代重建算法在第一台 CT 问世时就被用于图像重建，但因其重建时间长且需要昂贵的计算机硬件而限制了其发展。滤波反向投影（filtered back projection，FBP）由于重建速度快而一直作为 CT 图像重建的主要方法。随着人们对更高分辨率、更大覆盖范围、更快扫描时间及更低剂量的需求日益增加，迭代重建算法显示出了巨大优势。迭代法是使用多次迭代运算，逐步接近吸收系数真实值的重建方法，迭代首先从一个假设的近似图像开始，将人为假设的图像进行理论计算得到投影值，同实际扫描组织获得的投影值进行比较，采用迭代的方法不断修正接近，并按照某种最优化准则寻找最佳求解。迭代法的优点在于计算量相对简化，在迭代过程中可以将校正因子包含进最优化准则中，便于进行衰减校正，降低伪影。

（1）ASIR 实现高清成像

统计迭代重建在发射断层显像（SPECT、PET）的成功应用表明，即使在低信噪比（signal noise rario，SNR）的发射数据集利用 FBP 重建得到的图像质量极差时，迭代重建仍然可以重建出高质量的图像。Prakash 等[15]在比较 ASIR 与 FBP 在弥漫性肺疾病中细微的正常及异常结构显示能力后发现，ASIR 对于细微解剖结构及微小病变的显示明显优于 FBP。

（2）ASIR 实现低剂量成像

由于迭代重建算法所需的投影数少，具有可在数据不完全条件下成像的优点，可以实现低剂量成像。Singh 等在比较不同管电流-时间乘积（mAs）条件下不同比例 ASIR 与 FBP 图像质量与微小病灶显示能力后发现，ASIR 能够降低图像噪声、提高图像质量，从而提高医生的诊断信心，即使在腹部 CT 扫描 100mAs 条件下（CTDIvol 8.4 mGy），采用 30% ASIR 重建图像仍能达到满意的图像质量。

三、能谱成像的临床应用

1.硬化伪影去除

（1）血管成像中硬化伪影去除

血管成像中高密度物质会产生硬化伪影，如动脉瘤夹闭术所用瘤夹、血管支架、钙化斑块。能谱 CT 利用单能量成像技术可以去除瘤夹的金属伪影，并且任意分离瘤夹、血管、骨骼 3 种物质，为动脉瘤夹闭后的复查提供完美的影像。

（2）骨科术后复查金属伪影去除

对于许多骨科病人，一旦放置金属类材料植入物以后，在 CT 中会有大量的金属伪影产生而直接影响诊断。能谱 CT 特有的单能量去除伪影技术[keV 和 MARS（Multi ArtifaCTReduction System）]可以降低金属伪影的影响。

（3）颅底射线硬化伪影去除

传统 X 线-CT 由于 X 线束硬化效应，在颅底会产生亨氏暗区，理论上单能量图像能有效降低亨氏暗区的影响，Lin 等研究认为颅脑能谱成像中 70 keV 单能量图像能有效降低噪声及束线硬化伪影。

2.物质分离与物质组成分析

（1）提高小病灶和多发病灶的检出率

CT 能谱技术的一个重要工具就是可以同时生成多种单能量图像和基物质图像，可以避免对比剂硬化伪影和容积效应造成的小病灶遗漏，可以提高小病灶和多发病灶的检出率。有研究认为能谱 CT 物质图像和单能量图像能对富血供的小病灶起到放大的突显作用，如小胰岛细胞瘤、小肝癌等。

（2）有利于微小病灶的鉴别诊断

CT 能谱技术通过物质分离技术，可以明确判断对比剂（碘）的分布以及病灶囊性成分的区别。能谱技术通过水基图像和碘基图像，可以判断病灶是否有碘摄入，以及区分囊性病灶是否含水。Santamaria-Pang 等认为单能量图像能够准确地区分肝内小囊肿与低密度转移瘤（直径<1cm）。Lv 等认为能谱技术能够提高鉴别肝脏微小血管瘤及小肝癌的敏感性。Li 等对离体甲状腺结节研究认为能谱技术能较好区分甲状腺结节良恶性。

（3）提高肿瘤定位、定性准确率

日常工作中经常会遇到某些较大的肿块定位困难，如肝肾间隙肿瘤，有文献报道动态增强各期的 CT 能谱特征，如基物质散点图的分布模式、70 keV 单能量 CT 值分布直方图以及能谱曲线形态特征，能够较好地对肝肾间隙肿瘤做出准确诊断。

（4）基物质图像能够实现模拟平扫

物质分离技术及基物质图像能将碘剂分离出来，在增强扫描的条件下实现模拟平扫，如水基图，从而实现一次增强扫描可同时获得平扫和强化图像，其与真实平扫在临床诊断中的差异有待进一步研究。

（5）易损性斑块的定性与定量分析

能谱 CT 利用单能量成像准确界定斑块各种成分的 CT 值，通过定量分析斑块各种成分的含量，以及物质解析等多种技术区分冠状动脉的易损斑块和稳定斑块，降低冠心病突发事件发生率和致残率。

（6）阴性结石的检出

常规 CT 能很好地检测出阳性结石，但对阴性结石缺乏敏感性。Joshi 等对体外肾结石模型行能谱成像认为能谱 CT 物质分离技术、单能量图像及有效原子序数能很好地检出阴性结石。Qu 等研究认为能谱 CT 能够很好地区分不同种类的肾结石，并可根据有效原子序数确定结石类型。

四、小结

Discovery CT750 HD 能谱成像和低剂量高清图像给临床带来了诸多前所未有的突破，为临床应用和临床科研提供了无限广阔的前景。我们在充分认识双能能谱成像的诸多优势之外，还应清楚地看到目前条件下的能谱成像重建得到的单能量图像只是相对普通 CT 前进了一步，还不是真正意义的单能量成像，其物质分离技术还不是真正意义的检测物质组成，随着科技的进步，CT 在定性与定量方面必将得到快速发展。

第五章 肝脏、胆系、胰腺、脾脏影像诊断

第一节 肝脏

一、检查技术

（一）X 线检查

1.X 线平片 可摄腹部平片或右上腹区平片，临床应用少。

2.肝动脉造影 采用 Seldinger 插管技术把导管插至腹腔动脉或肝动脉，用压力注射器注射对比剂后，DSA 连续采集影像，获得肝动脉期、实质期、门静脉期血管造影像；或把导管插至脾动脉或肠系膜上动脉后注入对比剂，经门静脉回流至肝脏显影为门静脉造影。

（二）CT 检查

1.平扫检查 肝脏的 CT 扫描实际上包括了上腹部的 CT 扫描,扫描前常规口服 l%～2%的泛影葡胺 500～800ml，以更好地显示和识别胃肠道。扫描范围自膈顶至肝的下缘。扫层厚一般为 10mm。小的病灶，层厚可用 2～5mm，螺旋 CT 扫描层厚 10mm，螺距为1.0。

2.增强检查 常在平扫发现异常，特别是发现占位性病变而难以鉴别，或其它检查提示有占位性病变而平扫未发现病灶时，一般需要行对比增强检查。方法是使用离子型或非离子型对比剂 100ml，以 2ml/s～3ml/s 的流量，经压力注射器行静脉注射，并分别于注射后 20s～25s、50s～60s、110s～120s 进行扫描，可获得肝脏动脉期、门脉期和平衡期的 CT 图像。也可只选择某一时期扫描。

（三）MRI 检查

1.平扫检查 肝脏 MRI 平扫常进行轴位和冠状位扫描。扫描范围自膈顶到肝下缘，扫描常规采用 SE 序列，包括了 T1WI 和 T2WI，必要时辅以脂肪抑制序列，以进一步鉴别病灶内是否存在脂肪组织。

2.增强检查 平扫发现病变难以鉴别诊断时可进行对比增强。对比剂常用 Gd－DTPA。对比增强后，可进行多期扫描，获得肝实质增强的各时相 MRI；或行血管增强追踪扫描，获得清晰的肝动脉、门静脉和肝静脉全貌 MR 血管成像，为肝占位性病变的鉴别诊断或更清晰显示肝血管提供更有价值的信息。静脉注射超顺磁性氧化铁（superparamagnetic iron oxide，SPIO）后扫描，该对比剂被正常肝内 Kupffer 细胞摄取，使肝实质在 T2WI 信号明显降低,而不含 Kupffer 细胞的病变组织则保持原来相对高信号，

从而增加肿瘤的检出率。

二、影像观察与分析

（一）正常影像学表现

1.X 线检查

（1）腹部平片：通过观察右隔的位置、形状间接了解肝的上缘，如果结肠充气，可显示肝右叶下缘、边缘锐利的肝角，但只能大致了解肝脏的形态和大小。

（2）血管造影：肝动脉造影或门静脉造影可显示肝动脉和门静脉。肝动脉表现为肝实质内树枝状分布的血管影，自肝门至外围逐渐变细，走行弯曲、自然、边缘光滑整齐。肠系膜上静脉与脾静脉汇合为门静脉后，在肝门分出左、右支入肝。肝静脉多数情况下显影不佳。

2.CI 检查

自上而下逐层显示肝脏解剖，不同层面显示的肝脏形态也不同。肝叶、肝段按 Couinaud 划分法把肝脏分为八个功能段，即尾叶为 S1，左外上段为 S2，左外下段为 S3，左内段为 S4，右前下段为 S5，右后下段为 S6，右后上段为 S7，右前上段为 S8。 肝脏表面光滑锐利。其大小形态因体形、身长而异。脏边缘轮廓光滑，棱角锐利，外缘紧贴腹壁。CT 对肝脏可作出大小的估计，如果为连续扫描，层厚为 1cm，正常肝脏由膈顶至肝下缘不超过 15 个层面；也可以通过肝叶径线的测量并算出肝叶大小比例来估计肝叶的大小，方法为取门静脉主干的层面，分别测量左、右叶最大前后径和右、尾叶最大横径并进行相应比较。正常肝右/左叶前后径比例约等于 1.2～1.9，肝右/尾叶横径比例约等于 2～3。平扫检查肝实质表现为均匀一致的软组织密度，比脾密度高，CT 值为 55HU～75HU。通常肝静脉或门静脉影在肝实质内表现为条形或圆形低密度影。

肝脏为肝动脉和门静脉双重供血的器官，前者占血供 25%，后者占血供 75%。故对比增强检查时，动脉期可显示肝动脉及其分支，但肝实质没有明显对比增强，门静脉期肝实质对比增强密度明显增高，增强密度均匀一致，平衡期对比增强密度逐渐下降。对比增强扫描，动脉期肝动脉表现为散在分布的线状、点状高密度影；门静脉期扫描门静脉及其左右分支显示清楚，边缘光滑，增强密度均匀；平衡期，于第二肝门层面可见左、中、右三支肝静脉回流入下腔静脉，为肝段划分的血管标志。

3.MRI 检查

MRI 横断面图像显示肝脏的形态、边缘轮廓和大小与 CT 相同。MRI 还可以从冠状位和矢状位等多方位清楚地观察肝的形态、大小及肝叶和肝段。正常肝实质表现为 T1WI 中等信号，但高于脾的信号，T2WI 表现为低信号，明显低于脾的信号，信号均匀一致。对比增强后，肝实质表现 T1WI 信号增高，增强效果与 CT 相同。MRI 横断面图像显示肝动脉、门静脉、肝静脉及下腔静脉的解剖结构与 CT 相同，由于流空效应，自旋回波 T1WI 表现无信号的管状影，但 T2WI 上多表现为高信号影；胆管也在 T1WI 表现低信号影，T2WI 表现高信号影。梯度回波快速成像或增强后血管增强追踪扫描，二维或三维成像可更好地显示门静脉、肝静脉，表现为高信号血管结构。

（二）基本病变表现

1.肝的大小与形态异常　肝明显增大，X 线平片可见右膈隆起，肝下角下移。CT、MRI 可见肝边缘变钝，肝叶厚度和长度超过正常范围，超声检查显示肝随呼吸上下移动幅度变小，肝的厚度增加，常规 1cm 层厚连续性 CT 扫描，肝层面超过 15 层以上，肝叶形态饱满；肝明显萎缩则相反，可见肝叶缩小，变形，肝外缘与腹壁距离增宽，肝裂、胆囊窝增宽。肝叶大小的改变，如肝硬化，常表现一个肝叶增大而另一肝叶萎缩，肝叶径线测量表现为各肝叶大小比例失调。

2.肝的边缘与轮廓异常　肝硬化结节再生或占位性病变等突出肝表面可致使肝边缘与轮廓异常，CT、MRI 显示肝缘角变钝，失去正常的棱角或平直，肝轮廓凹凸不平，边缘呈锯齿状或波浪状。

3.肝的弥漫性病变　各种病因引起弥漫性肝细胞变性、坏死，一般在出现肝大小改变的同时，CT 表现全肝、或某一肝叶、肝段的密度增高、减低或混杂密度异常，依病变的不同，境界可清楚或模糊，密度均匀或不均匀；MRI 表现灶性或弥漫性异常信号，脂肪浸润 T1WI 呈高信号，T2WI 呈稍高信号，脂肪抑制序列则表现低信号。如果肝有含铁血黄素沉着，则 T1WI 和 T2WI 都表现低信号。

4.肝的局灶性病变或占位性变　常见为肝囊肿、脓肿、寄生虫和各种肿瘤等病变。肝血管造影显示肝血管增粗，受压移位，可出现病理血管，肿瘤染色；无血供的肿块，在显影的肝实质内出现无对比剂染色区，即所谓充盈缺损。CT 平扫肝占位性病变多数表现为单发或多发的圆形、类圆形低密度肿块，如肿瘤、脓肿或囊肿等，CT 值介于水与正常肝之间；少数表现为高密度，如血肿或钙化。肿块境界清楚或模糊。增强 CT 扫描，囊肿或缺乏血供的病变表现不强化，脓肿表现肿块边缘明显强化；海绵状血管瘤动脉期表现边缘明显强化，门脉期至平衡期及延迟期，强化逐渐向中心扩展最后变为等密度或高密度；肝癌大部分在动脉期表现明显或比较明显的强化，但门静脉期强化程度很快下降。MRI 对显示占位性病变的大小、形态、数目、边缘等表现与 CT 所见相似。肿块的 MRI 信号则表现为低信号、等信号、高信号和混杂信号。大多数病变在 T1WI 表现为低信号，T2WI 表现为高信号。肝囊肿在 T1WI 上呈极低信号，T2WI 呈极高信号；海绵状血管瘤在 T1WI 上表现稍低信号，T2WI 呈明显高信号；肝癌在 T1WI 上表现为稍低信号，T2WI 表现为稍高信号。静脉注射对比剂后行快速多期扫描，肿块的对比增强表现与 CT 多期扫描表现相同。

5.肝血管异常　包括肝动脉、静脉和门静脉的异常。血管造影可见以下异常：肝血管增粗或变细；血管浸润、狭窄或阻塞；在动脉期如见到静脉或门静脉显影，为静脉早显，提示动静脉瘘；门静脉充盈缺损。增强 CT 扫描肝硬化合并门静脉高压可见肝动脉变细、扭曲，门静脉扩张、扭曲；门静脉或肝静脉血栓或癌栓在对比增强后显示充盈缺损；血供丰富的肝肿瘤在对比增强扫描，可显示供血血管增粗，肿瘤内部出现大小不等、走向混乱、扭曲的血管团，为肿瘤的病理血管；在动脉期扫描，如果出现门静脉或肝静脉增强则提示动静脉瘘。MRI 扫描，门静脉癌栓表现门静脉增粗，T1WI 呈低信号或稍高信号，T2WI 呈高信号。静脉注射 Gd－DTPA 行血管增强追踪多期扫描，更容易显示门静脉高压的门静脉增粗或癌栓引起的门静脉充盈缺损。

（三）比较影像学

X 线平片虽然可观察到肝大，肝内钙化、气液平面等明显异常改变，但对疾病诊断的敏感性和特异性很低，应用价值非常有限。血管造影由于是创伤性检查，且获得有价值的直接征象较少，因此。除非同时要进行介入治疗，否则一般很少用来对肝脏疾病进行检查。超声检查简便易行，临床常用来进行肝脏疾病的筛选检查。对显示占位性病变，特别在囊性病变的检出方面有较高的临床应用价值，彩色多普勒血流显像进一步显示肿块内的血流情况，增加更多的诊断信息。cT 由于具备很高的密度分辨力，在肝的弥漫性病变、占位性病变等肝脏疾病的检查中，CT 已经成为临床最常用的影像学检查手段。螺旋 CT 增强多期扫描，有利于对占位性病变的鉴别以及了解病变中的血供情况。MRI 可进行肝脏多方位成像，更好地显示肝脏及其病变。在超声、CT 对肝肿瘤鉴别有困难的病例，MRI 往往能提供更多更有价值的诊断信息。对比增强扫描，特别是使用超顺磁氧化铁对比增强扫描，对肝肿瘤的诊断和鉴别诊断具有显著的价值。

三、疾病诊断

（一）肝脓肿

【临床与病理】

肝脓肿（abscess 0f the liver）为肝组织局限性化脓性炎症。临床上以细菌性和阿米巴性肝脓肿常见。这些致病菌通过血液循环到达肝脏，产生溶组织酶，病变的肝组织充血、水肿及大量白细胞浸润。白细胞崩解，组织液化坏死，形成脓腔，周围肉芽组织增生形成脓肿壁，脓肿壁周围肝组织可有水肿。脓肿多为单房，少数为多房，可单发或多发。患者可出现肝大、肝区疼痛和全身的炎症反应。

【影像学表现】

x 线检查：较大的脓肿，平片可见右膈膨隆，肝区出现含气或气液平面的脓腔影。肝动脉造影显示血管受压移位，脓肿周围可见新生血管或脓肿壁染色，脓腔内没有染色。

超声检查：可见单发或多发的低回声或无回声肿块，脓肿壁表现强回声，厚薄不等，外壁光滑，内壁不平整。脓肿后壁同声增强，侧壁清楚，无回声失落现象。脓肿后方亦见回声增强。脓肿周围显示由亮渐暗的环状回声的水肿带。脓腔的无回声、脓肿壁的强回声和周围的低回声形成了所谓"环中环征"。脓肿内出现气体，后方出现狭长带状强回声。

CT 检查：平扫显示肝实质圆形或类圆形低密度肿块，中央为脓腔，密度均匀或不均匀，CT 值高于水而低于肝。部分脓肿内出现小气泡或气液平面。环绕脓腔可见密度低于肝而高于脓腔的环状影为脓肿壁。急性期脓肿壁外周可出现环状水肿带。增强 CT，脓肿壁呈环形明显强化，脓腔和周围水肿带无强化。低密度的脓腔和环形强化的脓肿壁以及周围的无强化的低密度水肿带构成了所谓"环征"。"环征"和脓肿内的小气泡为肝脓肿的特征性表现。

MRI 检查：肝脓肿的脓腔在 T，wI 呈均匀或不均匀的低信号，RwI 表现极高信号。脓肿壁的信号强度 T1WI 高于脓腔而低于肝实质，表现较厚的圆环状稍高信号区，称晕环征。晕环周围的肝水肿 T2WI 呈明显高信号。Gd-DTPA 对比增强后，脓肿壁呈环形强化。

【诊断与鉴别诊断】

CT 和超声是肝脓肿首选的影像学检查方法，MRl 可反映脓肿各个时期的病理改变，对诊断和治疗效果观察有较高价值。细菌性和阿米巴性肝脓肿共同的 CT 和超声征象大多都表现为厚壁的囊性病灶，同时出现典型的"环征"和病灶内的小气泡。两者的鉴别诊断往往依赖临床资料，后者通常表现白细胞和嗜中性粒细胞计数不高和粪便找到阿米巴滋养体。早期肝脓肿未出现液化需与肝癌鉴别，结合临床是否有炎症反应，血甲胎蛋白（AFP）是否升高，或抗炎治疗后复查脓肿有吸收可以鉴别，必要时穿刺活检确诊。

（二）肝海绵状血管瘤

【临床与病理】

肝海绵状血管瘤（cavernous hemartgiotna）为常见的肝良性肿瘤，根据 Adam 等统计占肝良性肿瘤的 84%。好发于女性，发病率为男性的 4.5～5 倍。任何症状·偶然在体检中发现。巨大肿瘤可出现上腹部胀痛不适。肿瘤破裂可引起肝脏出血。

肿瘤 90% 为单发，10% 多发。肿瘤直径从 2cm 到 20cm 状血管瘤。肿瘤内由扩张的异常血窦组成，内衬单层的血管内间隔形成海绵状结构，并充满新鲜血液。偶然肿瘤内血栓形成，可出现钙化。

【影像学表现】

X 线检查：肝动脉造影主要表现如下：供血动脉增粗，巨大肿瘤压迫周围血管弧形移位，呈"抱球征"；早期动脉相肿瘤边缘出现斑点、棉花团状显影，为"树上挂果征"；静脉期，肿瘤显影逐渐向中央扩散，表现为密度均匀、轮廓清楚的肿瘤染色；肿瘤染色持续到肝实质后期不退。动态血管造影的全部显影过程表现所谓的"早出晚归"征象，即病变显影出现的快，而消退的晚。

超声检查：肿瘤表现圆形或类圆形肿块，境界清楚，边缘可见裂开征、血管进入或血管贯通征。肿瘤多表现强回声，少数为低回声，或高低混杂的不均匀回声。巨大肿瘤，扫查中用探头压迫肿瘤，可见肿瘤受压变形表现。

CT 检查：平扫表现肝实质内境界清楚的圆形或类圆形低密度肿块，CT 值约 3（）HU。对比增强扫描是 CT 检查海绵状血管瘤的关键。通常采用动态 CT 或螺旋 CT 多期增强扫描，要求对比剂注射速度要快，开始扫描要快，延迟扫描要长。对比增强后 20s～

30s 内的动脉期，可见肿瘤自边缘开始出现斑状、结节状对比增强灶，增强密度高于正常肝，接近同层大血管的密度。随着时间延长，注射对比剂后 50s～60s，即进入门静脉期，对比增强灶互相融合，同时向肿瘤中央扩展，最后使整个肿瘤增强，这时增强密度可逐渐下降，变为与周围正常肝实质密度相同的等密度，并持续 10 分钟或更长。整个对比增强过程表现"早出晚归"的特征。综上所述，以下三点可作为海绵状血管瘤 CT 诊断标准：①平扫表现境界清楚的低密度区；②增强扫描从周边部开始强化，并不断向中央扩大，强化密度接近同层大血管的密度；③长时间持续强化，最后与周围正常肝实质形成等密度。

MRI 检查：海绵状血管瘤内的血窦充满缓慢流动的血液，形成的 MRI 表现颇具特征性。肿瘤在 T1WI 表现为均匀的低信号，T1W1 表现为均匀的高信号，随着回波时间延长其信号强度也越来越高，在肝实质低信号背景的衬托下，肿瘤表现为边缘锐利越来越高的信号灶，似电灯泡，随着功率瓦数的增加，亮度也加大，即所谓"灯泡"征。GD—DTPA 对比增强后行动态扫描，肿瘤亦从边缘强化，逐渐向中央扩展最后充盈整个肿瘤，形成高信号的肿块。

【诊断与鉴别诊断】

出现典型 CT 和超声特征者，诊断不难。90%海绵状血管瘤 CT 可以确诊。若同时发现 MRI 的"灯泡"征；超声的肿瘤边缘裂开征、血管进入或血管贯通征，则可提高正确诊断率。血管造影一般只在计划同时进行介入治疗时选用。海绵状血管瘤常需与多血供的肝细胞癌或转移性肝癌鉴别。肝癌 CT 也出现早期明显对比增强，但持续时间多较短，多数都在静脉期出现明显消退，接近平扫密度。超声显示的小肝癌多表现弱回声，且壁薄；而弱回声的海绵状血管瘤则为厚壁。肝癌肿块看不见边缘裂开征和血管进入征。

（三）原发性肝癌

【临床与病理】 原发性肝癌（primary liver carcinoma），90%以上为肝细胞癌。男性多见，好发于 30～60 岁。发病与乙型肝炎和肝硬化密切相关。早期一般无症状，中晚期表现肝区疼痛，消瘦乏力，腹部包块。大部分患者 AFP 阳性。

病理学上分三型：巨块型，肿块直径≥5cm，最多见；结节型，每个癌结节<5cm；弥漫型，<1cm 的小结节弥漫分布全肝。小于 3cm 的单发结节，或 2 个结节直径之和不超过 3cm 的结节为小肝癌。肝细胞癌主要由肝动脉供血，且 90%病例都为血供丰富的肿瘤。

肝细胞癌容易侵犯门静脉和肝静脉引起血管内癌栓或肝内外血行转移；侵犯胆道引起阻塞性黄疸；淋巴转移可引起肝门及腹主动脉或腔静脉旁等处腹腔淋巴结增大；晚期可发生肺、骨骼、肾上腺和肾等远处转移。

【影像学表现】

X 线检查：肝癌的肝动脉造影可出现以下异常改变：肿瘤供血的肝动脉扩张；肿瘤内显示病理血管；肿瘤染色，勾画出肿瘤的大小；肝血管受压拉直、移位，或被肿瘤包绕；动静脉瘘；肿瘤湖征。

超声检查：显示肝实质内多发或单发的圆形或类圆形团块，多数呈膨胀性生长，局部肝表面隆起。肿块内部表现均匀或不均匀的弱回声、强回声和混杂回声。肿瘤周围可见完整或不完整的低回声包膜，在侧后方形成侧后声影。少数肿瘤周围血管受压，在肿瘤周围产生窄暗带环回声。门静脉、肝静脉、下腔静脉癌栓、胆管内癌栓，则在扩张的血管内或胆管内见到高回声的转移灶。同时可显示肝门、腹主动脉旁等腹腔淋巴结增大-CT 检查：平扫常见肝硬化，边缘轮廓局限性突起，肝实质内出现单发或多发、圆形或类圆形的边界清楚或模糊的肿块，肿块多数为低密度，周围可见低密度的透亮带为肿瘤假包膜。巨块型肝癌中央可发生坏死而出现更低密度区。对比增强螺旋 CT 多期扫描：动脉期，主要为门静脉供血的正常肝实质还未出现对比增强，而以肝动脉供血的肿瘤很快出现明显的斑片状、结节状强化，CT 值迅速达到峰值；门静脉期，正常肝实质对比增强密度开始升高，肿瘤对比增强密度迅速下降；平衡期，肿块对比增强密度继续下降，在明显强化的肝实质内又表现低密度状态。全部对比增强过程呈"快显快出"现象。如发生血管侵犯或癌栓形成，则可见门静脉、肝静脉或下腔静脉扩张，增强后出现充盈缺损；胆道系统侵犯，引起胆道扩张；肝门部或腹主动脉旁、腔静脉旁淋巴结增大提示淋巴结转移。

MRI 检查：在 T，wI 上肿瘤表现稍低或等信号，肿瘤出血或脂肪性变表现为高信号，坏死囊变则出现低信号。TzwI 上肿瘤表现为稍高信号，巨大肿块时 T：wI 信号多不均匀。假包膜在 T，wI 上表现环绕肿瘤周围的低信号环。Gd—DTPA 对比增强多期扫描，肿块增强表现与 CT 相同。用超顺磁性氧化铁增强后，正常肝实质的 T：wI 呈低信号，而肿瘤则表现为相对高信号，从而提高肝肿瘤的检出率。

【诊断与鉴别诊断】

影像学检查在肝癌的临床诊断中占有举足轻重的地位。超声和 CT 对肝癌，特别对中晚期肝癌大都能作出诊断，包括肿瘤的类型、部位、大小及其肝内外转移的评价。MRI 在小肝癌的鉴别诊断中优于 CT 和超声。部分不典型的肝癌常需与血管瘤、肝硬化再生结节、炎性假瘤、转移性肝癌、肝腺瘤、局灶性结节增生等鉴别。螺旋 CT 和 MRI 对比增强多期扫描，发现"快显快出"征象，肿瘤假包膜，血管受侵或肿瘤内的脂肪变性等表现。则有助于肝癌的诊断。

（四）转移性肝癌

【临床与病理】

转移性肝癌（secondary tumors of the liver）在我国发病率仅次于肝细胞癌。转移途径主要有：①临近器官肿瘤的直接侵犯；②经肝门部淋巴转移：③经门静脉转移，如消化道恶性肿瘤转移；①经肝动脉转移，如肺癌转移。病理呈肝内多发结节，大小从数毫米到 10cm 以上不等。易坏死、囊变、出血和钙化。临床症状除原发的肿瘤症状外，出现肝大，肝区疼痛，消瘦，黄疸，腹水等。AFP 多阴性。

【影像学表现】

X 线检查：血管造影可见血供丰富的多发结节瘤灶，瘤灶内有病理血管，肿瘤染色，动静脉瘘等。周围血管受压弯曲。

超声检查：常见肝内多发强回声或低回声结节。如为乳腺癌转移常出现"牛眼征"或"声晕样"声像图，结肠癌转移灶钙化可见钙化强回声结节，后方具有声影。胰腺癌转移可见均匀低回声结节，后方无回声增强。肺腺癌、卵巢癌等转移可见囊变或囊实性结节声像图。黑色素瘤表现为多发弱回声结节中心出现很多点状强回声。

CT 检查：平扫可见肝实质内多发小圆形或类圆形的低密度肿块，少数也可单发。肿块密度均匀，发生钙化或出血，肿瘤内有高密度灶，液化坏死、囊变则在肿瘤中呈水样密度。对比增强扫描动脉期呈不规则边缘强化，门静脉期可出现整个瘤灶均匀或不均匀强化，平衡期对比增强消退。少数肿瘤中央见无增强的低密度，边缘强化呈高密度，外周有一稍低于肝密度的水肿带，构成所谓"牛眼征"。有时肿瘤很小也可发生囊变，表现边缘强化，壁厚薄不一的囊状瘤灶。

MRI 检查：显示肝内多发或单发、边缘清楚的瘤灶。T_1wI 常表现均匀的稍低信号，T_2wI 则呈稍高信号。少数肿瘤在 T_2wI 上中心呈高信号，T_1wI 呈低信号，称为"环靶征"。

约 30%肿瘤周围 T_2w1 表现高信号环，称为"亮环征"或"晕征"（halo sigrl），这可能与肿瘤周边水肿或丰富血供有关。

【诊断与鉴别诊断】

肝外原发恶性肿瘤诊断明确，一旦发现肝内多发结节，肝转移癌的诊断比较容易。原发癌不明而见到肝内多发结节，特别是囊性转移瘤需与肝脓肿、肝棘球蚴病、肝结核等肝内多发结节鉴别。

（五）肝棘球蚴病

【临床与病理】

肝棘球蚴病（hy（1mid diseaS（j of the liver）是棘球绦虫的幼虫寄生于肝脏引起的寄生虫病，流行于牧区。棘球蚴有细粒棘球绦虫和泡状棘球绦虫两种，前者多见，引起囊状棘球蚴病，亦称肝包虫囊肿病，后者引起泡状棘球蚴病。

【影像学表现】

X 线检查：腹部平片示 68%～86.7%病灶有钙化。环状、半环状或蛋壳样钙化，提示囊壁钙化；囊内钙化表现为圆形、类圆形结节状或分层状钙化。

超声检查：超声特点与一般囊肿相同，可见单囊或多囊的无回声暗区。根据棘球蚴囊超声表现特征，分为单囊型、多囊型、囊沙型、混合型和母子囊型。可见囊中囊，即母子囊回声和钙化囊壁的强回声，少数囊内呈均匀细粒状、条带状、岛屿状的囊沙回声。

CT 检查：平扫显示肝实质内单发或多发、大小不等、圆形或类圆形的低密度囊状病灶，边缘光滑锐利，境界清楚，CT 值约-14HU～20HU。同时可见环状、半环状、条索状或结节状钙化。对比增强后囊肿无强化。囊壁一般不显示，除非囊壁钙化。囊内囊为其特征性表现，即于母囊内有大小不一、数目不等的子囊。内外囊分离表现特殊，分离程度不同，出现所谓"双边征""水上百合征""飘带征"，为棘球蚴囊一个可靠征象。泡状棘球蚴病表现境界不清的低密度或高低混合密度区，可见广泛的颗粒或不规则钙化。病灶亦可见坏死液化。对比增强后无增强。

MRI 检查：细粒棘球蚴囊的 MRI 表现为 T·wI 低信号，TzwI 高信号的圆形或类圆形病灶，其中信号均匀，境界清楚，边缘光滑。囊肿周围因无水肿，故无晕环。亦见囊内囊征象。Gd—DTPA 增强后囊肿无强化或囊壁轻度强化。泡状棘球蚴病 MRI 无特征性表现。

【诊断与鉴别诊断】

肝棘球蚴病的 x 线平片和 cT 表现有特征性的钙化，CT、MRI、超声显示单囊、多囊病灶，尤以 CT 显示囊肿中的囊内囊和囊壁分离征象颇具特征性。有时需与肝囊肿、肝脓肿鉴别。肝囊肿与单囊棘球蚴囊肿相似，但后者多有钙化。肝棘球蚴囊肿周围无水肿带，对比增强后无强化，与肝脓肿不同。泡状棘球蚴病与肝癌有时不易区别。但前者常有不规则钙化，增强后无强化，可与肝癌鉴别。

（六）肝囊肿

【临床与病理】

肝囊肿（liver cyst）是胆管发育异常形成的小胆管丛，逐渐扩大融合形成的肝囊性病变。囊肿的大小从数毫米到数厘米，囊壁很薄，囊内充满澄清液体。临床症状轻微，巨大囊肿可有上腹胀痛。偶有囊肿破裂、出血。

【影像学表现】

X 线检查：肝动脉造影，巨大囊肿动脉期显示血管受压移位，实质期可出现边缘光滑的无血管区。

超声检查：表现为圆形或类圆形的均匀无回声暗区病灶。囊壁清晰显示，约 1lTim 厚度，前壁和后壁均呈弧形、光滑强回声，比周围肝组织回声强，侧壁回声失落，囊肿后方显示狭长带状强回声。

CT 检查：平扫显示肝实质内圆形低密度区，边缘锐利，境界清楚，囊内密度均匀，CT 值为 OHU～20HU。对比增强后，囊内无对比增强，在周围强化的肝实质的衬托下，囊肿境界更加清楚，囊壁菲薄一般不能显示。

【诊断与鉴别诊断】

超声和 CT 对肝囊肿的检出比较敏感，MRI 显示囊肿也有较高价值。典型的肝囊肿，CT 和超声容易诊断。有时要与囊性转移瘤、肝脓肿、肝棘球蚴病等鉴别。这些病变都有较厚的囊壁，且厚薄不均，边缘不整，有强化等。

（七）肝硬化

【临床与病理】

肝硬化（cIrrhosis of Iiver）病因很多，常见病因为病毒性肝炎和酗酒。肝硬化发生后，早期肝细胞弥漫性变性、坏死，进一步发生纤维组织增生和肝细胞结节状再生，致使肝变形、变硬，肝叶萎缩或增大，同时引起门脉高压。

【影像学表现】

X 线检查：胃肠道钡餐造影可显示胃底、食管静脉曲张。动脉造影可见肝动脉分支变小变少、扭曲；脾、门静脉扩张。

超声检查：显示肝脏大小、形态、回声异常以及脾大、门脉高压等异常改变。严重时肝脏萎缩，并可见肝内门静脉分支变细、僵直、迂曲和显示模糊，门静脉末梢甚至不能显示，提示肝脏纤维化，肝血流量明显减少。

CT 检查：少数肝硬化表现为全肝萎缩；更多的表现为尾叶、左叶外侧段增大，右叶发生萎缩，部分也表现右叶增大，左叶萎缩或尾叶萎缩，结果出现肝各叶大小比例失调。肝轮廓边缘显示凹凸不平，肝门、肝裂增宽以及脾大、腹水、胃底和食管静脉曲张等门脉高压征象。

【诊断与鉴别诊断】

早期肝硬化影像学表现缺乏特异性。中晚期肝硬化 CT、超声、MRI 一般都可作出诊断。血管造影已很少使用。30%～50%的肝硬化合并肝癌，诊断中必须提高警惕。再生结节有时需与早期肝癌鉴别，前者为门静脉供血而非动脉供血，动脉期的 CT 扫描结节没有强化。静脉期只轻度强化，呈低密度，与肝癌对比增强表现不同。

（八）脂肪肝

【临床与病理】

正常肝脂肪含量低于 5%，超过 5X 则可致脂肪肝（fatty liver）。根据脂肪浸润程度和范围，分为弥漫性和局灶性脂肪肝。

【影像学表现】

超声检查：肝大，肝实质表现"光亮肝（bright liver）"，肝轮廓不清，变圆钝。肝内血管明显变细而显示减少，肝内血管与肝实质回声水平接近，回声反差消失。

CT 检查：CT 扫描是最有价值的影像学检查。平扫显示肝的密度降低，比脾的密度低。弥漫性脂肪浸润表现全肝密度降低，局灶性浸润则表现肝叶或肝段局部密度降低。由于肝的密度降低，衬托之下肝内血管密度相对高而清楚显示。但走向、排列、大小、分支正常，没有受压移位肝内血管在肝实质内显示低密度区，可与肝癌等占资鉴别。

MRI 检查：轻度脂肪肝可表现正常。明显的脂肪肝 T_1wI 和 T_2wI 可出现肝实质信号增高，采用脂肪抑制序列扫描可使肝信号降低。

【诊断与鉴别诊断】

脂肪肝的影像学检查目前主要应用 CT 和超声，MRI 检查对脂肪肝的检出率不及 CT。

弥漫性脂肪肝的 CT 和超声表现都较典型，诊断不难。局灶性脂肪肝有时需与肝肿瘤性病变鉴别，根据脂肪肝对比增强 CT 表现特点，容易作出鉴别诊断。

第二节 胆系

一、检查技术

（一）X 线检查

目前常用的胆系 X 线检查有经皮经肝胆管造影（percutaneous transhepatic cholangiography，PTC）和经内镜逆行性胆胰管造影（endoscopic retrograde cholangiopancreatographv，ERCP）。PTC 为直接穿刺胆管，并注入对比剂造影显示胆管的病变。ERCP 是在透视下首先插入内镜到达十二指肠降部，再通过内镜把导管插入十二指肠乳头，注入对比剂造影显示胆胰管。胆管术后常放置的"T 形"引流管，经"T 形"管注入对比剂也可显示胆管。

（二）CT 检查

1.平扫检查 胆系的 CT 扫描范围需从膈顶到胰头钩突部。扫描前准备及扫描层厚与检查肝相同。但胆囊扫描层厚一般采取 3mm～5mm，以更好地显示细小病变。

2.增强检查 平扫发现胆囊壁增厚或胆囊、胆管内软组织肿块，通常需要进行对比增强扫描。对比增强扫描所用对比剂和方法及扫描程序与检查肝相同。螺旋 CT 薄层扫描后重建，可进行胆系三维 CT 成像。

（三）MRI 检查

1.普通扫描 胆管的普通 MRI 扫描，常规采用 SE 序列的 T1WI 和 T2WI 扫描，除了行轴位扫描外，可根据需要增加冠状位或矢状位扫描。鉴别有困难的占位性病变，也可进行对比增强检查。

2.MR 胆胰管造影 胆管梗阻的病例，一般进行常规扫描后，都需要进行 MR 胆胰管造影（MR cholangiopancreatography，MRCP）进一步观察。MRCP 技术是通过增加 TE 时间扫描，获得重 T2WI，突出显示胆胰管内静态水的信号，表现极高信号，与肝实质低信号背景形成鲜明对比而清晰显示胰胆管的 MRI 图像。

二、影像观察与分析

（一）正常影像学表现

1.X 线检查 PTC 或 ERCP 都能比较良好地显示胆管。正常胆管显影密度均匀，边缘光滑。肝内胆管表现树枝状分布，走向自然，由小到大按一定比例形成左、右肝管，再汇合成肝总管。肝总管长约 3cm～4cm，内径约 0.4cm～0.6cm，向下延续形成胆总管，胆总管末端与胰管汇合后共同开口于十二指肠乳头部。胆总管长约 4cm～8cm，内径0.6cm～0.8cm。

PTC 或 ERCP 检查一般胆囊都不容易显影，即使显影，充盈也不满意，达不到诊断要求。

2.CT 检查　平扫检查：平扫胆囊位于肝门下方，肝右叶内侧。横断面表现圆形或类圆形，直径约 4cm～5cm，胆囊腔表现均匀水样低密度，CT 值为约 0HU～20HU。胆囊壁光滑锐利，厚度约 2mm～3mm。对比增强检查胆囊腔内无对比强化，胆囊壁表现均匀一致的强化。

正常肝内、外胆管大多数 CT 不显示，薄层扫描少数可能显示，平扫表现为小圆形或管状低密度区，与血管影表现相同，对比增强后血管增强而胆管没有增强可以鉴别。

3.MRI 检查　轴位胆囊形状与 CT 表现相同，冠状位表现长圆形位于肝门部。胆囊内信号均匀，T1WI 呈低信号，T2WI 呈高信号，边缘光滑锐利。MRCP 多数胆囊都能清晰显示，正常胆囊内含有胆汁，表现为极高信号，信号均匀，边缘光滑。胆囊形状呈长圆形或梨形，长 7cm～10cm，宽 3cm～4cm，分为底部、体部、颈部并和胆囊管相连。

正常胆管内含有胆汁，普通 MRI 扫描 T1WI 呈低信号，T2WI 呈高信号，表现圆形或管状影像。MRCP 肝内、外胆管显示率高达 90%～100%。所见胆系结构影像清晰，优于 PTC、ERCP、CT 检查，表现为边缘光滑整齐，均匀的高信号。显示的胆囊和胆管大小、形态与 PTC 和 ERCP 相同。

（二）基本病变表现

1.胆囊大小、形态、数目和位置异常　CT、MRI 检查容易发现胆囊增大，通常见于胆囊炎或胆囊管梗阻。CT 检查显示胆囊横断面直径超过 5cm。胆囊缩小则常常并有胆囊壁增厚，胆囊壁厚度超过 3mm，可表现环形或局限性增厚。单纯胆囊壁增厚常见于胆囊炎；MRI 表现 T1WI 低信号，T2WI 高信号；CT 增强检查增厚的胆囊壁明显增强，边缘轮廓不规则，呈锯齿状或幕状突起。位于肝门部胆囊床以外的胆囊或双胆囊均为先天异常，认真细致进行 CT、MRI 检查，一般都能作出明确诊断。

2.异常钙化灶　胆囊钙化灶多为结石所致，X 线平片表现为中间低密度边缘高密度影，但需要与右肾钙化灶等胆系外钙化灶鉴别。CT 检查胆囊和胆管内结石表现胆囊或胆管内单发或多发、密度均匀或不均匀的高密度影。在扩张的胆管内，异常结石在周围低密度胆汁衬托下出现所谓"靶征"、"新月征"。MRI 检查绝大部分胆囊和胆管内结石在 T1WI 和 T2WI 均表现低信号，T2WI 及 MRCP 显示更加清晰，表现高信号的胆汁中圆形或类圆形低信号充盈缺损。

3.胆管扩张　PTC 或 ERCP 均可显示先天性的胆管扩张，表现单发或多发的局部胆管梭形或囊状扩大。后天性的胆管扩张由于下端的阻塞或狭窄引起上段胆管全程扩张，胆总管受累则直径超过 1.1cm，并可见从胆总管到肝外周胆管由大到小的扩张，形成所谓"软藤征"或"枯支征"。CT 检查表现肝内胆管呈圆形或管状低密度区，直径超过 5mm，肝总管和胆总管扩张出现从肝门至胰头部连续不断的低密度环，直径超过 1cm。壶腹部周围的病变除引起胆管扩张，同时还可发现胰管扩张，出现所谓"双管征"，为低位性胆管梗阻的重要征象。MRI 检查扩张的胆管 T1WI 表现低信号，T2WI 表现高信号。MRCP 由于黑色的肝脏背景与极高信号的胆系形成明显的信号差，扩张的胆管表现更加清晰。

4.胆管狭窄　炎症、结石、肿瘤是最常见引起胆管狭窄的原因，狭窄病变以上的胆管都出现胆管扩张。狭窄的胆管 PTC 或 ERCP 可见不同程度胆管管腔变细或突然中断。CT 可通过扩张胆管逐个层面向下追踪，当出现扩张胆管变细的层面，即为胆管狭窄段；胆管狭窄的 MRI 轴位表现与 CT 表现相同，MRCP 表现与 PTC 所见相同。炎症引起的胆管狭窄呈鼠尾状或漏斗状的狭窄，边缘光滑，范围较长；结石或胆管癌引起的胆管狭窄为局限的偏心性或向心性狭窄。

5.充盈缺损　胆管内的结石或肿瘤如不引起胆管完全阻塞，PTC 检查可见对比剂仍能通过，则表现为胆管内圆形、类圆形充盈缺损，如发生完全阻塞，阻塞末端呈"倒杯口"状充盈缺损，结石充盈缺损边缘光滑，胆管癌充盈缺损则边缘不规则。CT 对胆囊阳性结石容易显示，胆管结石可在扩张的胆管末端见到高密度结石影，胆囊肿瘤表现为胆囊内软组织肿块，胆囊壁增厚，胆管肿瘤则在扩张的胆管见到胆管壁增厚及其向脏外生长的软组织肿块。MRI 检查胆结石在 T2WI 上高信号的胆汁中呈低信号充盈缺损，胆管肿瘤可见胆囊或胆管内软组织信号的充盈缺损。MRCP 图像上，胆管结石表现扩张胆管末端边缘光滑的倒"杯口"状充盈缺损，胆管肿瘤的充盈缺损表现边缘不规则。?

（三）比较影像学

现代的胆系影像学检查方法较多。传统的口服胆囊造影由于显像差，特异性不高，现已少用。PTC、ERCP 对胆管阻塞性病变检查的临床应用价值较高，但由于是有创性检查，患者不容易接受。CT 在胆系疾病的定位和定性诊断有比较高的应用价值。MRI 及 MRCP 目前已经成为胆系疾病的定位和定性诊断最有效的检查方法。概括地说，目前对于胆系疾病的影像学检查，在胆石症或胆系肿瘤的检查，可进一步选择 MRI 或 CT，一般都可以得到明确诊断。PTC 和 ERCP 很多情况下只作为胆管内支架放置或经内镜取石等介入治疗前选用。

三、疾病诊断

（一）胆石症与胆囊炎

【临床与病理】

在胆汁淤滞和胆道感染等因素的影响下，胆汁中胆色素、胆固醇、黏液物质和钙盐物质析出、凝集而形成胆结石。胆结石分为胆固醇性、胆色素性和混合性胆结石。发生在胆管内的结石为胆管结石，胆囊内结石为胆囊结石，统称为胆石症（cholelithiasis）。胆结石在胆囊或胆管内引起胆汁淤滞，易继发胆囊、胆道梗阻和感染，继而又促进结石形成和发展。因此，胆囊炎和胆石症往往是互为因果的两个疾病。CT 对胆石症的正确诊断率可达 95%。

胆结石和慢性胆囊炎常见的症状为反复、突然发作的右上腹部绞痛，并放射至后背和右肩胛下部。急性胆囊炎常表现持续性疼痛、阵发性绞痛，伴有畏寒、高烧、呕吐。检查右上腹压痛，墨非（Murphy）征阳性。

【影像学表现】

X 线检查：平片可发现胆囊阳性结石，表现为右上腹部大小不等、边缘高密度，中间低密度的环形、菱形、多角形影，在胆囊内聚集成堆时形似石榴子。阴性结石平片不能显示。PTC 或 ERCP 可见胆管或胆囊内结石的充盈缺损，结石引起胆道狭窄或梗阻，则上部胆管扩张。

CT 检查：可见肝内、外胆管或胆囊内单发或多发、圆形、多边形或泥沙状的高密度影，其位置可随体位变换而改变，与占位病变不同。胆总管结石可见上部胆管扩张。结石部位的层面，扩张的胆管突然消失，同时见到高密度结石呈"靶征"或"半月征"。合并急性胆囊炎则胆囊增大，直径＞5cm，胆囊壁弥漫性增厚超过 3mm 并有明显均匀强化，胆囊周围常有环形低密度水肿带或液体储留。慢性胆囊炎则表现胆囊缩小，胆囊壁增厚，可有钙化，增强扫描有强化。

MRI 检查：胆囊内结石在 T1WI、T2WI 上均为无信号或低信号灶。在 T2WI 上，高信号的胆囊内可清楚显示低信号的充盈缺损。胆管结石，特别是胆总管结石，MRCP 既可观察到低信号的结石及其部位、大小、形态、数目等，又能显示胆管扩张及其程度。胆囊炎也表现胆囊增大，胆囊壁增厚。增厚的胆囊壁因水肿而出现 T1WI 低信号，T2WI高信号。

【诊断与鉴别诊断】

X 线平片显示胆结石有很大限度。CT 显示胆管结石则优于超声。诊断有困难的胆石症，如阴性结石，可行 MRI 及 MRCP 检查，绝大多数可以确诊。PTC 或 ERCP 已逐渐被 MRCP 所代替。CT 发现胆囊内多角形、圆形、边缘高密度中间低密度影，即可诊断。当结石合并胆囊增大或缩小，胆囊壁增厚并有对比增强，则支持胆囊炎的诊断。胆管结石或炎症引起胆道梗阻，需与胆管肿瘤等鉴别。

（二）胆囊癌

【临床与病理】

胆囊癌（carcinoma of the gallbladder）70%～90%为腺癌，少数为鳞癌。肿瘤常发生在胆囊底部或颈部。80%呈浸润性生长，胆囊壁环形增厚；20%呈乳头状生长突人胆囊腔。肿瘤增大，可占据整个胆囊，形成软组织肿块，并侵犯周围肝组织。约 70%合并胆囊结石。临床表现右上腹持续性疼痛、黄疸、消瘦、肝大和上腹部包块。

【影像学表现】

X 线检查：胆囊癌侵犯胆管，PTC 出现胆管不规则狭窄、充盈缺损及胆道梗阻。动脉造影，进展期胆囊癌，可显示胆囊动脉增粗，受压移位，血管受侵不规则、狭窄，甚至闭塞。肿瘤内可见肿瘤血管和肿瘤染色。

CT检查：胆囊增大或缩小，肿瘤表现三种类型：胆囊壁增厚型，胆囊壁呈不规则或结节状增厚；腔内型，胆囊腔单发或多发乳头状肿块，肿块基底部胆囊壁增厚；肿块型，胆囊腔全部被肿瘤所占据，形成软组织肿块，周围肝实质出现低密度带。对比增强，肿瘤及其局部胆囊壁明显强化。同时可见胆管受压、不规则狭窄和上部扩张。往往伴有胆囊结石。

MRI检查：与CT表现相似，表现胆囊壁增厚，胆囊内实质性肿块。T1WI肿块周围的肝实质可形成不规则高信号带，提示肿瘤侵犯肝脏。同时显示淋巴结转移和胆道扩张。

【诊断与鉴别诊断】

超声和CT为目前胆囊癌最常用的影像学检查方法，MRI及MRCP可从多方位显示肿块。这些检查显示胆囊壁不规则增厚、胆囊腔内大小不等的肿块，诊断大多不难。动脉造影比较少用。已经波及周围肝实质的肿块型胆囊癌，易与肝癌混淆。但胆囊癌引起的胆道侵犯，扩张比较明显。相反肝癌引起的胆管侵犯胆道扩张较轻，同时容易发生门静脉侵犯和癌栓。胆囊壁增厚的胆囊癌还需与胆囊炎鉴别，胆囊壁明显不规则增厚，对比增强CT明显增强，明显的胆道扩张，周围肝实质侵犯和肝内转移则支持胆囊癌诊断。

（三）胆管癌

【临床与病理】

临床所指的胆管癌（cholangiocarcinoma）为左、右肝管以下的肝外胆管癌，不包括肝内胆管细胞癌。80%为腺癌，少数为鳞癌。肿瘤的形态分为结节型、浸润型、乳头型，浸润型最常见。结节型和乳头型肿瘤在胆管内生长，形成肿块。浸润型则引起胆管局限性狭窄。晚期容易发生胆道梗阻。肿瘤好发于上段胆管，占50%。临床常表现为进行性黄疸、脂肪泻、陶土样大便和上腹出现包块，胆囊肿大。

【影像学表现】

X线检查：PTC和ERCP均可直接显示胆管癌的部位和范围。浸润型可见胆管狭窄，狭窄范围较短，境界清楚，边缘不规整。如为结节型和乳头型，则胆管内显示表面不光整的充盈缺损，胆管阻塞以上的肝内外胆管明显扩张，呈"软藤征"。

CT检查：肝内外胆管不同程度扩张，一般扩张都比较明显。肿瘤发生于上段胆管，可见肝门部软组织肿块；中、下段胆管癌可见胆囊增大和二段胆总管扩张，扩张的胆管于肿瘤部位突然变小或中断，末端可见局部胆管壁增厚或形成软组织肿块，对比增强明显强化。有时可有肝门部等处淋巴结转移。

MRI检查：普通扫描表现与CT相似，胆管扩张表现T1WI低信号；T2WI明显高信号。肿瘤表现为T1WI低信号；T2WI不均匀高信号的软组织肿块。MRCP在显示胆管扩张方面与PTC相同，同时显示胆管内不规则软组织肿块，胆管不规则狭窄或阻塞。

【诊断与鉴别诊断】

胆管癌的CT、MRCP检查都比较容易显示胆管扩张，在扩张的胆管远端发现胆管突然中断、不规则的胆管狭窄或发现胆管内软组织肿块、胆管壁增厚等征象，结合临床表现可作出诊断。鉴别诊断主要排除引起胆道梗阻的胆管结石和胆管炎。于扩张胆总管末端见到阳性结石影则支持胆管结石诊断；长范围的胆管鼠尾状狭窄，末端既不显示结石影，也不显示软组织肿块，则一般为慢性胆管炎。

第三节　胰腺

胰腺（pancreas）横位于上腹部腹膜后区，其体积小，位置深。过去用于诊断胰腺疾病的 X 线检查是一种间接诊断方法，现已基本被无创性能直接显示胰腺全貌的超声、CT、MRI 等检查方法所替代。

一、检查技术

（一）X 线检查

平片可帮助了解胰腺走行区有无异常高密度影。ERCP 对诊断慢性胰腺炎、胰腺癌、壶腹癌或黄疸待查的患者有一定的帮助，有助于了解胆管病变及与胰腺病变的关系，同时有可能做组织学诊断。胰腺血管造影适用于检查胰岛细胞瘤，也可用于胰腺癌的分期和了解血管被侵犯的情况。PTC 有助于确定阻塞性黄疸梗阻部位及性质。

（二）CT 检查

检查当日清晨禁食，扫描前口服 1.5%～3.0%泛影葡胺或饮用水 800ml，于检查前 30 分钟和检查前即刻服完，目的是使胃和小肠充盈，更好地观察胰腺。检查时先做平扫，一般使用 5mm 层厚，增强扫描可更好地显示胰腺病变及其与血管的关系。目前采用的双期扫描非常有利于病变的早期发现。

（三）MRI 检查

扫描时可选用横断位 SE 序列 T1WI、FSE 序列 T2WI、GRE 序列 T1WI 以及动态增强 GRE 序列 T1WI，上述各种序列中可增加脂肪抑制。MRCP 能完整、清晰显示主胰管的全程及部分分支，可全面立体地显示梗阻性黄疸的梗阻平面、程度和胰管扩张的情况。

二、影像观察与分析

（一）正常影像学表现

1.X 线检查　平片检查，正常胰腺难以识别。胰腺血管造影可显示正常胰腺的供血动脉和引流静脉。ERCP 可显示正常胰管，大多自胰头部向尾部斜行，管径逐渐变细，最大径不超过 5mm，边缘光滑整齐，主胰管上有一些分支，有时可见高于主胰管位置的副胰管。

2.CT 检查　正常胰腺实质密度均匀，略低于脾，增强扫描后密度均匀增高，呈带状，横跨于腰1、2 之前，由头向尾逐渐变细。正常胰头、体、尾与胰腺长轴垂直的径线可达 3cm、2.5cm 和 2cm。胰腺大小存在一定的差异，60 岁以上老人胰腺逐渐萎缩变细，因此诊断时不能仅凭绝对值的测量。另外胰腺的形态、位置也受年龄、体型、性别等因素影响，存在个体差异。一般胰尾位置最高，胰体位于中线。钩突是胰头部最低的部分，是胰头下方向内延伸的楔形突出，其前方可见肠系膜上动、静脉，外侧是十二指肠降段，下方为十二指肠水平段。脾静脉沿胰腺体尾部后缘走行，是识别胰腺的标志。胰管位于胰腺偏前部，可不显示或表现为细线状低密度影。

3.MRI 检查　腹膜后脂肪组织显示为高信号，在勾画胰腺轮廓上有一定帮助。在 T1WI 和 T2WI 上，胰腺表现为均匀的较低信号结构，与肝的信号相似。其背侧的脾静脉由于流空效应呈现无信号血管影，可帮助勾画出胰腺的后缘。十二指肠内液体常表现为较高信号。

（二）基本病变表现

可为胰腺局部或全胰增大，外形改变，胰腺周界不清以及密度、信号等异常。例如，CT 上呈囊状低密度改变；而胰腺肿瘤一般为实质性病灶，往往其密度低于周围的胰腺实质。胰腺肿瘤可侵犯邻近的下腔静

脉、脾动、静脉、肝动脉和门静脉等，血管受侵时常用 CT 进行评估。胰管扩张表示有梗阻或有慢性胰腺炎。MRCP 可显示胰管扩张的形态，ERCP 可见胰管狭窄、梗阻、突然中断、扩张、粗细不均、扭曲以及受压、牵拉、变细等改变。增强 CT 扫描对胰腺病变性质、肿瘤分期、急性胰腺炎坏死程度等判定上有重要价值。MRI 对胰腺疾病的诊断原则与 CT 相仿。

（三）比较影像学

平片对诊断胰腺疾病的作用有限。CT 能客观地反映胰腺病变的情况，是胰腺疾病重要影像学检查手段，可直接显示胰腺本身及其周围的脂肪层，对胰腺邻近脏器显示也佳。以往认为 MRI 在胰腺疾病应用上价值不大，近些年来随着 MRI 设备的发展、动态快速扫描 MRI 序列的开发应用、脂肪抑制技术的不断完善以及 MRCP 技术的日趋成熟，胰腺 MRI 临床应用越来越广泛。ERCP 是一种胰胆系统的直接造影检查，其对诊断壶腹肿瘤和胰腺疾病有重要作用，但广泛应用受限，现更多趋向于向内镜治疗学上发展。胰腺血管造影操作复杂，有创伤性，现已基本被 CTA、MRA 取代。

三、疾病诊断

（一）急性胰腺炎

【临床与病理】

急性胰腺炎（acute pancrcatitis）是胰蛋白酶原溢出被激活成胰蛋白酶引发胰腺及其周围组织自身消化的一种急性炎症。急性胰腺炎分急性水肿型及出血坏死型两种。前者多见，占 80%～90%，表现为病变胰腺肿大变硬，间质充血水肿并细胞浸润。后者较少见，病变以广泛的胰腺坏死、出血为特征。由于胰液、炎性渗出、脓液、出血、坏死组织等聚积在胰腺内外，并可沿多条途径在腹膜后间隙或向腹腔内扩散，因此常伴有不同

程度的并发症。急性胰腺炎临床上表现为突发上腹部剧痛并可出现休克，疼痛向腰背部放射，伴有恶心、呕吐、发热等。发病前多有酗酒、暴饮暴食或胆道疾病史，另外生化、血液学方面也有一定的改变。

【影像学表现】

X线检查：平片可显示上腹部肠曲扩张，以及由于肠系膜水肿所致的胃与横结肠间距增大，并可见肺底炎症浸润和胸腔积液等改变。

CT检查：对急性胰腺炎的诊断有重要作用，对了解病变的范围和程度很有帮助，在提供腹部和后腹膜腔的综合性信息方面也颇具优势。急性胰腺炎行CT检查时不用口服对比剂，以防影响观察胰腺的密度变化。因为正常胰腺大小存在一定的差异，因此胰腺轻度肿大有时难以辨认，需靠临床表现和生化检查诊断。急性胰腺炎典型表现是胰腺局部或弥漫性肿大，密度稍减低，胰腺周围常有炎性渗出，导致胰腺边缘不清，邻近肾前膜增厚，此征象尽管非胰腺炎所特有，但却是胰腺炎的重要标志。胰分泌液具有高侵袭性，可沿着组织间隙弥漫性扩散形成炎性混合物，再进一步演变为液化、化脓或吸收好转。水肿型胰腺炎病变程度较轻，而坏死出血性胰腺炎者胰腺明显肿大，上述改变更显著，胰腺密度不均。坏死呈低密度区而出血呈高密度，增强扫描可见坏死区不增强，据此可帮助了解胰腺的坏死范围。由于胰腺炎炎性渗液内含有消化酶，极具侵蚀性，并有一定的流动性，聚积在胰内、外的病变可扩散到小网膜、脾周围、胃周围、肾旁前间隙、升、降结肠周围间隙、肠系膜以至盆腔，因此CT检查范围必要时要向下扩展到盆腔。胰腺假性囊肿形成时，可见边界清楚的囊状低密度区。脓肿是胰腺炎的重要并发症，可危及生命，CT表现与坏死区相似，为局限性低密度灶，出现气体是脓肿的特征。脓肿诊断时需与假囊肿鉴别，诊断困难时可针吸活检进一步明确诊断。

MRI检查：胰腺增大、于T1WI上表现为胰腺信号减低，T2WI上则增高，T2WI脂肪抑制像上信号不均匀，增强扫描为不均匀强化。由于胰腺周围脂肪组织水肿，胰腺边缘多模糊不清。胰周积液时在T1WI上呈低信号，在T2WI呈高信号。出血使T2延长而T1缩短，在T1WI和T2WI上都表现为高信号，并随着血红蛋白演变而变化。假性囊肿呈长T1长T2的圆形、边界清楚、壁厚的囊性病变，囊内信号可不均匀。脓肿表现与假囊肿类似，不易区分。

【诊断与鉴别诊断】

急性胰腺炎常有明确病史、体征及化验检查所见，结合影像学表现，诊断并不困难。但影像学检查有助确定病变的病理情况，腹膜后扩散范围及有元并发症。这些对评价病情、决定治疗方案及预后评估，都有很大帮助。

（二）慢性胰腺炎

【临床与病理】

慢性胰腺炎（chronic pancreatitis）是指由各种因素造成胰腺局部、节段性或弥漫性的慢性进展性炎症，导致胰腺实质和胰管组织的不可逆性损害。肉眼观察胰腺呈结节状，质较硬。病理上胰腺间质细胞浸润，常有一定量的纤维组织增生，腺泡和胰腺组织萎缩、消失，有钙化或结石形成，胰管呈不同程度扩张。临床上患者可有上腹痛，可合并糖体病，常伴有胆系疾患。

【影像学表现】

X线检查：平片可于胰腺走行区发现致密的多发性小结石及钙化。ERCP对慢性胰腺炎诊断较敏感，表现为胰管的狭窄、扩张，胰管内结石等。

CT检查：对胰腺实质的显示更加准确，对钙化的显示更为敏感。可表现为胰腺局部增大或萎缩，胰管不同程度扩张，胰腺钙化形成，钙化呈斑点状致密影，沿胰管分布。合并假性囊肿形成时表现为边界清楚的囊状低密度区，CT值接近水的密度。

MRI检查：可显示胰腺的大小和形态改变，胰管串珠状扩张及胰腺周围筋膜增厚等。由于慢性胰腺炎时胰腺的纤维化，在T1WI脂肪抑制像和T2WI上均可表现为低信号区。在动态增强MRI上，纤维化区没有强化或强化不明显。慢性胰腺炎合并假囊肿时，T1WI表现为局限性囊状低信号区，T2WI显示为囊状高信号区。钙化是慢性胰腺炎的重要改变，但在MRI上难以识别。

【诊断与鉴别诊断】

慢性胰腺炎，特别是慢性胰腺炎所致的胰头局限性增大，有时与胰腺癌鉴别十分困难，它们都可表现为胰头增大及胰体尾部萎缩。鉴别要点：①胰头慢性炎性肿大以纤维化改变为主，在T1WI、T2WI上均呈低信号改变。③动态扫描各期强化规律基本与正常胰腺的强化规律相一致，胰头癌则在动脉期为低密度或低信号。③发现钙化、假囊肿，提示炎症机会大。④胰腺癌更易引起胰腺邻近血管受到侵犯或被包埋。⑤胰腺癌较早即可能出现肝、腹膜后转移。有时尚需穿刺活检或随访来明确诊断。

（三）胰腺癌

【临床与病理】

胰腺导管细胞癌，简称胰腺癌（pancreatic carcionma），是胰腺最常见的恶性肿瘤，约占全部胰腺恶性肿瘤的95%。其他还有内分泌性细胞肿瘤及非上皮性肿瘤。导管腺癌病理上为致密的纤维化硬化性病变。约60%～70%发生于胰腺头部，其次为体、尾或头体、全胰受累。胰腺癌的大小和外形不一。边界有的分明，有的分辨不清。呈坚硬的结节样，肿块中心常有坏死。由于胰腺淋巴引流丰富和缺乏胰周包膜，较易出现其他脏器或淋巴结的转移。

临床上多见于40岁以上男性，发病率随年龄增长而增高。早期多无症状或症状不明确，不易引起重视。因胰头癌常直接侵犯或压迫胆总管胰内段，出现进行性阻塞性黄疸，临床就诊相对早。胰体尾部癌多在出现持续性腹痛、腰背痛或发现上腹深部肿块时就诊。胰腺癌预后差，5年生存率仅约为5%。

【影像学表现】

X线检查：低张十二指肠造影可见十二指肠曲扩大，其内侧缘出现压迹、双边征或反"3"字征。十二指肠内侧壁粘膜皱壁平坦、消失、肠壁僵硬，甚至破坏。ERCP 可显示胰管狭窄和阻塞。如已有阻塞性黄疸，PTC 可显示胆总管在胰腺段的梗阻。

CT 检查：能更好地显示病变解剖细节，故在行超声检查后，常需再行 CT 扫描。CT 上肿瘤的密度常与胰腺的密度相等或略低，故平扫可发生漏诊。较大的肿块可引起胰腺局部增大。如病灶内出现坏死、液化则形成低密度区。由于胰腺癌是少血管性肿块，增强扫描时肿块强化不明显，呈相对低密度。胰管、胆管扩张可形成"双管征"，此为胰头癌的常见征象。可伴有胰体尾萎缩或引起远端潴留性假囊肿。胰腺癌进一步发展，可使胰周脂肪层消失，邻近血管可被推移或包埋。胰周、腹膜后、肝门淋巴结和肝内可发生转移。CT 对胰腺癌能作出较为准确的术前分期，对判断手术切除的可能性与准确性较高。术前有条件者应常规作螺旋 CT 双期扫描以更清楚地显示病变细节。

MRI 检查：可见胰腺形态、轮廓发生改变，局部肿大，轮廓不规则。T1WI 上肿瘤信号一般稍低或等于正常胰腺和肝，坏死区信号更低，T2WI 上信号则稍高且不均匀，坏死区显示为更高信号。使用 T1WI 加脂肪抑制和动态增强 GRE 序列观察胰腺肿块可获得更好的检查效果。MRI 能很好地显示扩张的肝内外胆管及胰管，它们在 T1WI 上显示为低信号，T2WI 上为高信号。MRCP 可以直观的显示胰管梗阻的部位、形态、程度。胰腺癌常向周围侵犯，常有血管受累和淋巴结转移。这些改变在 SE T1WI 上能够很好显示，表现为在高信号脂肪组织背景衬托下，受累或被侵犯的结构及淋巴结转移灶呈低信号改变。SE T2WI 脂肪抑制像和动态增强实质期 T1WI 脂肪抑制像能够清楚显示淋巴结转移的情况，表现为中等程度的高信号。

【诊断与鉴别诊断】

主要应与慢性胰腺炎鉴别，已于慢性胰腺炎中叙述。胰头癌还需与胆总管下端肿瘤、壶腹癌等鉴别。

第四节　脾脏

脾脏（spleer）位于左上腹后外上，属单核吞噬细胞系统器官，是超声、CT、MRI 容易显示的脏器。

一、检查技术

（一）x 线检查

脾动脉插管技术同肝动脉，可行选择性腹腔动脉或脾动脉造影。

（二）超声检查

患者取右侧卧位，于左侧第 9～11 肋间隙，腋中、后线部位行肋间斜切扫查，测量脾厚度以及脾血管和血流状态。于左侧肋缘下锁骨中线纵行扫查，了解脾增大情况。

（三）CT 与 MRI 检查

采用与肝扫描相同的技术，对于小病灶，可使用薄层，对平扫发现的可疑或等密度、等信号病变应行增强扫描进一步观察。MRI 增强扫描时还可使用 MRI 特异性对比剂，以获得肿瘤与脾之间最大的对比度，提高病变的诊断率。

二、影像观察与分析

脾疾病，尤其是占位性病变影像定性诊断有时较困难，部分病例，需结合临床或穿刺活检才能作出诊断。

（一）正常影像学表现

1.超声检查　肋间斜断面正常脾略呈半月形，长轴与左侧第 10 肋平行，脾包膜呈光滑的细带状回声。外侧缘呈弧形，内侧缘凹陷，脾门处有脾动脉和脾静脉出入。脾动、静脉显示为无回声平行管状结构。脾实质呈均匀中等回声，光点细密。彩色多普勒显示脾门处及脾内脾静脉的分支呈蓝色血流，脾门处脾动脉呈红色血流，腹腔干发出脾动脉分支依不同的声束方向可呈蓝色或红色。脾厚度：左侧肋间斜切显示脾门及脾静脉，从此处至外侧缘弧形切线的连线，正常不超过 4cm；脾长度：脾下极最低点至脾上极最高点之间的距离，正常小于 11cm；脾静脉内径：脾门处脾静脉内径小于 0.8cm。

2.CT 检查　正常脾前后径平均为 10cm，宽为 6cm，上下径为 15cm。平扫近似于新月形或内缘凹陷的半圆形，密度均匀，略低于肝。正常脾内侧缘常有小切迹，脾门处可见大血管出入，增强扫描动脉期脾不均匀强化，门静脉期和实质期脾的密度逐渐变均匀。

3.MRI 检查正常时脾脏在腹腔内脂肪的衬托下轮廓清晰可见，其形态因层面不同而有差异。横断面上与 CT 表现类似，冠状面上在显示脾的大小、形态及其与邻近器官的关系上优于 CT。脾脏的信号是均匀的，由于脾脏的血窦较肝脏更为丰富，故 T_1 及 T_2 弛豫时间比肝、胰长，而与肾相似。脾门血管呈黑色流空信号，易于辨认。

（二）基本病变表现

平片可粗略估计脾的大小，显示一些明显的脾内钙化。超声、CT、MRI 能对脾脏提供良好的诊断信息，可检出脾肿大，并测量其大小。脾的变异可表现为多脾、副脾、无脾或异位脾，变异的脾脏 CT 密度、MRI 信号强度及强化表现始终与脾相同。脾内低密度病灶见于脾囊肿、脓肿、梗死与挫伤等。脾囊肿超声上显示为边界清楚的无回声结构，MRI 多呈圆形长 T_1 低信号和长 T_2 高信号。超声上原发和转移性肿瘤为一组产生不同于正常脾实质回声的病变。

（三）比较影像学

脾脏病变的检查以超声最为简便，敏感性高，是首选检查方法；CT 类似超声能显示疾病的病理变化，图像质量更清晰，测量值更为准确，对显示钙化、气体、脂肪组织极为敏感；MRI 与超声、CT 的诊断价值相仿，适用于碘过敏者，其冠、矢状位扫描更有助于病灶的准确定位，因此是超声、CT 检查的重要补充手段。血管造影除出血外，不再用于脾疾病的诊断，而是脾疾病介入治疗的一个步骤。

三、疾病诊断

（一）脾肿瘤

【临床与病理】

原发于脾的肿瘤（splenic tumor）极为少见，有良、恶性之分，前者常见的有血管瘤、错构瘤以及淋巴管瘤，后者又分为原发恶性肿瘤、转移性肿瘤和淋巴瘤。良性肿瘤以血管瘤最多见，常为海绵状血管瘤，由于肿瘤生长缓慢，多无临床症状。恶性肿瘤中以淋巴瘤多见，在大体病理学上，病灶可呈弥漫的细小结节型、多发肿块型或单发巨大肿块型。临床上多见于 40 岁以上患者，可有长期发热、浅表淋巴结肿大、脾大、左上腹疼痛等症状。

【影像学表现】

（1）海绵状血管瘤

1）超声检查：显示为边界清楚的圆形强回声，强回声区内显示小的无回声和强回声间隔光带，呈网络状。彩色多普勒显示血管瘤周围或其内部可有脾动脉或脾静脉的分支绕行或穿行。血管瘤内部无血流信号显示。

2）CT 检查：平扫为边界清楚的低密度或等密度肿块，可能有少许钙化存在，增强扫描时与肝血管瘤可相似，也可呈不均匀轻度强化。

3）MRI 检查：由于肿瘤内具有瘤样扩张的血管成份，血流缓慢，T_1wI 上表现为境界清楚的低信号区域，T_2wI 上呈明显高信号。Gd—DTPA 增强后大多数瘤灶明显强化。

（2）恶性淋巴瘤

1）超声检查：可以是全身性淋巴瘤累及脾脏，也可以是原发于脾脏。其超声表现：①脾弥漫性增大，脾实质回声减低或正常，光点分布较均匀；②部分患者脾实质内显示单个或多个散在分布的圆形低回声结节，边界清楚，多个结节融合可呈分叶状；③多发性结节状淋巴瘤呈蜂窝状低回声，间隔呈较规则的线状强回声带。

2）CT 检查：①脾脏增大；②平扫可见脾内单发或多发稍低密度灶，边界不清或清楚；③增强扫描病灶轻度不规则强化，与正常脾实质分界清楚；④同时可伴有腹膜后淋巴结肿大。

3）MRI 检查：可仅表现为脾脏弥漫性增大，也可表现为单个或多个大小不等的圆形肿块，边界不清，在 T_1wI 及 T_2wI 表现为不均匀性混杂信号，增强扫描病灶轻度强化，信号较正常脾脏为低，典型的可呈"地图"样分布，可伴有腹膜后淋巴结肿大。

【诊断与鉴别诊断】

脾海绵状血管瘤超声和 CT 表现均类似于肝海绵状血管瘤，个别疑难病例可借助 DSA 进一步检查确诊。超声、CT 和 MRI 均可对脾恶性淋巴瘤作出定位诊断并判断肿瘤与周边的关系。同时可显示其他部位肿大的淋巴结，但在定性诊断方面仍需密切结合临床和实验室资料。

（二）脾脓肿

【临床与病理】

脾脓肿（splenic abscess）是细菌侵入脾内形成的局限性化脓性感染。多继发于全身性感染血源播散至脾或脾周围有感染或外伤、梗死后并发。脓肿可单房或多房，可孤立或多发。患者临床上可表现为全身感染症状并脾区疼痛。

【影像学表现】

X 线检查：可见左上腹肿块，左膈升高，活动受限，常伴发胸膜反应和胸腔积液以及左肺盘状肺不张，如在脾区发现气一液平面，则具有诊断意义。

超声检查：脾轻至中度增大。初期病灶呈不均匀低回声至中等回声区，边界不清楚。中期坏死液化后脓肿表现为无回声区，周边有较强回声带环绕，无回声区内可具光团、光带、光点回声。抗感染治疗后，无回声区范围可明显缩小。

CT 检查：圆形或椭圆形低密度区，单发或多发，CT 值差别较大，一般<30HU，境界清楚。增强后脓肿壁发生环状增强，有时脓肿内密度不均或有气体存在。

MRI 检查：典型脾脓肿的脓腔表现为圆形长 T_1 低信号和长 T_2 高信号。Gd—DTPA 增强后脓肿壁呈环形强化，壁厚、均匀一致，边界清楚，有时可见多房状强化。如果在脓腔内见到低信号气体影或不同信号强度的分层现象，是脾脓肿的特征性表现。

【诊断与鉴别诊断】

根据影像学表现，结合临床，一般可作出诊断，但应注意与膈下脓肿、脾囊肿等鉴别，诊断困难时可行超声或 CT 引导下穿刺活检。

（三）脾囊肿

【临床与病理】

脾囊肿（splenic cyst）多为单发，偶为多发。分先天性真性囊肿和后天性假性囊肿。真性囊肿见于单纯性囊肿和多囊脾，假性囊肿多见于外伤出血和梗死之后。脾包虫囊肿多见于流行病区。-～-～'/J、囊肿无症状，巨大囊肿可产生压迫症状或在左上腹触及包块。

【影像学表现】

超声检查：①单纯性囊肿：脾内圆形无回声区，壁光滑，边界清楚，其后壁及后方回声增强。②多囊脾：示脾实质内多个大小不等、互不连通的无回声区，呈圆形，壁薄而光滑，多囊脾常与其他器官多囊性病变并存。

CT 与 MRI 检查：表现类似于肝、肾囊肿。往往为单发，圆形或卵圆形，边界清楚，CT 上密度低而均匀，CT 值 0HU～15HU，外伤性囊肿内由于出血和机化，囊内密度高于水，寄生虫性囊肿常可见囊肿壁弧形钙化。MRI 上囊内容物为均匀水样信号，Gd—DTPA 增强后囊液及囊壁无强化表现，MRI 不能显示囊壁的钙化。

【诊断与鉴别诊断】

三种影像学方法对诊断脾囊肿均具有较高的敏感性，多囊脾常与其他脏器囊肿并存。

另外，三种影像学方法均可显示脾包虫囊肿位于母囊内的子囊。CT 易于发现囊壁钙化，结合流行病史可对一些非典型脾包虫囊肿作出定性诊断。

（四）脾梗死

【床与病理】

脾梗死（splenic infarction）系继发于脾动脉或其分支的栓塞，造成局部组织的缺血坏死。常见原因为左心系统血栓脱落，脾周围器官的肿瘤和炎症引起脾动脉血栓并脱落，某些血液病和淤血性脾增大等。脾梗死灶大小不等，可数个病灶同时存在或有融合，病灶多呈锥形，有时可呈不规则形，肉眼上有贫血性梗死和出血性梗死两类，梗死区常有大量含铁血黄素沉着，梗死愈合后由于纤维化和瘢痕组织形成可使脾脏局部轮廓凹陷。梗死可无症状或有左上腹疼痛，左膈抬高，左胸腔积液，发热等。

【影像学表现】

X 线检查：陈旧性梗死灶内偶见钙化，选择性脾动脉造影可见受累动脉中断，并可见一三角形无血管区，尖端指向脾门。

超声检查：脾实质内显示单个或多个楔形或不规则形低回声区，楔形底部朝向脾外侧缘，其尖端指向脾门。内部可呈蜂窝状回声或不均匀分布的斑片状强回声。梗死灶坏死液化时，呈无回声或形成假性囊肿。陈旧性梗死灶纤维化、钙化时，病灶回声明显增强，后方伴有声影。

CT 与 MRI 检查：CT 典型表现为尖端朝向脾门的楔形低密度影，边界清楚，增强后因病灶无强化，与正常脾实质对比更清楚。MRI 上梗死区的信号强度根据梗死时间长短可有不同表现。急性和亚急性梗死区在 T_1wI 和 T_2wI 上分别为低信号和强信号区，慢性期由于梗死区有瘢痕组织和钙化形成，在 MRI 各种序列上均呈低信号改变。对于常规 T_1wI、T_2wI 诊断困难者，还可行屏气快速梯度回波 Gd—DTPA 增强扫描，以进一步观察定性。

第六章　泌尿系统与肾上腺影像学诊断

影像学检查是临床诊断泌尿系统疾病的重要手段，也常是选择治疗方法的主要依据。对于绝大多数泌尿系统疾病，包括肿瘤、结石、囊肿和先天性异常等，影像学检查多能准确发现病变，且可确定病变的数目、大小、范围及其性质。然而，有少数泌尿系统疾病，例如急性肾小球肾炎、部分肾功能异常等，影像学检查可无任何异常所见。此外，还应当明确，即使对于影像学检查能够发现的泌尿系统病变，不同影像学检查方法也因病变的类型而价值各异。因此，临床疑为泌尿系统疾病时，应注意影像学检查的适应证，并且要根据临床拟诊情况或症状、体征和实验室检查，有目的地选择一种影像检查方法，并根据检查结果再考虑是否选择其它检查方法。

第一节　肾与输尿管

一、检查技术

（一）X 线检查

包括腹部平片、尿路造影和血管造影。

1.腹部平片　除为检查泌尿系统结石外，很少应用。常规摄取仰卧前后位片。

2.尿路造影　根据对比剂引入的途径，分为排泄性尿路造影和逆行性尿路造影。

（1）排泄性尿路造影（excretory urography）：又称静脉性肾盂造影（Intravenous pyelography，IVP）。其应用原理是有机碘化物的水溶液如泛影葡胺或碘苯六醇于静脉注入后，几乎全部由肾小球滤过而排入肾盏和肾盂内，如此不但能显示肾盏、肾盂、输尿管及膀胱内腔，且可大致了解两肾的排泄功能。

检查步骤为：①行碘过敏试验；②取仰卧检查，先摄取腹平片；③下腹部使用压迫带，暂时阻断输尿管；④静脉内注入对比剂，成人用量20ml，2 分钟注毕；⑤注药后 1～2 分钟摄取双肾区片；⑥注药后 15 分钟和 30 分钟再各摄取双肾区片；⑦若肾盏和肾盂显影良好，则去除压迫带后摄取全腹片，此时输尿管和膀胱亦显影。

（2）逆行性尿路造影（retrograde urography）：包括逆行性膀胱造影（retrograde cystography）和逆行性肾盂造影（retrograde pyelography）等，适用于排泄性尿路造影显影不佳者。具体方法是经尿管注入对比剂，或借助膀胱镜将导管插入输尿管内并注入对比剂。逆行性膀胱造影除用于检查膀胱瘘以外，已极少应用。

3.腹主动脉造影（abdominal aortography）与选择性肾动脉造影（selective renal

arterlography） 主要用于检查肾血管病变。通常采用经皮股动脉穿刺插管技术。腹主动脉造影时，需将导管顶端置于肾动脉开口稍上方，快速注入对比剂并连续摄片。选择性肾动脉造影是将导管直接插入肾动脉内的造影检查方法。

（二）CT 检查

1.平扫检查 无需特殊准备，常规取仰卧位，扫描范围要包括全部肾脏，若需同时观察输尿管，则扩大扫描范围，直至输尿管的膀胱入口处。层厚通常 10mm，偶用 5mm 以更佳显示小病灶。

2.增强检查 应常规进行，方法是静脉内快速注入（2ml～3ml/s）对比剂 60～100ml。注毕后即刻和 2 分钟扫描双肾区，称为肾实质双期增强检查，可观肾皮、髓质强化程度的变化；5～10 分钟后，再次扫描双肾区并包括输尿管，称为肾盂期，可观察肾盏、肾盂和输尿管的充盈、强化。若应用多层螺旋 CT，在肾盂期行薄层扫描并用最大强度投影（MIP）行三维重建，可获得类似 X 线排泄性尿路造影图像，称之为 CT 尿路造影（CT urography）。

3.膀胱 CT 检查 常规先行平扫检查，检查前 2～3 小时内需分次口服 l%～2%泛影葡胺 1000ml，以利识别盆腔内肠管，避免误为肿块。检查需在膀胱充盈状态下进行。层厚 5mm 或 10mm。根据平扫显示情况，可行增强检查。方法是静脉注入对比剂后（剂量和流量同肾脏增强检查），即行膀胱区扫描，并于注药后 30 分钟再次扫描。前者用于观察病变早期强化表现，而后者在膀胱腔内对比剂的对比下，可进一步观察膀胱壁或突向腔内病变的形态。

（三）MRI 检查

1.平扫检查 肾和输尿管检查常规用 SE 序列，行轴位 T1WI 和 T2WI 检查，必要时辅以矢状或冠状位 T1WI 检查。若 T2WI 检查并用脂肪抑制技术，更有利于肾的皮、髓质分辨及含脂肪病变的诊断。

2.增强检查 顺磁性对比剂 Gd－DTPA 犹如含碘对比剂,静脉注入后由肾小球滤过。因此，行快速成像序列（如 GRE 序列）或常规 SE 序列的 T1WI 检查，可获得不同时期肾和输尿管的增强图像。Gd－DTPA 用量为每公斤体重 0.1～0.2mmol。

3.磁共振尿路造影（MR urography，MRU） 主要用于检查尿路梗阻性病变。其成像原理是尿液中游离水的 T2 值要明显长于其它组织和器官，因此重 T2WI 检查时仍呈高信号，而背景结构皆为低信号，用 MIP 行三维重建，即可获得与 X 线尿路造影相似的图像。

4.膀胱 MRI 检查 常规行 SE 序列横断面和矢状面 T1WI 和 T2WI 检查。层厚 10mm或 5mm。一般用体部表面线圈，但对小病变显示欠佳；使用相阵列表面线圈和直肠腔内表面线圈，则能提高影像的空间分辨力及信/噪比，有利于小病变的发现和病变细节的显示。当平扫发现膀胱壁病变，尤为肿块性病变，需行增强 MRI 检查。方法是静脉内快速注入顺磁性对比剂 Gd－DTPA 后即行病变区 T1WI 检查，剂量为每公斤体重 0.1mmol。

二、影像观察与分析

（一）正常影像学表现

1.X 线检查

（1）腹部平片：前后位片上，于脊柱两侧常能显示密度略高的肾影，边缘光滑，长径 12～13cm，宽径 5～6cm。肾影的长轴自内上斜向外下，其与脊柱在下方形成的角度称为肾脊角，正常为 15°～25°。侧位片上，肾影与腰椎重叠，不易分辨。正常输尿管不能显示。

（2）尿路造影：主要用于观察肾盏、肾盂和输尿管。正常排泄性尿路造影时，注药后 1～2 分钟，肾实质显影，密度均匀；2～3 分钟后，肾盏和肾盂开始显影；15～30 分钟时，肾盏和肾盂显影最浓。肾盏包括肾小盏和肾大盏。肾小盏分为体部和穹隆部：①体部又称漏斗部，是与肾大盏相连的短管；②管的远端即为穹隆部，其顶端因肾乳头的突入而形成杯口状凹陷，杯口的两侧缘是尖锐的小盏穹隆。肾大盏边缘光整，呈长管状，分为三部分：①顶端或尖部，与数个肾小盏相连；②峡部或颈部，为长管状部分；③基底部，与肾盂相连。正常肾大、小盏的形态有很大差异，可短粗或细长，数目亦常不相同，两侧也多不对称。肾盂略呈三角形，上缘隆凸，下缘微凹，边缘光整。正常肾盂形态亦有很大变异，常呈喇叭状，少数呈分支型或壶腹型。

正常输尿管在除去压迫带后显影，全程约 25cm，上端与肾盂相连，在腹膜后沿脊柱旁向前下行，入盆腔后在骶髂关节内侧走行，越过骶骨水平后再弯向外，最后斜行入膀胱。输尿管有三个生理狭窄区，即与肾盂相连处、通过骨盆缘处和进入膀胱处。输尿管腔的宽度因蠕动而有较大变化，但边缘光滑，走行柔和，可有折曲。

逆行性尿路造影时，正常肾盏、肾盂和输尿管的表现同于排泄性尿路造影。然而，若注射压力过高会造成对比剂的肾脏回流，需认识，以免误诊。

（3）腹主动脉造影与选择性肾动脉造影：检查分三期：①肾动脉期，肾动脉主干及分支显影，自主干至分支逐渐变细，走行自然，边缘光滑，无扩张、狭窄及中断；②肾实质期，肾脏弥漫性显影，轮廓、大小和形态可清楚分辨；③肾静脉期，肾静脉显影，但不很清晰。

（4）膀胱 X 线检查 X 线平片检查时，正常膀胱呈软组织密度，与盆腔其它结构缺乏对比，不能分辨。膀胱造影能够显示膀胱腔，其大小、形态取决于充盈程度。充盈较满的膀胱呈椭圆形，横置在耻骨联合上方，边缘光滑、整齐，密度均一。膀胱顶部可略凹，为乙状结肠或子宫压迹。若膀胱未充满，其粗大的粘膜皱襞致边缘不整齐而呈锯齿状。

2.CT 检查

平扫时，在肾周低密度脂肪组织的对比下，肾脏表现为圆形或椭圆形软组织密度影，边缘光整。肾的中部层面可见肾门内凹，指向前内。肾动脉和静脉呈窄带状软组织密度影，自肾门向腹主动脉和下腔静脉走行。除肾窦脂肪呈低密度和肾盂为水样密度外，肾实质密度是均一的，不能分辨皮、髓质。自肾盂层面向下连续追踪，多可确定腹段输尿管，呈点状软组织密度影，而盆段输尿管难以识别。

增强检查，肾脏的强化表现因扫描时间而异：双期增强扫描的早期（注药后1分钟内）肾血管和肾皮质明显强化，而髓质仍维持较低密度；晚期（注药后2分钟左右），髓质强化程度类似或略高于皮质。肾盂期（注药后5～10分钟），肾实质强化程度下降，而肾盏和肾盂发生明显强化。此时，输尿管腔也因含对比剂而可确切识别。

平扫检查，膀胱的大小和形态与充盈程度相关。一般呈圆形或椭圆形，充盈较满的膀胱可呈类方形。膀胱腔内尿液呈均匀水样低密度。在周围低密度脂肪组织及腔内尿液的对比下，膀胱壁表现为厚度均一薄壁的软组织密度影，内、外缘均较光整。增强检查，早期扫描显示膀胱壁强化；30分钟后的延迟扫描，膀胱腔呈均匀高密度，其内壁光整，若对比剂与尿液混合不均，则出现液-液平面。

3.MRI 检查

平扫时，在 SE T1WI 上，由于肾皮、髓质含水量不同，致皮质信号强度略高于髓质，T2WI 脂肪抑制检查时这种差异更加明显。T2WI 上，肾皮、髓质均呈较高信号而难以分辨。肾窦脂肪组织在 T1WI 和 T2WI 上分别呈高信号和中高信号。肾血管由于流空效应常表现为无信号或低信号影。Gd-DTPA 增强检查，肾实质的强化形式取决于检查时间，表现类似 CT 增强检查。

正常 MRU 表现与正常排泄性尿路造影类似，并可多个角度进行观察。

膀胱 MRI 检查　横断面上膀胱形态同 CT 检查所见，矢状面上呈泪滴状。膀胱腔内尿液富含游离水，呈均匀长 T1 低信号和长 T2 高信号。膀胱壁表现为厚度一致的薄壁环状影，在 T1WI 和 T2WI 上均与肌肉信号类似；然而，在 T2WI 上由于化学位移性伪影，可致一侧壁呈线状高信号，而对侧壁则出现线状低信号影，勿误为病变。增强 MRI T1WI 检查，膀胱内尿液含对比剂而发生强化，然而需注意当对比剂浓度较高时，反可呈低信号表现。

（二）基本病变表现

1.肾脏数目、大小、形态和位置的异常　CT 或 MRI 检查易于发现肾脏数目、大小、形态和位置的异常。单纯肾脏数目、大小或位置的改变并不常见，主要见于肾的先天性发育异常。然而，肾脏的形态改变较为常见，多合并肾脏大小的改变，当并有局部增大时，常为肾实质肿块所致，而合并弥漫性变小时，常为癞痕所致。

2.肾脏肿块　肾脏肿块易由 CT 或 MRI 检查发现，表现为异常回声、密度或信号强度的病灶，常见于各种类型的肾脏肿瘤、囊肿、脓肿和血肿。进一步分析观察，由于肿块的病理性质各异，因而各具不同的影像表现特征。例如，肾实质内不规则形肿块呈混杂密度或为不均匀长 T1、长 T2 信号并有明显不均一强化，是肾肿瘤的常见表现；而形态规则的圆形或卵圆形病灶，边缘光整，呈无强化的水样密度或信号强度，则是肾囊肿的典型表现。

3.异常钙化影　腹部平片尤其是 CT 检查易于发现肾区和输尿管的异常钙化灶，而

MRI 检查对显示和确定异常钙化灶并不敏感。异常钙化在腹部平片和 CT 上显示为不同形态的高密度灶。肾实质病灶内异常钙化可见于肾结核或肾癌等病变，而肾盏、肾盂或输尿管内钙化则是泌尿系结石的基本表现，也是诊断的主要依据。

4.肾盂、肾盏和输尿管异常　较常见的异常表现是尿路造影、CT 和 MRI（包括 MRU）检查时，显示肾盂、肾盏和/或输尿管扩张、积水，多为梗阻所致，病因常为结石或肿瘤，后者于梗阻处可同时发现肿块性病变。同一侧显示双肾盂和双输尿管是一种较为少见的异常表现，为先天性发育异常所致。

5.肾血管异常　腹主动脉造影和选择性肾动脉造影检查可清楚发现肾血管异常。常见的是肾动脉异常改变，可为不同病因所造成的肾动脉管腔不规则、狭窄、甚至闭塞，也可为不同性质的肾肿块所致肾动脉分支形态、口径和/或位置发生改变。而局灶性肾动脉或其分支局限性囊性扩张即肾动脉瘤则很少见。

6.膀胱基本病变表现

（1）膀胱大小、形态异常　大膀胱和小膀胱系指膀胱体积或容量显著大于或小于正常者，其中前者常由于各种原因的尿道梗阻所致，而小膀胱主要见于慢性炎症或结核病所造成的膀胱挛缩。膀胱形态不规则，呈囊袋状突出，是膀胱憩室表现。

（2）膀胱壁增厚　可为弥漫性增厚或局限性增厚。弥漫性增厚多为膀胱各种类型炎症或慢性梗阻所致；局限性增厚见于膀胱肿瘤或某些类型炎症，也可为膀胱周围肿瘤或炎症累及膀胱所致。

（3）膀胱内团块　与膀胱壁相连的腔内团块影是各种成像检查中常见的表现，其既可为膀胱肿瘤，也可为血块或结石。它们常有不同的表现特征，其间多不难鉴别。呈菜花状或带蒂的肿块，为与膀胱壁等密度或在 T2WI 上信号强度高于正常膀胱壁，且 CT、MRI 增强早期有显著强化，为膀胱肿瘤常见表现。

（三）比较影像学

自新的成像技术包括超声、CT 和 MRI 广泛用于临床以来，肾和输尿管的影像学检查已很少用腹部平片，然而并未能完全取代尿路造影检查，后者对于肾盂和输尿管扩张、积水及其病因的检出及先天性发育异常的诊断仍具有一定的临床价值。

目前，肾和输尿管最常应用的检查方法是超声和 CT，可发现和确诊绝大多数肿瘤、结石、囊肿和先天性异常等病变。MRI（包括 MRU）通常作为辅助检查方法，用于超声和 CT 表现不典型病变例如复杂性肾囊肿、不典型血管平滑肌脂肪瘤等病变的进一步诊断和鉴别诊断。

三、疾病诊断

（一）肾和输尿管结石

【临床与病理】

肾和输尿管结石（renal and ureteral stone）多见，典型临床表现为向下腹和会阴部的放射性疼痛及血尿。结石梗阻还可造成肾盏、肾盂、输尿管的扩张积水。结石常由多种化学成分构成,包括草酸钙、磷酸钙、尿酸盐和胱氨酸盐等,其中常以某一成分为主。

【影像学表现】

结石的成分不同,致 X 线检查时密度和形态也各异。约 90%结石可由 X 线平片显示,称为阳性结石;余少数结石如尿酸盐结石难在平片上发现,故称为阴性结石。应当指出,由于成像原理不同,有相当比例的阴性结石可由 CT 检查发现。

(1)肾结石 平片检查,肾结石可为单侧或双侧性,位于肾窦区,表现为圆形、卵圆形、桑椹状或鹿角状高密度影,可均匀一致,也可浓淡不均或分层。桑椹、鹿角状和分层均为结石典型表现。侧位片上,肾结石与脊柱影重叠,借此与胆囊结石、淋巴结钙化等鉴别。CT 检查,能够确切发现位于肾盏和肾盂内的高密度结石影。

(2)输尿管结石 多为小的肾结石下移所致,易停留在生理性狭窄处。结石在 X 线平片和 CT 平扫上均表现为输尿管走行区内约米粒大小的致密影,CT 还可发现结石上方输尿管和肾盂常有不同程度的扩张积水。当 X 线平片和平扫 CT 难以确定致密影是否为结石时,可行尿路造影或增强 CT 检查,以显示输尿管与致密影的关系,有助确定是否为结石。

【诊断与鉴别诊断】

当临床疑为肾和输尿管结石时,常以 X 线平片作为初查方法,表现典型者诊断不难。若平片确认困难,应行 CT 和超声检查,以确定有无结石。MRI 对钙化显示不佳,但 MRU 可显示输尿管结石造成的上方输尿管和肾盂扩张,有时也可发现梗阻处的低信号结石影。

(二)肾癌

【临床与病理】

肾癌(renal carcinoma)是最常见的肾恶性肿瘤,主要发生在中老年,男性多于女性。临床典型表现为无痛性血尿。肾癌多发生在肾上极或下极,瘤周可有假性包膜,瘤体血供丰富,切面为实性,常有坏死、出血和囊变,并可有钙化。晚期肾癌发生周围侵犯、淋巴结转移和肾静脉内瘤栓。

【影像学表现】

CT 检查:肾癌表现为肾实质内肿块,较大者突向肾外。肿块的密度可以较均匀,低于或类似周围肾实质,偶尔为略高密度;也可密度不均,内有不规则低密度区,尤见于较大肿块。少数肿块内可有点状或不规则形钙化灶。增强检查早期,肿块由于血供丰富而有明显且不均一强化,其后因周围肾实质显著强化而呈相对低密度。肿瘤向肾外侵犯,致肾周脂肪密度增高、消失和肾筋膜增厚;肾静脉和下腔静脉发生瘤栓时,管径增粗,增强检查其内有低密度充盈缺损;淋巴结转移表现为肾血管和/或腹主动脉周围单个或多个类圆形软组织密度结节。

MRI 检查:T1WI 上,肿块信号强度常低于正常肾皮质;T2WI 上,肿块常呈混杂信号,周边可有低信号带,代表假性包膜。MRI 的优点是即使平扫亦可确定肾静脉和下腔静脉内有无瘤栓,发生瘤栓时这些结构的流空信号消失。增强检查,如同 CT 增强所见,肿块有明显不均一强化。

【诊断与鉴别诊断】

目前，肾癌的影像学诊断主要依赖于超声和 CT 检查，多具有典型表现，结合临床症状，诊断并不困难，并可进行肿瘤分期。诊断较为困难的是少数囊性肾癌与并有感染、出血的肾囊肿间的鉴别，有明显肾盂侵犯的肾癌与向肾实质侵犯的肾盂癌间的鉴别，往往需穿吸活检甚至手术才能明确诊断。

（三）肾盂癌

【临床与病理】

肾盂癌（renal pelvic carcinoma）好发于 40 岁以上男性。典型临床表现为无痛性全程血尿，瘤体较大或并肾积水时可触及肿物。病理上，80%～90%为移行细胞癌，常呈乳头状生长，又称乳头状癌。肿瘤可顺行种植在输尿管或膀胱壁上。

【影像学表现】

尿路造影：显示肾盂肾盏内有固定不变的充盈缺损，形态不规则，肾盂和肾盏可有不同程度的扩张。当肿瘤侵犯肾实质，可致肾盏移位、变形。

CT 和 MRI 检查：表现为肾窦区肿块，其密度或信号强度既不同于肾窦脂肪，也不同于尿液，易于辨认，肿块较大时可侵犯肾实质；增强检查，肿块有轻度强化。MRU 检查，可清楚显示肿瘤所致的充盈缺损。

【诊断与鉴别诊断】

肾盂肾盏内肿块是肾盂癌的直接征象，也是影像学诊断的主要依据，其中尿路造影有利于较小肾盂癌的发现，而 CT 和 MRI 检查则能发现较大的肿瘤，并可确定其范围及有否输尿管和/或膀跳的种植性转移。肾盂癌应与肾盂内阴性结石及血块鉴别：阴性结石在 CT 上呈较高密度、无强化。

（四）肾囊肿与多囊肾

【临床与病理】

肾囊肿有多种类型，其中最常见者是单纯性肾囊肿（simple renal cyst），临床上多无症状。病理上，单纯性肾囊肿为一薄壁充液囊腔，大小不等，可单发或多发。多囊性肾病（polycystic renal disease）简称多囊肾，为遗传性病变，成人型多见，常合并多囊肝。中年后随囊肿增多、增大出现症状，表现为腹部肿块、血尿、高血压，晚期发生尿毒症。病理上，双肾布满大小不等多发囊肿。

【影像学表现】

（1）单纯性肾囊肿　尿路造影检查显示局部肾盏肾盂受压。CT 和 MRI 检查，病变可向肾外突出，分别呈均一水样密度和信号强度，增强检查无强化。

（2）成人型多囊肾　尿路造影检查，双侧肾盏肾盂普遍受压、拉长、变形和分离，呈"蜘蛛足"状改变。CT 和 MRI 检查，均可发现双肾布满多发大小不等囊肿，其密度和信号特征均类似于单纯性囊肿，惟检查还可发现部分囊肿呈出血性密度或信号强度。

残存的正常肾实质较少甚至难以识别。同时，能发现多囊肝的表现。

【诊断与鉴别诊断】

无论 CT 或是 MRI 检查，单纯性肾囊肿或成人型多囊肾的表现均具特征，易于诊断。然而，单纯性肾囊肿并有出血、感染或钙化即转变为复杂性囊肿（complex cyst）时，诊断困难，有时不易与囊性肾癌鉴别。

（五）肾血管平滑肌脂肪瘤

【临床与病理】

肾血管平滑肌脂肪瘤（renal angioleiomyolipoma）是肾脏较为常见的良性肿瘤。临床上，多无症状，较大者可触及肿块和/或并发出血而产生腰腹部痛。肿瘤一般为孤立性，常见于中年女性；20%肿瘤并有结节性硬化，常为双侧多发，见于任何年龄。瘤体大小不等，可自数毫米直至 20 余厘米，由平滑肌、血管和脂肪组织构成，然比例上有很大差异。

【影像学表现】

尿路造影：肿瘤小时可无异常所见，大时显示肾盏肾盂受压、变形和移位。

CT 和 MRI 检查：能够显示肾血管平滑肌脂肪瘤的组织特征，即肾实质不均质肿块内含有脂肪性低密度或信号强度灶。应用 T2WI 脂肪抑制技术，高信号脂肪灶转变为低信号，具有特征。CT 和 MRI 尤其后者还能同时查出肿瘤合并的出血。

【诊断与鉴别诊断】

CT 和 MRI 检查依据肾不均质肿块内有明确脂肪成分，通常不难作出血管平滑肌脂肪瘤的诊断。诊断较为困难的是含脂肪量很少的肿瘤，不能与常见的肾癌相鉴别。

（六）肾与输尿管先天异常

【临床与病理】

泌尿系统的先天异常（congenital abnormlities of urinary system）较为常见且类型繁多，这同泌尿系统胚胎发育过程复杂有关。这一过程包括来自胚胎不同始基的肾曲管与集合系统的连接，肾轴的旋转，肾自盆腔升至腰部等。以下仅介绍较为常见的肾盂、输尿管重复畸形、异位肾、孤立肾和马蹄肾等类型。临床上，这些异常可无症状，也可因并发症而出现梗阻、感染或结石表现。

【影像学表现】

尿路造影常可发现和诊断出多数肾、输尿管先天异常，CT 和 MRI 检查常有助于进一步确诊。

（1）肾盂、输尿管重复畸形（double pelvis and double ureter）即一侧或双侧肾分为上、下两部分，各自有肾盂和输尿管。排泄性尿路造影或 CT 增强检查能够清楚显示这种畸形。

（2）异位肾（ectopic kidney）系胚胎发育中，肾上升过程发生异常所致，多位于盆腔，少数位于膈下，甚至后纵隔内。排泄性尿路造影、CT 和 MRI 增强检查均可发现这种异常，表现类似正常肾，惟位置有所不同。

（3）肾缺如（renal agensis）　临床上均为单侧性，故又称孤立肾。排泄性尿路造影时，缺如侧无显影肾，但不能与其它病因所致病侧肾不显影鉴别。CT 和 MR 检查能够确诊，表现缺如侧无肾结构且无异位肾，肾床为肠管等结构占据，健侧肾代偿性增大。

（4）马蹄肾（horse－shoe kidney）为两肾上或下极且多为下极的相互融合，状如马蹄。尿路造影显示两肾位置较低，且下极融合为峡部，肾轴由外上斜向内下，肾盂位于腹侧，而肾盏指向背侧，可并有肾积水和结石。CT 和 MRI 检查均能清楚显示两侧肾实质下极相连及肾轴的异常。

【诊断与鉴别诊断】

应用影像学检查，各种类型的肾输尿管先天异常的诊断多无困难。应注意，当一种检查技术确诊困难时，需辅以其它检查法，可提高诊断的可靠性。

（七）肾与输尿管结核

【临床与病理】

肾结核（renal tuberculosis）多为继发性，临床表现为尿频、尿痛、脓尿或血尿，并有消瘦、乏力和低热症状。肾结核初期为皮质感染，进展后蔓延至髓质，并形成干酪性坏死灶。肾乳头受累则发生溃疡，继而造成肾盏和肾盂破坏。病变向下蔓延则引起输尿管结核（ureteral tuberculosis），致管壁增厚、僵直和管腔狭窄、闭塞。肾结核灶可发生钙化，甚至全肾钙化，称为肾自截。

【影像学表现】

尿路造影：能显示的较早期异常是肾小盏边缘不整如虫蚀状；当肾实质干酪性坏死灶与肾小盏相通时，可见其外侧有一团对比剂与之相连；病变进展而造成肾盏、肾盂广泛破坏或形成肾盂积脓时，排泄性造影常不显影，逆行性造影则显示肾盏和肾盂共同形成一大而不规则的囊腔。输尿管结核表现管腔边缘不整、僵直或形成不规则串珠状表现。

CT 检查：较早期显示肾实质内低密度灶，边缘不整；增强检查，可有对比剂进入，代表结核性空洞。病变进展，表现部分肾盏乃至全部肾盏、肾盂扩张，呈多囊状低密度灶，密度高于尿液，常并有肾盂和输尿管壁的增厚。肾结核灶钙化时，可见点状或不规则致密影，甚至全肾钙化。

MRI 检查：形态上表现类似 CT 检查所见，肾实质的干酪坏死灶、空洞和扩张的肾盏、肾盂依其内容而有不同信号强度。MRU 也可清楚显示肾盏、肾盂和输尿管的异常改变。

【诊断与鉴别诊断】

肾及输尿管结核的诊断，主要依靠尿中查出结核杆菌及影像学检查表现。后者以尿路造影和 CT 检查为主，常可明确病变的范围、程度和病期，特别是尿路造影能显示较早期的肾盏改变，而 CT 则能敏感地发现病灶内钙化及管壁的增厚，均有助于正确诊断。

第二节　肾上腺

一、检查技术

（一）超声检查

检查肾上腺选用线阵式或凸阵式探头，频率为 3.5MHz，新生儿用 5MHz。常规仰卧位检查，可经肋间、侧腰部或腹部途径扫查肾上腺，也可俯卧位经背部进行扫查。

（二）CT 检查

1.平扫检查检查前应于空腹后口服 1%～2%泛影葡胺 200～400ml，以避免将胃肠道结构误为肾上腺区肿块。层厚可为 10mm，也可用 3～5mm 并靶扫描技术，后者有利于肾上腺功能性小病变的检出。

2.增强检查　当平扫发现肾上腺病变，尤为肿块性病变，常需行增强 CT 检查，即于静脉内快速团注对比剂后，即对病变区进行扫描。有时还需于注药后不同时间行延迟扫描，对病变的鉴别诊断有一定帮助。

（三）MRI 检查

1.平扫检查　常规行 SE 序列 T1WI 和 FSE 序列 T2WI 横断面检查，需要时加行冠状面和、或矢状面 T1WI 和 T2WI 检查。层厚均为 3～5mm。

常规检查之后，可选用 T1WI 或 T2WI 并预饱和脂肪抑制技术检查，以确定病变内的脂肪成分。梯度回波（GRE）序列的同相位（in phase）和反相位（opposed phase）成像技术，还能确定病变内是否含有相当比例的脂质，常用于肾上腺腺瘤的诊断和鉴别诊断。

2.增强检查如同 CT 增强检查，多数肾上腺肿块需行增强 MRI 检查。方法是静脉快速注入 Gd—DTPA（每公斤体重 0.1mmol）后即行病变区 T1WI 或 T2WI 并预饱和脂肪抑制技术检查。

二、影像观察与分析

（一）正常影像学表现

1.超声检查明确肾上腺的毗邻关系，对于探测肾上腺很重要。右侧肾上腺位于肝的内后方、右膈脚外侧和下腔静脉后方；左侧肾上腺位于左肾上极、脾与腹主动脉三者之间。超声检查时，在周围强回声组织对比下，正常。肾上腺表现为低回声带状结构。在不同水平和方位的切面上，肾上腺形态不同，可呈三角形、新月形、线形或倒"V"、倒"Y"形。

2.CT 检查在周围低密度脂肪组织的对比下，正常肾上腺呈软组织密度，类似肾脏密度，不能分辨皮、髓质。肾上腺的形态因人而异，即使同一。肾上腺在不同层面上形态也各异。右侧者常为斜线状、倒"V"或倒"Y"形；左侧者多为倒"V"、倒"Y"或三角形。肾上腺边缘光滑。大小用侧支厚度和面积表示，正常侧支厚度小于 lOmm，面积小于 150mm?。增强检查，肾上腺均一强化。

3.MRI 检查横断面上，正常肾上腺位置、形态、边缘和大小与 CT 相同；冠状面上，位于。肾上极上方，呈倒"V"或倒"Y"形。其信号强度依检查序列而异：T1WI 和 T2WI 上，肾上腺信号强度类似肝实质，并明显低于周围脂肪；T1WI 或 T2WI 并脂肪抑制技术检查，肾上腺信号强度明显高于周围被抑制的脂肪组织。

（二）基本病变表现

1.肾上腺大小的改变 肾上腺增大常为双侧性，表现为腺体弥漫性增大，侧支厚度和/或面积超过正常值，然其形态、回声、密度和信号强度均同于正常。肾上腺。双侧肾上腺增大常见于库欣综合征的肾上腺皮质增生和引起性征异常的先天性肾上腺皮质增生。肾上腺体积变小，侧支变细，但形态正常，代表肾上腺萎缩，主要见于产生。肾上腺皮质功能低下的自体免疫性的特发性肾上腺萎缩和垂体下丘脑病变所致的继发性肾上腺萎缩。

2.肾上腺肿块绝大多数肾上腺肿块为肿瘤性病变。根据肿块的影像学表现，结合临床相关的症状、体征和实验室检查，多能确定病变的性质。

肿块的大小：肿块的大小对于诊断有一定的帮助，通常良性肿瘤尤其是功能性者一般较小，直径多在 3cm 以下，而恶性肿瘤或非功能性肿瘤常常较大，直径多在 5cm 以上。甚至超过 10cm。

肿块的单侧或双侧性：肾上腺肿块多为单侧性。若为双侧性，则常见于肾上腺转移瘤，但也可为双侧性嗜铬细胞瘤或双侧性肾上腺腺瘤，甚至是结核（干酪化期）。

肿块的回声、密度和信号强度：不同性质的肿块具有不同的组织结构，因而反映肿块组织结构的回声、密度和信号强度常常有助于肿块的定性诊断。肿块为均一液性无回声，或呈水样低密度或信号强度、且无强化，是肾上腺囊肿的典型表现；肿块呈均匀低回声，或密度类似于水，信号强度在 T，wI 和 TzwI 上均与肝实质类似，增强检查肿块发生强化并有快速廓清的特点，常见于各种类型肾上腺腺瘤；肿块表现为强回声，CT 和 MRI 检查显示肿块内有脂肪灶，

则是肾上腺髓脂瘤的特征性表现；肿块表现为混杂回声、混杂密度或信号强度，内有代表液化、坏死的无回声灶或无强化灶，常见于较大的肾上腺肿瘤，包括肾上腺皮质癌、转移瘤或嗜铬细胞瘤，也可为肾上腺结核的干酪化期。

（三）比较影像学

CT 检查由于显示解剖关系明确，空间分辨力和密度分辨力皆高，易于发现肾上腺较小病变尤其功能性病变，能显示病变某些组织特征，例如脂肪、液体及钙化等成分，因而是目前公认肾上腺病变最佳影像检查方法。超声检查通常作为肾上腺病变的初查方法，而 MRI 检查则为 CT 和超声之后的补充检查方法，对病变的鉴别诊断有一定的帮助。

三、疾病诊断

肾上腺具有分泌多种激素的功能，组织结构复杂，可发生多种类型病变。当病变造成

分泌功能改变时，临床和实验室检查常有典型表现，影像学检查的目的是确定病变的侧别、大小和性质；若病变不影响肾上腺功能，则影像学检查的目的是发现病变和确定性质。

（一）肾上腺增生

【临床与病理】

肾上腺增生（adrenal hyperplasia）绝大多数发生在皮质，属于功能性病变。增生的组织结构不同而致临床表现各异：①库欣综合征（Cushing sydrome），增生所致者占库欣综合征 70%～85%，系垂体肿瘤、增生或其它部位肿瘤过度分泌促肾上腺皮质激素（ACTH）而致肾上腺皮质增生和皮质醇过多分泌，临床常见于中年女性，表现向心性肥胖、满月脸、皮肤紫纹和血、尿皮质醇增高；②原发醛固酮增多症即 Conn 综合征，增生所致者占其中 5%～35%，易发生在中年女性，主要表现为高血压、肌无力、低血钾和血、尿醛固酮水平增高；③先天性肾上腺皮质增生，是由于合成皮质醇的酶先天性缺陷，致肾上腺皮质增生并产生过量性激素，从而导致男性假性性早熟和女性假两性畸形。

【影像学表现】

肾上腺皮质不同组织结构的增生具有相似的影像学表现。CT 检查：常可发现双侧。肾上腺弥漫性增大，侧支厚度大于 10mm 和/或面积大于 150mm?，但密度和形态仍维持正常。有时于增大肾上腺边缘可见一个或多个小结节影，且与肾上腺等密度。

超声和 MRI 检查：也有可能发现双侧肾上腺弥漫性增大，表现类似 CT 检查所见。增大肾上腺的回声和信号强度同于正常肾上腺。

【诊断与鉴别诊断】

当临床诊断为库欣综合征、原发醛固酮增多症或肾上腺性性征异常时，若影像学检查显示双侧肾上腺弥漫性增大，则可确诊为肾上腺皮质增生。然而，应当指出，组织学显示的肾上腺皮质增生，并非影像学检查均能发现肾上腺增大，例如即使是对于增生显示敏感的 CT 检查，在库欣综合征的增生中也仅能发现 50%病例显示肾上腺增大。因此，影像学检查显示"正常"并不能除外。肾上腺皮质增生。

CT 是肾上腺皮质增生的首选影像检查方法；超声和 MRI 检查由于空间分辨力较低，仅能发现非常显著的肾上腺增生。

（二）肾上腺肿瘤

肾上腺肿瘤较常见，可来自皮质、髓质或间质组织，分为功能性或非功能性，也可分良性或恶性。以下仅介绍较为常见的肿瘤。

1.肾上腺腺瘤

【临床与病理】

肾上腺腺瘤（adrenal adenoma）是发生于肾上腺皮质的良性肿瘤。可为功能性或非功能性，前者包括库欣腺瘤、Conn 腺瘤，偶为分泌性激素的腺瘤。其中，库欣腺瘤在库欣综合征中占 15%～30%，Conn 腺瘤在 Conn 综合征中占 65%～95%，临床上分别具有相应的症状和体征；非功能性腺瘤发生率较高，无症状，多于影像学检查时意外发现。

各种类型的腺瘤均有完整包膜，并含有丰富的脂质，其中功能性者直径多在 3cm 以下，而非功能性者通常较大。

【影像学表现】

影像学检查时，各种类型腺瘤既具有相似的表现，也有一定的差异。

CT 检查：各种类型腺瘤的共同点是：常为单侧性，表现为肾上腺圆形或椭圆形肿块，边缘光滑，由于富含脂质而密度较低，可类似于水；增强检查，肿块强化且廓清迅速。异同点是：库欣腺瘤直径常为 2~3cm，有同侧残部和对侧肾上腺萎缩；Conn 腺瘤直径多在 2cm 以下；非功能腺瘤常为 3~5cm，甚至更大。

超声和 MRI 检查：不同腺瘤的形态和大小同 CT 检查所见。超声上，腺瘤呈低或弱回声；MRI 的 T1WI 和 T2WI 上均类似肝实质信号，且由于富含脂质而在反相位上常有明显信号强度下降，富有特征。

【诊断与鉴别诊断】

在临床诊断为库欣综合征或 Conn 综合征患者，若影像学检查发现肾上腺肿块并具有上述表现，可确诊为库欣腺瘤或 Conn 腺瘤。诊断困难的是非功能性腺瘤，应与其它非功能性肿瘤如转移瘤等相鉴别，CT 动态增强检查及 MRI 反相位检查，腺瘤具有前述表现特征，据此可明确诊断。

2.肾上腺皮质癌

【临床与病理】

肾上腺皮质癌（adrenocortical carcinoma）是指原发于肾上腺皮质的恶性肿瘤，少见。其中，约 50%肿瘤有分泌激素功能而于临床上产生相应症状，以库欣综合征多见，偶为 conn 综合征或肾上腺性性征异常综合征。余 50%肿瘤不具分泌功能。病理上，肿瘤较大，内有出血和坏死灶，常有钙化。

【影像学表现】

影像学检查时，功能性和非功能性皮质癌具有相似的表现。

超声、CT 和 MRI 检查：肿瘤表现为较大的肾上腺肿块，直径常超过 7cm，呈类圆、分叶状或不规则形。由于瘤内易发生坏死、出血和钙化，而致肿块呈混杂回声、密度和信号强度。增强 CT 或 MRI 检查，肿块呈不均匀强化，内有不规则无强化区。此外，不同影像检查技术常可发现肿瘤侵犯下腔静脉所致的瘤栓或淋巴结、肝、肺等部位转移灶。

【诊断与鉴别诊断】

在功能性肾上腺皮质癌，结合临床和实验室检查所见，依据上述影像学表现，可做出明确诊断。然而，非功能性皮质癌的诊断常较困难，即使发现了转移灶，也仅能提示为恶性肿瘤。

3.肾上腺嗜铬细胞瘤

【临床与病理】

肾上腺嗜铬细胞瘤（adrenal pheochromocytoma）是发生于肾上腺髓质的肿瘤，多为良性，但也可为恶性。肾上腺是嗜铬细胞瘤的主要发生部位，约占 90%。嗜铬细胞瘤也称为"10%肿瘤"，即约10%肿瘤位于肾上腺外，约10%肿瘤为多发及约10%肿瘤为恶性。肿瘤产生和分泌儿茶酚胺。临床上，肿瘤可发在任何年龄，以20～40岁多见，典型表现为阵发性高血压、头痛、心悸、多汗，发作数分钟后症状缓解。实验室检查，24小时尿香草基扁桃酸（Vanillylmandelic acid，VMA）即儿茶酚胺代谢物显著高于正常值。病理上，肿瘤一般较大，易发生出血、坏死和囊变。

【影像学表现】

超声、CT和MRI检查：表现为单侧、偶为双侧性肾上腺肿块，呈圆形或椭圆形，常较大，直径多在3cm以上。肿块呈实性低或中等回声、密度类似肾脏、T1WI上为低信号而，T2WI上呈非常高的信号；较大肿瘤易发生出血、坏死和囊变，而致肿块内有液性无回声区、低密度区，和短T1高信号或长T1更低、长T2更高信号灶。CT和MRI增强检查，肿块实体部分发生明显强化。

恶性嗜铬细胞瘤的影像学表现与非恶性者间并无显著差异，但可查出肝、肺等部位转移灶。

【诊断与鉴别诊断】

临床考虑为嗜铬细胞瘤时，若超声、CT或MRI检查发现。肾上腺较大肿块并具有上述表现，可诊断为肾上腺嗜铬细胞瘤；若肾上腺区未发现异常，则应检查其它部位，有可能查出异位嗜铬细胞瘤，后者常位于腹主动脉旁，表现类似肾上腺嗜铬细胞瘤；当查出肾上腺或肾上腺外肿块，并发现其它部位转移灶时，应考虑恶性嗜铬细胞瘤的诊断。

4.肾上腺转移瘤

【临床与病理】

肾上腺转移瘤（adrenal metastasis）较为常见，其中多为肺癌转移，也可为乳腺癌、甲状腺癌或肾癌转移。肾上腺转移瘤开始发生的部位是髓质，其后累及皮质。临床上，肾上腺转移瘤极少影响肾上腺皮质功能。转移瘤常为双侧性，但也可为单侧性，肿瘤内常有坏死和出血。

【影像学表现】

超声、CT和MRI检查：肾上腺转移瘤常表现为双侧肾上腺肿块，偶为单侧性，呈圆形、椭圆形或分叶状，大小不等，常为2～5cm，也可更大。肿块的回声、密度或信号强度可均一或不均。CT或MRI增强检查，肿块为均一或不均一强化。

【诊断与鉴别诊断】

绝大多数肾上腺转移瘤并不影响肾上腺皮质功能，但其影像学诊断仍依赖于临床资料：①有肾上腺外恶性肿瘤者，当发现双侧肾上腺肿块时，可诊为肾上腺转移瘤；②有肾上腺外恶性肿瘤者，若仅发现单侧性肾上腺肿块，又不具有腺瘤表现特征，则不能做出确切诊断，而需细针活检；③无明确恶性肿瘤者，当发现双侧肾上腺肿块，需与其它双侧性肿块如嗜铬细胞瘤和肾上腺结核等鉴别，依据临床表现，其间鉴别并无困难；④无明确恶性肿瘤者，若仅发现单侧肾上腺肿块，又不具有腺瘤表现特征则常需随诊观察或行细针活检。

第七章　药学信息服务

第一节　药物信息源分级

一、一级文献的内容和特点

药学信息源分为三级：一级文献、二级文献、三级文献。

1.一级文献内容　一级文献即原始文献，主要登载在专业期刊和学术会议论文集中。它包括实验性和观察性研究等。期刊是一级文献主要的信息源。

2.一级文献特点　信息量大，品种多，周期短，报道快，是重要的参考文献。

二、二级文献常用索引和文献数据库的名称及特点

二级文献通常包括索引和文摘。

（1）国家科技图书文献中心网络资源

收藏有中外文期刊、图书、会议文献、科技报告、学位论文等科技文献信息资源。目前，网络服务系统网站上开通了外文科技期刊数据库、外文会议论文数据库、外文科技图书数据库、中文会议论文数据库和中文学位论文数据库等文献数据库。

（2）国家知识基础设施

CNKI 的资源来源分为期刊、报纸、会议论文、博（硕）士论文等多种数据库，数据库中的数据每日更新上万条。目前，中国学术期刊全文数据库和博（硕）士论文数据库提供免费题录检索。

（3）万方数据资源系统

其数字化期刊目前有 5260 种，其中有医药期刊 908 种，包括 63 种有关药学的期刊。目前总的文章数量将近 620 万篇。万方数据可以提供分类检索和刊物查询两条查询途径。

（4）Pubmed 系统 Medline 数据库

美国国立医学图书馆的 Medline 数据库收录了 1966 年以来 70 多个国家、4500 多种生物医学期刊的题录和文摘，其中 88%的收录文献用英文发表，76%的文献带有文摘。内容涉及基础医学、临床医药学、环境医学、营养卫生、职业病学、卫生管理、医学保健等多个学科领域。

（5）Embase 数据库

Embase 相当于欧洲的 Medline，始于 1997 年，与药物有关的内容超过 40%，同时还包括健康政策、药物和酒精依赖、心理学和法医学等其他方面内容。

（6）Toxnet 毒理网数据库

Toxnet 是美国国立医学图书馆建立并负责维护的毒理学数据网站。它包括四个部分：毒理学数据，提供有关毒理学和其他有害化学物质的事实性数据；毒理学文献，提供来自各种期刊上的相关文献；由美国环保署提供的毒物信息以及与鉴别和结构有关的化学信息。

三、二级文献常用国内外文摘的名称

1.药学文摘

①《中国药学文摘》（CPA）：为国家食品药品监督管理局信息中心编辑出版，创刊于 1982 年，现为月刊，每年一卷。收集国内 700 多种医药期刊以及会议论文和部分内部刊物的资料，以文摘、题录等形式报道。按 12 个主题分类。

②《中文科技资料目录：医药卫生》和《中文科技资料目录：中草药》。

③《国际药学文摘》（IPA）：由美国医院药师协会（ASHP）编辑出版，1964 年创刊。IPA 为半月刊，每年 24 期合为一卷。每期均有期索引，包括主题索引和著者索引。IPA 收集了全世界与药学有关的药学期刊 750 余种，将文摘按以下 25 个主题分类。

2.与药学专业有关的世界闻名的四大二级文献

①《化学文摘》（CA）：是由美国化学会化学文摘服务社（CAS）编辑出版的，它创刊于 1907 年，收集 150 多个国家和地区用 56 种语言文字发表的有关化学和化工方面的文献，并译成英文的文摘予以报道。CA 的最大特点是索引系统最完善。它包括期索引即：author index（著者索引），keyword index（关键词索引），patent index（专利索引）；卷索引即：author index（著者索引），general subject index（普通主题索引），chemical substance index（化学物质索引），formula index（分子式索引）和 patent index（专利索引）；还有 cumulative index（累积索引），是每五年或十年出一期的索引。

②《生物学文摘》（BA）：为检索工具性质的期刊，创刊于 1926 年，现由美国生物科学情报服务社（BIOSIS）编辑出版。BA 覆盖了世界范围生物学领域 8000 余种核心期刊，为半月刊。

③《医学索引》（IM）：是美国国立医学图书馆（NLM）精心制作的一部医学与卫生科学领域的文献检索工具，月刊。每年年终 NLM 为便于用户使用，将全年内容累积起来，形成多部头的年累积本，称为《累积医学索引》。1997 年美国国立医学图书馆开始提供免费 Medline 数据库、Premedline 以及最新版医学主题词词汇表（MeSH）等检索服务。

④《医学文摘》（EM）：由设在荷兰阿姆斯特丹的一个国际性非营利机构医学文摘基金会于 1947 年创办。EM 收录了发表在世界各国 5 400 多种医学、生物学、药学杂志上的文章。与药学关系比较密切的 EM 分册有：药理学、药物文献索引、药品不良反应题录、药品依赖性、毒理学。

四、三级文献

在一级和二级文献的基础上归纳、综合、整理后的出版物就是三级文献。在药学实践中使用最为广泛。三级文献包括手册、教科书、指南和其他参考书籍。

1.药品标准类

药品标准是药师进行药品和医院制剂质量控制经常查阅的工具书。

（1）《中国药典》（2005年版） 本版药典分三部。药典一部收载药材及饮片、植物油脂和提取物、成方制剂和单味制剂等；药典二部收载化学药品、抗生素、生化药品、放射性药品以及药用辅料等；药典三部收载生物制品，首次将《中国生物制品规程》并入药典。

（2）其他国家药典 《美国药典》（USP）；《英国药典》（BP）和《日本药局方》等。

2.药品集

这类三次文献以面向临床介绍合理用药为主，所以是临床药师和执业药师查阅必备的参考工具书。

（1）《中国药典临床用药须知》2005年版，是《中国药典》配套丛书之一；共分2卷；化学药和生物制品卷以及中药卷。化学药和生物制品卷共收载药品1350余种（按原料药计），除《中国药典》（2005年版）二部所收载品种外，尚包括部分药典未收载但国家已正式批准生产且临床应用广泛的品种，并根据需要新增了部分临床广泛应用的进口药品的相关信息。中药卷共收载了1420余个中成药品种，除《中国药典》（2005年版）一部所载品种外，还收载了《国家医疗保险和工伤保险药品目录》、《国家基本药物目录》以及部分中药保护品种。

（2）《新编药物学》2007年出至第16版，该书对国内外常用药品的性状、药理及应用、用法、注意及制剂均有介绍，该书中的引论和附录部分有助于解决药学实践中遇到的问题。

（3）《马丁代尔：药物参考大全》（Martindale：the Complete Drug Reference） 该书最早出版于1883年，至2006年已出版至第35版，作为药物的百科全书，它收入了世界上32个国家使用的治疗药物或其他药品5300个、制剂110000个、37500条参考文献、9500个制药厂商的信息以及疾病治疗概要，此外还有草药200多种及5000多个制剂。

（4）《美国医院处方集服务处：药物信息》（American Hospital Formulary Service：Drug Information，AHFS DI） 该书首次出版是在1959年，每年更新，包括：使用的药物4万多个，制剂10万多个；说明书及说明书以外的用药适应证；药物相互作用；注意事项；多种剂量及给药方法；化学性质及稳定性；对检验结果的干扰；药理学及药动学和70多万条参考文献。

（5）《事实与比较》（Drugs Fact and Comparisons）包括22000多种处方药和6000多种OTC药物的最新信息，有关药物与药物之间、不同剂型之间、品牌药与品牌药之间或过保护期药品之间的比较是本书的重点内容。

（6）《医师案头参考》（Physician's Desk Reference，PDR）是由美国医学经济公司（Medical Economics Company）和 Thomson Healthcare 公司编辑出版的一本药品集，它每年综合汇编一册，主要介绍美国市场上的常用处方药的药理学、适应证和用途、禁忌证、警告、注意事项、不良反应、用药过量处理。书内附有各种药品制剂的等比例彩图。

（7）《美国药典药物信息》（USP DI）分为 1.2 两卷。第 1 卷也叫专业篇，提供药品说明书外的可信资料。书中收入处方药和非处方药共有 11000 多种，特别是药物的适应证、相互作用、副作用、药理学、药动学和剂量以及提供患者咨询等信息更是本书重点介绍的内容。第 2 卷也称患者篇，专门提供给患者阅读的，通俗讲述有关药品的信息。

（8）《英国国家处方集》（British National Formulary，BNF）（51 版）BNF 提供临床专家的最新治疗意见，指导药物的正确使用。书中对在英国使用的处方药的信息非常详细，尤其是有关药物用法、注意事项、禁忌证、副作用、剂量和费用的比较。该书特别适用于为英国国民卫生服务（NHS）体系工作的医师开处方时使用，同样也是药师、护士以及其他卫生保健人员手头必备的药品集。该书每 6 个月更新一次，有印刷版、电子版，还有《儿童 BNF》和《护士处方集》。

3.百科类

该类三次文献涉及药学专业各方面的知识，如每年更新的《中国药学年鉴》《中国医药年鉴》《中国中医药年鉴》等。国外这类书也很多。

4.专著类

专著类为突出某一专业或某一专题汇总成的三次文献。

（1）《Clarke's 药物和毒物分析》（Clarke's Analysis of Drugs and Poisons）该书由隶属英国皇家药学会的药学出版社（Pharmaceutical Press）出版（第 3 版，2004）。该书分上下两册，上册主要介绍分析毒理学的试验操作及应用，下册提供 1737 种药物和毒物的理化性质和分析方法、药物动力学资料及毒理学资料。

（2）《药物治疗学：病生理学的途径》（Pharmacotherapy：A Pathophysiologic Approach）由美国麦克劳一希尔（McGraw-Hill）公司出版（第 6 版，2005）。该书对各种疾病的治疗注重按照循证医学的观点选择药物，书中大量运用图表及治疗路径图，让读者更直观、清晰地了解药物的治疗。

（3）《妊娠与哺乳期中的用药》（Drugs in Pregnancy and Lactation）由 Lippincott Williams&Wilkins 出版公司发行的工具书，涉及妊娠期与哺乳期间使用的药物达 1000 多种。对收录的每个药物都明确给出了对妊娠期的危险等级和相关临床文献。

（4）《雷明顿：药学技术与实践》（Remington: the Science and Practice 0f Pharmacy）由 David B.Troy 主编，该书由 Lippincott Williams&Wilkins 公司出版发行（21 版，2005）。该书的内容始终与药剂学和药学专业实践的发展保持一致，涵盖了从药学教育到药学发展史，从伦理学到制药工业和药学实践的方方面面，有关药学实践部分的内容是教读者如何将药学技术运用到药学实践中去，对开展药学服务工作非常实用。

（5）《梅氏药物副作用》（Meyler's Side Effects of Drugs） 该书由 Elsevier Science&Technology Books 公司出版（15 版），是药品不良反应的国际百科全书。

（6）《药品不良反应》（第 3 版） 该书由孙定人主编，内容包括临床常用药品所致药品不良反应（ADR）、药物不良事件（ADE）和药源性疾病（Drug Induced Disease）的临床表现和防治，是我国自己编写的第 1 部有关药品不良反应的重要参考工具书。

（7）《注射药物手册》（Handbook on Injectable Drug） 该书由 Lawrence A.Trissel 编写，书中的药物配伍和稳定性资料，有助于医务人员正确地选择药物的配制及输注方法。

5.数据库

常用的有 Micromedex 数据库，为美国 Micromedex 公司即 Thomson Healthcare 卫生保健信息集团推出的临床用药知识系列数据库。它主要提供临床医药专业人员所需的药物咨询、疾病和毒理学咨询以及传统医学信息、和对患者的卫生教育信息等。该数据库按照产品分为 5 大类：药物信息（drug information）、疾病信息（disease information）、毒理学信息（toxicology information）、辅助治疗和替代药物信息 （complementary & alternative medicine information）、患者教育信息（patient education information）数据库。

6.工具书

如《英汉化学化工词汇》、《英汉医学名词汇编》、《中国药品通用名称》、《化学名词》等。

第二节 药物信息的评价

一、药物信息评价的原则

（1）实用性 DI 服务要求实用，应解决药学业务工作和临床合理用药中遇到的问题，特别是解决医护人员和患者实际的药物治疗问题。

（2）新颖性 DI 的内容必须新颖，无论患者还是卫生专业人员，都想及时了解疾病防治的最新进展、新药的上市和安全使用以及药品不良反应事件的情况。

（3）科学性 DI 服务必须建立在科学求实的基础上，真实可靠，要强调循证药物信息（EBDI）的重要性。

二、药物信息评价的标准

通常，查找信息正确的方法是采用分步骤、递进式方式，即先从三级文献开始，再找二级文献，最后查一级文献。三级文献资源查找起来方便快捷，适宜提供基本的 DI；如果三级文献资料过于陈旧或不全时，则查找二级文献，当需要最新的文献或非常专业的内容时，需要查一级文献资料，但一级文献可能存在偏倚，需要对其内容进行审慎的评价。

1.三级文献评价

①作者的专业经验和水平：直接影响出版物的水平。

②编书的目的和用途：利于有针对性地查找，避免无功而返。

③出版社发行的年代和版次：发行版次代表了信息资源的更新情况和发行的历史。

④引用参考文献质量：引用参考文献宜准确、恰当，可以克服主观偏倚，减少误差。

2.二级文献评价

对于二级文献的评价应该包括：收载杂志的数量、专业种类，出版或更新的频率，索引的完备程度，检索路径及费用。

3.一级文献评价

临床试验报告研究的文章包含以下四个部分：简介、方法、结果、讨论。简介：对于研究目的的描述是否清楚；方法：试验方法的设计是否科学合理；结果：重要实验结果是否都经过科学认真的分析，图、表与文章的描述是否准确，有无偏倚或错误，统计方法是否正确并有相应的分析，是否有统计学差异的支持；讨论：描述支持结论的依据及存在的问题，进一步研究的建议和国内外文献的佐证。

4.网站信息评价

①信息来源的权威性；②信息内容的准确性；③观点评价的客观性。

三、提供药物咨询信息的步骤

①明确问询人的问题；②获得主要问题的背景资料；③对问题进行确定并归类；④确立查找方法，查阅文献，寻找答案；⑤对文献进行评价、分析和整理；⑥形成文字或口头回答；⑦随访了解效果，并建立档案。

四、药物信息管理的原则

①广泛收集、合理分类；②做好编目，列出索引；③建规立制，科学管理。

第八章 常见疾病的药物治疗

第一节 高血压

一、病因与发病机制

（1）病因：高血压的病因为多因素，可分为遗传和环境两个方面。高血压是遗传易感性和环境因素相互作用的结果。①遗传：高血压具有明显的家族聚集性。不仅血压升高发生率体现遗传性，而且在血压高度、并发症发生以及其他有关因素方面，如肥胖，也有遗传性。②后天环境因素：是引起高血压的主要原因之一。国际公认的高血压发病危险因素是超重、高盐膳食及中度以上饮酒。我国流行病学研究也证实这三大因素与高血压发病显著相关。

（2）高血压的发病机制至今还没有一个完整统一的认识。目前认为高血压的发病机制较集中在以下几个环节：①心输出量改变；②肾和肾功能异常；③肾素-血管紧张素-醛固酮系统的病变；④细胞膜离子运转异常；⑤交感神经活性增加；⑥血管张力增加和管壁增厚；⑦血管扩张物质；⑧受体比例异常；⑨高胰岛素血症。

二、分类

（1）依据病因分类：①原发性高血压；②继发性高血压。
（2）依据高血压病程进展分类：①缓进型高血压；②急进型高血压。

三、临床表现及并发症

（1）一般症状：绝大多数原发性高血压属于缓进型，多见于中老年。初期较少出现症状。少数人一旦知道患有高血压后，反而会产生各种神经官能症样症状，如头晕、头胀、失眠、健忘、耳鸣、乏力、多梦、激动等。30%～50%高血压患者因头痛、头晕、心悸、高血压的严重并发症和靶器官功能性损害或器质性损害，出现相应临床表现。

（2）主要并发症：①心脏，先出现左室舒张功能障碍，继之可出现收缩功能不全的症状，若血压和病情未能及时控制，可发生急性肺水肿征象；最后导致心衰。②脑，高血压可致脑小动脉痉挛，发生头痛，合并眩晕、头胀、眼花、耳鸣、健忘、失眠、乏力等。当血压突然显著升高时可产生高血压脑病，出现剧烈头痛、呕吐、视力减退、抽搐、昏迷等脑水肿和颅内高压症。高血压脑部主要并发症是脑出血和脑梗死。脑出血常在血压明显升高、波动、情绪激动、用力等情况下发生。③肾脏，早期一般无泌尿系统症状，伴随病情进展，可出现夜尿增多伴尿电解质排泄增加，继之可出现尿液检查异常，如出现蛋白尿、管型、红细胞。高血压有严重肾功能损害时，可出现慢性肾衰竭症状，患者可出现恶心、呕吐、厌食、尿量下降，血液中非蛋白氮、肌酐、尿素氮上升，代谢性酸中毒和电解质紊乱症状。④血管和视网膜，高血压是导致动脉粥样硬化和主动脉夹层破裂等血管性疾病的重要因素。视网膜病变是严重高血压并发症，临床常见眼底出血、渗出和视乳头水肿等情况。

四、危险分层

按危险度将高血压患者分为低危组、中危组、高危组、极高危组4组。（1）低危组，男性<55岁、女性<65岁，高血压1级、无其他危险因素者，属低危组。（2）中危组，高血压2级或1～2级，同时有1～2个危险因素，患者应否给予药物治疗，开始药物治疗前应经多长时间的观察，医生需予十分缜密的判断。（3）高危组，高血压水平属1级或2级、兼有3种或更多危险因素、兼患糖尿病或靶器官损害或高血压水平属3级但无其他危险因素者属高危组。（4）很高危组，高血压3级同时有1种以上危险因素或兼患糖尿病或靶器官损害，或高血压1～3级并有临床相关疾病。应迅速开始最积极的治疗。

五、治疗目标、原则

（1）抗高血压治疗的目标：是将血压恢复至正常水平。降压目标是普通高血压患者血压降至<140/90mmHg，年轻人或糖尿病及肾病患者降至<130/80mmHg，老年人收缩压降至<150mmHg，如能耐受，还可进一步降低。对高危的患者，血压降至目标水平及对于其他危险因素的治疗尤其重要。

（2）治疗原则：①高危及很高危患者：无论经济条件如何，必须立即开始对高血压及并存的危险因素和临床情况进行药物治疗；②中危患者：先观察患者的血压及其他危险因素数周，进一步了解情况，然后决定是否开始药物治疗；③低危患者：观察患者相当一段时间，然后决定是否开始药物治疗。

六、非药物治疗

非药物治疗包括提倡健康生活方式，消除不利于心理和身体健康的行为和习惯，达到减少高血压以及其他心血管病的发病危险，具体内容包括：①控制体重；②采用合理膳食，减少钠盐、减少膳食中脂肪、注意补充钾和钙等；③增强体育活动；④减轻精神压力，保持平衡心理；⑤其他，如戒烟、限酒等。

七、药物治疗原则

（1）采用较小的有效剂量以获得可能有的疗效而使不良反应最小，如有效而不满意，可逐步增加剂量以获得最佳疗效。

（2）要求每天24小时内血压稳定于目标范围内。为此，最好使用一日1次给药而有持续 24 小时作用的药物。此类药物还可增加治疗的依从性。

（3）为使降压效果增强而不增加不良反应，用低剂量单品种治疗疗效不满意的可以采用两种或多种抗高血压药联合治疗。使 2 级以上高血压达到目标血压常需抗高血压药联合治疗。

（4）高血压患者需要长期降压治疗，尤其是高危和极高危患者，在患者确立有效治疗方案并获得血压控制后，仍应继续治疗，不要随意停止治疗或频繁改变治疗方案，这是治疗是否有成效的关键。在血压平稳控制 1～2 年后，可以根据需要逐渐减少抗高血压药品种与剂量。

八、常用抗高血压药的种类

当前常用于抗高血压的药物主要有 5 类：利尿药、β受体阻断剂（β-RB）、血管紧张素转换酶抑制剂（ACEI）、血管紧张素Ⅱ受体阻断剂（ARB）、钙通道阻滞剂（亦称钙拮抗剂，CCB）。其常用品种如下。

1.噻嗪类利尿药：氢氯噻嗪、氯噻酮、吲达帕胺片；

2.袢利尿药：呋塞米；

3.保钾利尿药：阿米洛利、氨苯蝶啶；

4.醛固酮受体拮抗剂：螺内酯；

5.β受体阻断剂：普萘洛尔、美托洛尔、阿替洛尔、倍他洛尔、比索洛尔；

6.α、β受体阻断剂：拉贝洛尔、卡维地洛、阿罗洛尔；

7.血管紧张素转换酶抑制剂：卡托普利、依那普利、贝那普利、赖诺普利、雷米普利、福辛普利、西拉普利、培哚普利、喹那普利、咪达普利；

8.血管紧张素Ⅱ受体阻断剂：氯沙坦钾、缬沙坦、厄贝沙坦、坎地沙坦、替米沙坦；

9.二氢吡啶类钙通道阻滞剂：氨氯地平、左氨氯地平、非洛地平、尼卡地平、硝苯地平、尼群地平、尼索地平、拉西地平；

10.非二氢吡啶类钙通道阻滞剂：维拉帕米、地尔硫䓬；

11.α受体阻断剂：多沙唑嗪、哌唑嗪、特拉唑嗪；

12.中枢α受体阻断剂：利血平、可乐定、甲基多巴；

13.直接血管扩张药：米诺地尔、肼苯达嗪。

九、抗高血压药的合理应用

（1）明确最佳的首选药治疗，根据治疗对象的个体状况，药物的作用、代谢、不良反应和药物相互作用。①对象有否心血管危险因素；②对象是否靶器官损害、心血管疾病、肾病、糖尿病；③对象有否受抗高血压药影响的其他疾病；④与治疗其他并存疾病的药物之间有无相互作用；⑤选用的药物是否有减少心血管病发病率和死亡率的证据及其力度；⑥所在地区抗高血压药物品种供应与价格状况及治疗对象的支付能力；⑦患者以往用药的经验和意愿。

（2）抗高血压药的联合应用，大多数高血压患者为控制血压须用两种或两种以上抗高血压药。在合并用药时，每种药的剂量不大，药物间治疗作用应有协同或至少相加的作用，其不良反应可以相互抵消或至少不重叠或相加；合并使用的药物品种数不宜过多，以避免复杂的药物相互作用；合理的配方还要考虑到各药作用时间的一致性，配比成分的剂量比。现有的临床试验结果支持的组合：①利尿药和β受体阻断剂；②利尿药和 ACEI 或 ARB；③二氢吡啶类钙通道阻滞剂和β受体阻断剂；④钙通道阻滞剂和 ACEI 或 ARB；⑤钙通道阻滞剂和利尿剂；⑥α受体阻断剂和β受体阻断剂。在联合用药时，采用的方式主要有两种：①采取各药的按需剂量配比处方，其优点是可以根据临床需要调整品种和剂量；②采用固定配比复方，其优点是方便，有利于提高患者的依从性。

（3）注意剂量个体化，抗高血压药的疗效及不良反应与剂量有密切关系。①对大多数非重症或急症高血压，开始给小剂量药物，经 1 个月后，如疗效不够而不良反应少或可耐受，可增加剂量；如出现不良反应不能耐受，则改用另一类药物。经治疗血压长期稳定达 1 年以上，可以考虑减少剂量，目的为减少药物的可能副作用，但以不影响疗效为前提。②对重症高血压，须及早控制其血压，可以较早递增剂量和合并用药。随访时除患者主观感受外，还要做必要的化验检查，以了解靶器官状况和有无药品不良反应。

（4）给药方案要科学，药物治疗时初始剂量宜小。如降压疗效不满意，可渐增剂量而获得最佳疗效。一般抗高血压药不宜在睡前或夜间服用。

十、特殊人群和其他人员的降压治疗

（1）老年人：应逐步降低血压，常需多药合用。各年龄段（<80 岁）高血压患者均受益于利尿药、CCB、β受体阻断剂、ACEI 等抗高血压治疗。

（2）妊娠高血压：治疗目的是为了减少母亲的危险，但必须选择对胎儿安全的有效药物。当血压升高>170/100mmHg 时，须积极降压。究竟血压降至多低合适，目前尚无一致的意见。常用于紧急降压的药物：有硝苯地平、拉贝洛尔、肼苯达嗪。常用缓慢降压的药物：有氧希洛尔、阿替洛尔、甲基多巴、伊拉地平。孕期不宜使用的抗高血压药物：有 ACEI、ARB 和利尿剂。长期使用β受体阻断剂，有引起胎儿生长迟缓的可能。

（3）儿童：尼卡地平、氨氯地平、依那普利、西拉普利、雷米普利、培哚普利、缬沙坦不宜用于儿童；赖诺普利和福辛普利在新生儿和婴儿，均有少尿和神经异常之虑，在儿童中的安全性缺少研究，不宜应用。

（4）司机、高空作业和精密仪器操作者：不宜应用尼索地平。

（5）部分抗高血压药对男性性功能的影响：利血平、氢氯噻嗪、可乐定、甲基多巴、普萘洛尔、依那普利、哌唑嗪、肼苯达嗪、胍乙啶、罗布麻可使患者性欲减退并发生阳萎；胍乙啶可抑制男性射精；甲基多巴长期服用可致男性乳房增大；利血平在停药后仍可出现阳萎、性欲减退，提示男性患者尽量避免服用。

（6）脑血管病：脑血管病患者基础及治疗后血压水平与脑卒中再发有关。现有的证据表明，吲哒帕胺或培哚普利加吲哒帕胺长期治疗脑血管病患者是有益的，可减少脑卒中再发危险。

（7）冠心病：稳定性心绞痛时首选β受体阻断剂或长效 CCB 或 ACEI；急性冠脉综合征时选用β受体阻断剂和 ACEI；心梗后患者用 ACEI、β受体阻断剂和醛固酮受体拮抗剂。

（8）高血压合并心力衰竭：症状较轻者，用 ACEI 和β受体阻断剂。一旦出现舒张功能不全，在常规治疗的基础上还应考虑加用β受体阻断剂。症状较重者，将 ACEI、β受体阻断剂、ARB 和醛固酮受体拮抗剂与利尿药合用。除降血压治疗外，利尿药可有效地改善临床症状。洋地黄类药物虽然也可改善症状，减少因心衰而住院概率，但并不改善预后。如果没有禁忌证，都应该积极使用 ACEI 和β受体阻断剂。在不能耐受 ACEI 的患者中可换用 ARB。

（9）高血压合并糖尿病：为避免对肾和心血管的损害，要求将血压降至 130/80mmHg以下，因此常须联合用药。药物治疗首先考虑使用 ACEI 或 ARB，二者为治疗糖尿病高血压的一线药物。ACEI 对 1 型糖尿病防止肾损害有益。利尿药、β受体阻断剂、CCB 可作为二级药物，或者联合用药。利尿药和β受体阻断剂宜小剂量使用；对于反复低血糖发作的 1 型糖尿病患者，慎用β受体阻断剂，以免其掩盖低血糖症状。老年糖尿病患者降压治疗应循序渐进、逐步达标，以避免血压骤降引起脏器供血不足。

（10）慢性肾病：肾脏疾病（包括糖尿病肾病）应严格控制血压（＜130/80mmHg）。首选 ACEI/ARB，常与 CCB、小剂量利尿药、β受体阻断剂联合应用。当血肌酐＞2mg/dl时，推荐用袢利尿药。应逐渐增加用药品种和剂量，避免使血压过急地下降，同时注意观察在血压下降时肾功能的变化。

（11）高血压危象：包括高血压急症和高血压亚急症。高血压急症包括高血压脑病、颅内出血、急性心肌梗死、急性左室衰竭伴肺水肿、不稳定性心绞痛、主动脉夹层动脉瘤，需立即进行降压治疗以阻止靶器官进一步损害。高血压危象常用抗高血压药为硝普钠、硝酸甘油、尼卡地平或乌拉地尔。对高血压危象的处理，宜静脉输注抗高血压药危象的常用药，1 小时使平均动脉血压迅速下降但不超过 25%，在以后的 2～6 小时内血压降至约 160/100～110mmHg。血压过度降低可引起肾、脑或冠脉缺血。如果这样的血压水平可耐受和临床情况稳定，在以后 24～48 小时逐步降低血压达到正常水平。

第二节　高脂血症

一、血脂的分类

血脂是指血浆或血清中所含的脂类，包括胆固醇（CH）、三酰甘油酯（TG）、磷脂（PL）和游离脂肪酸（FFA）等。CH 又分为胆固醇酯（CE）和游离胆固醇（FC），两者相加为总胆固醇（TC）。血脂与载脂蛋白（Apo）相结合，形成脂蛋白溶于血浆进行转运与代谢。脂蛋白按其组成、密度和特性等差异,利用电泳和超速离心法可将血脂蛋白分成乳糜微粒(CM)、极低密度脂蛋白(VLDL-ch)、低密度脂蛋白(LDL-ch)、中密度脂蛋白(IDL-ch)和高密度脂蛋白(HDL-ch)。

二、病因

1.年龄 血浆 TC 含量伴随年龄的增长而相应增加,在 65 岁以后,血浆 TC 含量不再增加或逐渐降低。

2.饮食 每日摄入总热量过多,则将过多的能量转化为脂肪贮存。此时内源性 TG 和 LDL 增加;如每日摄入过多的脂肪和含胆固醇食物,则血浆 VLDL-ch 和 LDL-ch 增加;摄入高糖食物特别是蔗糖、乳糖、葡萄糖等,肝脏合成 VLDL-ch 和 TG 增加;大量饮酒后酒精激活脂肪中的脂肪酶,释放脂肪酸至血浆中,另酒精在肝脏氧化消耗辅酶Ⅰ,使脂肪酸氧化不足,促使合成 TG。

3.季节 初春至夏末,血浆 TC、TG 呈下降趋势,暑期为最低值;在初秋开始增高,至冬季达峰值。原为高脂血症者,增高幅度大。

4.昼夜 肝脏对胆固醇的合成主要在夜间睡眠时进行,因此口服胆固醇合成酶抑制剂在晚餐或睡前服用疗效更好。

5.遗传 此类患者应严格控制饮食中的总热量,控制糖的摄入,对家族性高脂血症者应选用针对性强的调节血脂药。

三、分型与各型特点

临床上按血浆中各种脂蛋白增高的情况,一般将高脂血症分为五型六类。各型高脂血症的特点如下:

1.Ⅰ型比较罕见的遗传疾病,发病于儿童期,常伴皮疹、黄色瘤、腹痛、肝脾肿大、眼底改变,呈脂血症性视网膜;成人会有轻度的高血糖和尿糖,易诱发胰腺炎。

2.Ⅱa型较多见,呈染色体显性遗传。杂合子患者的发病率为 0.02%,约 30%杂合子患者在 40 岁以上会发生黄色瘤,男性患者 65%在 50~60 岁出现冠心病症状。纯合子型不多见,但有严重的临床症状,一般在 20 岁以前冠心病的症状已较明显,易诱发冠心病。

3.Ⅱb型血浆中 LDL-ch 高于 3.65mmoL/L(130mg/dl),易诱发冠心病。

4.Ⅲ型为常染色体隐性遗传,易诱发动脉粥样硬化,在手掌纹理处、眼睑和肌腱处多发结节性黄瘤,容易诱发冠心病。

5.Ⅳ型常早发冠心病、脑卒中,可伴有胰腺炎、糖尿病,容易诱发冠心病。

6.Ⅴ型常伴有肥胖症、糖尿病、急性胰腺炎、肝脾肿大,进展较快的动脉硬化,脂血症视网膜,皮疹样的黄色瘤。此型较少见。

四、各种脂类水平的临床意义

表 8-1　各种脂类水平的临床意义

脂类名称	理论水平（mmol/L）	临界水平（mmol/L）	需药物治疗水平（mmol/L）	治疗低限目标（mmol/L）
TC	<5.17	5.23～5.69	>5.72	<5.72
LDL-ch	<3.61	3.15～3.64	>3.64	<3.64
TG	0.45～1.81（男性） 0.40～1.53（女性）	1.70～2.26	>2.26	<2.26
HDL-ch	>1.04		<1.04	<1.04

五、临床表现

高脂血症的临床表现包括两个方面：一是脂质在真皮内沉积所引起的黄色瘤；二是脂质在血管内皮沉积所引起的动脉粥样硬化，导致冠心病和周围血管病变。但由于黄色瘤发生率并不高；在血管内皮沉积所导致的冠心病和周围血管病变需要较长时间才能观察出来，因此，临床表现常无任何症状和体征。多伴有脂肪肝或肥胖。角膜弓和脂血症眼底改变。可并发有高血压、动脉硬化、糖尿病、血小板功能亢进症。TG 降低，以延缓和减轻动脉粥样硬化的发生和发展进程。

六、血脂调节药的选用及常用种类

常用种类如下：

（1）HMG-CoA 还原酶抑制剂：辛伐他汀、洛伐他汀、普伐他汀、氟伐他汀、阿托伐他汀钙

（2）贝丁酸类：氯贝丁酯、苯扎贝特、非诺贝特、吉非贝齐

（3）烟酸类：烟酸、烟酸缓释剂、阿昔莫司

（4）胆酸螯合剂：考来替泊、考来烯胺

（5）胆固醇吸收抑制剂：依替米贝

（6）其他：普罗布考、泛硫乙胺、益多脂

七、血脂调节药的合理应用

1.定期检查血脂或安全指标，如肝功能（AST、ALT）、血钙、碱性磷酸酶、肌磷酸激酶（CPK）水平，如有异常应考虑是否需减量或停药，并应对异常指标跟踪观察。

2.提倡联合用药，对显著增高的脂血症和家族性杂合型高 CH 血症者单一用药调节血脂疗效不理想，提倡 2～3 种作用机制不同的药并用。

3.联合用药宜慎重，在治疗剂量下与对细胞色素 P450 的同工酶 3A4（CYP3A4）有明显抑制的环孢素、伊曲康唑、酮康唑、大环内酯类抗生素、HIV 蛋白酶抑制剂、抗抑郁药等合用能显著增高 HMG-CoA 还原酶抑制剂的血浆水平。尤其不宜与吉非贝齐、烟

酸合用。

4.应用 HMG-CoA 还原酶抑制剂,治疗初始宜从小量起,并将肌病的危险性告之患者,关注并及时报告所发生的肌痛、触痛或肌无力。对有急性严重症状提示为肌病者(CPK 水平高于上限 10 倍并出现肌痛症者),或有横纹肌炎继发肾衰的危险因素(如严重急性感染、大手术、创伤、严重的代谢内分泌和电解质紊乱、癫痫)者,应及时停用 HMG-CoA 还原酶抑制剂。另应用 HMG-CoA 还原酶抑制剂可致急性胰腺炎,见于治疗 3 个月内,此时应停用。

5.饮用大量西柚汁、嗜酒者,应避免应用 HMG-CoA 还原酶抑制剂,或仅用小剂量,密切随访。

6.贝丁酸类药具有高血浆蛋白结合率,与华法林合用时可使与血浆蛋白结合的华法林游离而产生出血倾向。有些 HMG-CoA 还原酶抑制剂的代谢需要 CYP3A4,因而注意与辛伐他汀、洛伐他汀、阿托伐他汀合用时可能发生肌病。

7.提倡晚间服药,肝脏合成脂肪的峰期多在夜间,晚餐或晚餐后服药有助于提高疗效,同时定期检查血脂水平,根据疗效调整用药的剂量或更换品种。

8.关注各药的不良反应和禁忌证。

第三节　脑卒中

一、分类、病因及临床表现

一般分为两大类:①缺血性脑卒中包括脑栓塞和脑血栓形成;②出血性脑卒中(脑出血),包括原发性脑实质出血和蛛网膜下腔出血。

1.脑栓塞　是各种栓子进入颅内动脉使血管腔急性闭塞,引起相应供血区脑组织缺血坏死及脑功能障碍。常见的栓子来源有风湿性心脏病和感染性心内膜炎赘生物脱落及二尖瓣狭窄伴心房纤维性颤动时附壁血栓脱落等。另一来源是颈部动脉系统的血栓脱落。

脑栓塞起病突然,常在数秒钟内神经功能缺失为一侧面肌、舌肌和一侧上肢瘫痪,常伴有运动性失语症或混合性失语症。

2.脑血栓形成　是缺血性脑卒中最常见的类型,是脑动脉主干或皮质支动脉粥样硬化导致血管增厚、管腔狭窄闭塞和血栓形成,引起脑局部血流减少或供血中断,脑组织缺血缺氧导致软化坏死,出现局灶性神经系统症状体征。症状和体征往往不能在 24 小时内恢复,所以又称"永久性卒中"。缺血性脑卒中的病因主要有颅内动脉硬化、吸烟、感染、高血压、高脂血症、高血糖(糖尿病)、高血小板凝集,其中后 4 种因素为脑血栓形成的最危险因素。脑血栓形成的临床表现取决于梗死病灶的部位和大小。神经功能缺失的临床表现视受损血管而定。

3.出血性脑卒中　是通常由脑血管病变(脑动脉硬化、高血压)、先天性畸形或出血性疾病所致的脑实质或脑表面出血的脑血管病,前者为脑出血,后者为蛛网膜下腔出血。通常突然起病，在几分钟至数小时达顶峰，有些经 24～48 小时缓慢进行。出血严重者发生头痛、呕吐，在短时间内进入昏迷，轻者可在头痛、头晕后，先发生肢体无力，逐渐出现意识障碍。典型的症状为"三偏"，即病灶对侧偏瘫、偏身感觉障碍和偏盲。

4.短暂性脑缺血发作（TIA） 是一种暂时血流障碍引起的轻度脑卒中。TIA 不会引起脑永久性损伤，但其发作是发生脑卒中的重要提示，不应被忽视。

二、先兆症状

脑卒中发作前可有先兆，多出现在发病前几分钟、几小时或几日，可能是暂时也可能是反复发作的，逐渐加重。常见的先兆如下：

1.突然单眼失明或视物不清，短时间内又迅速缓解；突然不能识别颜色或偏盲，记忆力减退。

2.出现发作性眩晕、耳鸣，并伴恶心、呕吐、步态不稳、发作性吐字不清、舌头发硬发麻，或听不清别人讲话，有一过性意识不清或嗜睡。

3.发作性半身麻木无力或感觉异常，睡醒或静止状态下，感觉肢体一侧反应迟钝、麻木、异常。

4.突然说不清楚物体名称，或注意力不集中，出现尿失禁。

5.原发性头痛性质发生改变，由阵发性变为持续性且不缓解，头痛剧烈时伴恶心、呕吐等症状。血压有明显增高，但肢体并无显著瘫痪，即高血压脑病，也可发生脑卒中。

三、非药物治疗

1.深刻了解脑血管病 应当向公众普及脑血管病的知识，告之脑血管病的主要危险因素和预防措施，发生脑卒中时应如何应对以及正确的治疗措施和康复训练。

2.改变不健康的生活方式 改变体力活动过少、休息时间不规律、膳食营养不均衡等生活方式。

3.定期体检 定期监测血压、血脂、血糖、心脏功能，尤其是心脏房颤或缺血性改变，发现异常后应积极治疗。

4.加强脑卒中的预防和二级预防 通过寻找意外事件发生的原因，治疗可逆性疾病，纠正所有可干预的危险因素，包括吸烟、肥胖、抑郁、心脏病、糖尿病、高半胱氨酸血症、高血压、高脂血症等，并及时和规范应用阿司匹林和抗血小板药。

四、药物治疗原则

一旦确立缺血和出血性脑卒中的诊断，必须掌握以下基本原则：①改善脑循环；②扩充血容量；③控制血压；④保护脑组织、脑神经组织和保持呼吸道通畅；⑤溶栓和（或）抗凝治疗；⑥对症治疗。

五、缺血性脑卒中急性期治疗

1.溶栓治疗　治疗时间窗为发病后 3 小时以内为宜，超过 6 小时可增加颅内出血的危险，宜严格选择适应证。

2.降纤治疗　目的为降低血浆中纤维蛋白原水平，注意监测血浆纤维蛋白原（FIB）和血小板计数。

3.抗凝治疗　对溶栓的患者在溶解血栓后 24 小时可应用抗血小板药阿司匹林，但对有出血倾向或消化道溃疡者慎用，连续使用 4 周后改为预防剂量。

4.保护脑组织　（1）神经细胞保护剂　适合用于脑梗死的急性期，有利于神经细胞的恢复。（2）钙通道阻滞剂　通过阻滞中枢神经细胞膜内的钙通道，降低血液黏稠度，抑制血小板凝集，拮抗脑血管痉挛，增加脑血流量，在蛛网膜下腔出血后对缺血性神经损伤具有保护作用，但对低血压和老年人慎用。在栓塞面积较大、有脑水肿或高颅压状态下，不宜应用钙通道阻滞剂。（3）血管扩张剂　直接扩张周围血管、脑血管，增加脑血流量，改善脑循环。

六、出血性脑卒中急性期治疗

1.一般治疗：（1）卧床休息，避免情绪激动及血压升高。（2）保持呼吸道通畅，对有意识障碍、血氧饱和度下降或有缺氧者可给予吸氧。（3）对有昏迷和吞咽困难者在发病第 2—3 日即以鼻饲补充营养。（4）预防感染，对昏迷者酌情应用抗生素。

2.药物治疗：（1）降低颅内压，对大面积梗死灶应及时立即应用高渗脱水剂，以减轻脑水肿，可应用甘露醇、甘油果糖、甘油氯化钠注射液静滴，注意尿量、电解质平衡、血钾及心脏功能。可酌情选用呋塞米、人血白蛋白。（2）对出血性脑卒中者，应在降低颅内压的同时慎重、平稳地进行降压治疗。但降压幅度不宜过大，否则可造成脑低灌注。（3）对有凝血功能障碍者可应用止血药。（4）保护脑组织。

七、短暂性脑缺血发作治疗

（1）当发生 TIA 时，对高血压者立即给予硝苯地平 10mg 含服，使血压控制在基础水平。并常规给予阿司匹林口服以对抗血小板凝集以预防血栓形成，对大多数 TIA 患者首选阿司匹林 50～300mg/d。

（2）也可使用小剂量阿司匹林 25mg＋双嘧达莫缓释剂 200mg，一日 2 次，双嘧达莫缓释剂与阿司匹林联合应用可加强其药理作用。

（3）对高危人群或对阿司匹林不能耐受者可选用氯吡格雷 75mg/d，但可出现中性粒细胞减少等并发症，在治疗中宜监测血常规。

（4）对频繁发作的 TIA 者，可静滴抗血小板药，如奥扎格雷；对于伴发房颤和冠心病的 TIA 者，可考虑抗凝治疗。

（5）对 TIA 的二级预防，建议应用阿司匹林 75～150mg/d，或阿司匹林/双嘧达莫缓释的复方制剂，对有中度出血并发症危险者，建议应用低剂量阿司匹林 50～100mg/d。

八、治疗脑卒中药的合理应用

（1）抗血小板药应用时注意：①噻氯匹定对过敏者禁用；血液病和出血时间延长的出血性疾病患、白细胞减少、血小板和粒细胞缺乏症者慎用；妊娠及哺乳期妇女慎用。氯匹格雷对肾功能不全或有尿结石者禁用；有血液病史者禁用；活动性消化性溃疡患者禁用。②服用期间宜定期检查血象；对肾功能明显障碍者应定期检查肾功能。同时于用药期间应注意监测异常出血情况；③氯吡格雷或噻氯匹定与阿司匹林合用时，对血小板的抑制作用增强，但不良反应比单用阿斯匹林、噻氯匹啶或氯吡格雷发生率更高。④药效作用与血液浓度无关，其作用时间与血小板存活半衰期（7 日）有关，因此，择期手术，且无需抗血小板治疗者，术前 1 周停用本品；⑤噻氯匹定与任何血小板聚集抑制剂、溶栓剂及导致低凝血酶原血症或血小板减少的药物合用均可加重出血的危险；⑥与茶碱合用时，因其降低茶碱的清除率，会使茶碱的血浓度升高并有过量的危险，合用时应调整茶碱剂量或进行茶碱 TDM。由于可降低环孢素的血药浓度，两者合用应定期进行环孢素血药浓度监测。

（2）对急需抗凝血者应优先选用肝素，一般在全量肝素已出现抗凝作用后，再以华法林进行长期抗凝治疗。

（3）华法林初始剂量国内多推荐为 3mg。此外：①如需快速抗凝，可同时给予肝素，两者至少重叠使用 4 日，达到治疗标准 2 日后停用肝素。②对华法林敏感者、老年人、肝病和出血高危倾向，起始剂量应相应减少。③口服华法林后要通过监测凝血酶原时间（PT）及国际标准化比（INR）来保证治疗的安全性和有效性。

（4）华法林应用过量易致出血，并容易受到很多药物相互作用的影响。维生素 K1 能拮抗华法令的作用，但是高剂量维生素 K1 能引起华法林抵抗，因此重新使用华法林时应同时给予肝素，直至患者恢复对华法林的敏感性。

（5）使用溶栓酶过程中应做血象监护，监测凝血时间（CT）、纤维蛋白原、抗纤溶酶、纤维蛋白降解产物、激活的全血凝固时间（ADTT）等指标，如发现有出血倾向应立即停药，并给予抗纤维蛋白溶酶药。

（6）严重出血者可给予氨基己酸或氨甲苯酸以对抗溶栓酶的作用，并酌情补充纤维蛋白原或全血。近期有严重出血、出血性疾病和出血倾向、手术、外伤、穿刺、活体组织检查、严重高血压、严重肝功能障碍、低纤维蛋白原血症及出血性体质者禁用。

（7）链激酶可引起过敏反应。为慎重起见，至少在 1 年期内应避免重复应用链激酶。

（8）脑卒中急性期尤其是出血性脑卒中者，不宜迅速降低患者血压。反之如有低血压应予恢复正常，让患者平卧，足端床头应抬高以保证必要的脑血灌注流量。

第四节 消化性溃疡

一、病因与促成溃疡的外部因素

消化性溃疡病因：（1）胃窦部幽门螺杆菌（Hp）感染，为导致消化性溃疡病的重要致病因素。（2）正常情况下，人体胃部分泌一些帮助消化的胃酸和胃蛋白酶等物质（攻击因子），同时胃粘膜具有屏障作用（防御因子），胃酸分泌过多，或者胃黏膜保护功能削弱，当其一或两者同时发生时，溃疡便会形成。

促成消化性溃疡病的外部因素：（1）遗传因素。（2）地理区域、环境因素　如气候及当地的特殊饮食习惯等。（3）精神因素　强烈的精神刺激、恐吓；工作压力大，生活节奏紧张。（4）饮食因素　饮食不当，过冷过热，暴饮暴食及不规则进食等。（5）药物及化学品的刺激　很多药物（如非甾体抗炎药）与胃黏膜接触后，都可以破坏胃黏膜屏障。（6）吸烟　吸烟影响溃疡愈合和促进溃疡复发的机制尚未阐明。

二、临床表现

（1）主要症状：①慢性过程，反复发作，缓解期与发作交替，发作时疼痛有规律性；上腹痛可为隐痛、钝痛、饥饿样痛、胀痛、烧灼样痛，长期反复发作。疼痛多在精神紧张、饮食不当，秋、冬季气候变化等情况下发作；疼痛多有规律性，与饮食关系密切，如胃溃疡常在餐后 0.5～1 小时疼痛，持续 1～2 小时后逐渐消失；十二指肠溃疡则在餐后 2～3 小时开始疼痛，持续至下次进餐才消失，或夜晚睡前疼痛；进食或服碱性药物可使疼痛缓解。②可伴有恶心、呕吐、反酸、嗳气、上腹部饱胀感、消化不良、贫血、消瘦等。③发作期间上腹部常有局限性压痛，但无肌紧张。十二指肠溃疡压痛点在中线偏右，胃溃疡压痛点多在中线偏左。④胃液分析可见十二指肠溃疡酸度增高，胃溃疡酸度可高可低，但多数正常；溃疡活动阶段，潜血试验多为阳性。⑤X 线钡餐检查在病变处可见壁龛，黏膜纹向溃疡集中。十二指肠球部溃疡大多表现为球部畸形。

（2）并发症：并发症有大出血，表现为呕血、柏油样便、面色苍白、出冷汗、头昏、眼花、心悸、脉速、血压下降等；穿孔时，突然上腹部剧痛，继而扩散至满腹，伴有大汗、恶心、呕吐、脉细速、烦躁不安，腹膜刺激征阳性，肝浊音界消失，X 线显示膈下有游离气体，血白细胞增多；幽门梗阻时，规律性上腹部疼痛逐渐消失，伴有饱胀、反复出现发作性呕吐，呕吐物有隔餐或隔夜食物，上腹部有胃型、逆蠕动波及震水声等；如年龄较大、病期较长，而近期疼痛性质改变，明显消瘦、贫血等，应考虑有癌变的可能性。

三、胃与十二指肠溃疡的主要区别

表8-2　胃与十二指肠溃疡的主要区别

	胃溃疡	十二指肠溃疡
发生部位	胃	十二指肠球部
发病概率	高	较低，相当于胃溃疡的1/3
疼痛发生时间	餐后0.5～1小时	餐后2～3小时
压痛点	中线偏左	中线偏右
胃酸分泌	降低或正常	升高或正常
选择用药	增强防御因子药、促进胃排空药	减弱攻击因子药、抑酸药

四、常规治疗

1.解除平滑肌痉挛和止痛。

2.口服抗酸药，中和或吸附胃酸，减少或解除胃酸对胃及十二指肠黏膜的刺激，减轻疼痛，有利于溃疡面的愈合。临床主要用于胃、十二指肠溃疡及胃酸增多症的辅助治疗。包括碳酸氢钠、碳酸钙、氢氧化铝、三硅酸镁、碳酸镁、铝碳酸镁、氧化镁及复方制剂。

3.口服抑酸剂：①组胺H2受体阻断剂　②胃泌素受体阻断剂　③胆碱受体阻断剂　④质子泵抑制剂。

4.胃黏膜保护剂。

目前治疗上已不满足于用单一制酸药治疗消化性溃疡，通常是多种抗酸剂和黏膜保护剂组成复方药物，以互相取长补短，同时与胃酸分泌抑制剂、H2受体阻断剂、质子泵抑制剂合用，治疗效果更好。

五、幽门螺杆菌感染的治疗

当前推荐的治疗方案可分为两类，即以质子泵抑制剂（PPIs）、铋剂加用抗生素的三联疗法和以抑酸药为中心加用抗生素的联合疗法，疗程2周。Hp对各种杀菌剂的抵抗力强，对Hp感染的治疗首先需确定根除治疗的适应证，实施根除治疗时，应选择根除率高的治疗方案，以免引起Hp及其他细菌对抗生素的普遍耐药性。Hp根除推荐的治疗方案有一、二线方案。

1.一线方案

（1）PPIs/RBC（标准剂量）+阿莫西林（1g）+克拉霉素（0.5g），一日2次，连续7日。

（2）PPIs/RBC（标准剂量）+甲硝唑（0.4g）+克拉霉素（0.5g），一日2次，连续7日。

（3）PPIs/RBC（标准剂量）+阿莫西林（1g）+呋喃唑酮（0.1g）/甲硝唑（0.4g），

一日 2 次，连续 7 日。（注：RBC（雷尼替丁枸橼酸铋）350mg。）

（4）铋剂（标准剂量）＋呋喃唑酮（0.1g）＋克拉霉素（0.5g），一日 2 次，连续 7 日。

（5）铋剂（标准剂量）＋甲硝唑（0.4g）＋四环素（0.75～1g），一日 2 次，连续 14 日。

（6）铋剂（标准剂量）＋甲硝唑（0.4g）＋阿莫西林（O.5g），一日 2 次，连续 14 日。

也可用 H2 受体阻断剂替代 PPIs（西咪替丁 400mg、雷尼替丁 150mg、法莫替丁 20mg），但根除率可能会有所降低。

2.二线方案

（1）PPIs（标准剂量）＋铋剂（标准剂量）＋甲硝唑（0.4g，一日 3 次）＋四环素（0.75～1g），一日 2 次，连续 7～14 日。

（2）PPIs（标准剂量）＋铋剂（标准剂量）＋呋喃唑酮（0.1g）＋四环素（0.75～1g），一日 2 次，连续 7～14 日。

六、常用抗消化性溃疡药的种类

抗酸药：碳酸钙、氢氧化铝、氧化镁、三硅酸镁；

胃黏膜保护剂：硫糖铝、枸橼酸铋钾、胶体果胶铋、碱式碳酸铋、替普瑞酮、马来酸依索拉定、米索前列醇、瑞巴派特、醋氨己酸锌；

抑酸剂：哌仑西平、丙谷胺、西咪替丁、盐酸雷尼替丁、法莫替丁、尼扎替丁、罗沙替丁乙酸酯、雷尼替丁枸橼酸铋、奥美拉唑、兰索拉唑、泮托拉唑、雷贝拉唑钠、埃索美拉唑。

七、抗消化性溃疡药的合理应用

（1）组胺 H2 受体阻断剂对妊娠及哺乳期妇女忌用；对急性胰腺炎者慎用；对有过敏史、肝肾功能不全者和儿童应慎用；严重心脏及呼吸系统疾患、系统性红斑狼疮、器质性脑病者慎用。于餐后口服比餐前效果为佳，不宜与促胃动力药联合应用。

（2）在选择根治 Hp 药物方案中，注意避免耐药菌株的产生，防范措施有：①严格掌握根除 Hp 的适应症，选用正规和有效的治疗方案；②联合治疗，避免使用单一抗生素或抗菌药物。提倡在治疗前做药敏试验，选择对 Hp 敏感的抗生素；③对根除治疗失败者，再次治疗前先做药物敏感试验，避免使用对 Hp 耐药的抗菌药物；④由于 Hp 的耐药性，PPIs 三联方案必要时可使用 2 周；⑤对一线治疗失败者，改用补救疗法时，尽量避免应用甲硝唑类药，应改用其他药物，如呋喃唑酮、胃内滞留型庆大霉素缓释片等；⑥间隔治疗；⑦寻求新的非耐药的抗生素；⑧研制 Hp 疫苗。

（3）应用抗酸药宜在餐后 1～2 小时服用，治疗时间不宜少于 3 个月，并避免与酸性药、含鞣酸的药物同服。长期应用各种抗酸药最常见的不良反应是腹泻或便秘，所有抗酸药对习惯性便秘者不宜使用。

（4）奥美拉唑、兰索拉唑等常用质子泵抑制剂与地西泮、苯妥英钠、华法林等同用，可使后者血浆半衰期延长，药效时间也相应延长。

雷贝拉唑无明显个体差异，疗效稳定，与其他药物的相互作用较少。埃索美拉唑相比于奥美拉唑，其体内个体差异小，疗效较稳定。

（5）PPIs 对妊娠及哺乳期妇女、儿童禁用（对孕妇及儿童的安全性尚未确立）；对严重肝功受损者的日剂量应予限制；另不推荐用于长期维持治疗；对疑有恶性肿瘤伴发胃溃疡者，必须排除恶性病变后再用，以免误诊。对有药物过敏史者、肝功能障碍患者及高龄者慎用。其中奥美拉唑、兰索拉唑、泮托拉唑服后偶见有疲乏、嗜睡的反应。组胺 H2 受体阻断剂雷尼替丁、西咪替丁、法莫替丁能引起幻觉、定向力障碍，对司机及高空作业、精密仪器操作者慎用，或服用后休息 6 小时再从事工作。另对各药的禁忌症、使用注意事项给予关注。

（6）硫糖铝须空腹或餐前 0.5～1 小时服用，不宜与牛奶、抗酸药同服，连续用药不宜超过 8 周；铋剂应在餐前 0.5～1 小时或睡前服用，服用后粪便色泽可能变黑，此为正常现象。多数 PPIs 不耐酸，为肠溶制剂，服药时不宜嚼碎。

（7）有消化性溃疡者应避免吸烟；焦虑和紧张可使活动性消化性溃疡加快复发，消除忧伤的情绪可减轻疼痛的程度和频率。此外，应避免口服对胃、十二指肠黏膜有刺激性的药物，如吲哚美辛、阿司匹林、保泰松等非甾体抗炎药。

（8）应当提醒的是，消化性溃疡通常预后良好。几乎所有的患者通过用药和改变生活方式都可治疗成功，大多数治疗失败者乃由于治疗不当、患者不依从或对药品不良反应不耐受、疗程不足、剂量不适当或诊断不正确。当药物治疗停止后，40%～80%患者在 1 年内复发。药师应加强对上述治疗失败因素和用药依从性的监控，并应在根治 Hp 4 周后复诊以确定 Hp 是否被根除。

第五节　糖尿病

一、分型

Ⅰ型糖尿病（胰岛素依赖型）、Ⅱ型糖尿病、妊娠期糖尿病以及其他特殊型糖尿病，包括 8 个类型数十种疾病：基因变异引起胰岛细胞功能遗传性缺陷、胰岛素作用遗传缺陷、外分泌胰腺的病变（胰腺炎、胰腺创伤、胰腺手术、胰腺肿瘤）、内分泌的病变如一些激素（生长激素、肾上腺皮质激素、胰高血糖素、肾上腺素）可拮抗胰岛素的作用、营养不良造成人体的蛋白质摄入不足等各种继发性糖尿病。

二、临床表现与主要并发症

1.糖尿病主要临床症状：（1）多饮、多尿。由于大量排尿而导致水分丢失，患者会感觉口干、口渴，饮水量随之增加。此时尿液性状也会发生变化，如泡沫多、尿渍呈白色、发黏、衣服上尿渍干后发硬。（2）多食。糖尿病使葡萄糖的利用率减低、刺激饥饿中枢产生饥饿感，促使进食量增加。同时由于糖尿病患者胰岛素水平升高，促进了葡萄糖的利用，亦可造成多食，常表现为善饥多食，无法控制，进食后也难有满足感，但饥饿时有恐惧感。（3）消瘦与体重减轻。由于胰岛素相对或绝对不足，严重影响糖、脂肪、蛋白质代谢；同时因多尿出现失水，可引起快速消瘦。但不是所有糖尿病患者都消瘦，到胰岛功能逐渐减退，"三多"症状出现，才会出现体重减轻。（4）其他：疲乏无力、性欲减退、月经失调。中老年患者常伴有骨质疏松，表现为腰腿痛。有神经系统并发症者可出现肢体麻木，针刺样、烧灼样疼痛，皮肤蚁走感，瘙痒等。尚可表现有阳痿、便秘、顽固性腹泻、心悸、出汗、体位性低血压等。女性患者可有外阴部瘙痒，中老年患者常有视力下降，部分患者免疫力降低，易并发感染。

2.糖尿病主要并发症：（1）靶器官损伤：糖尿病性心肌病、糖尿病合并高血压、糖尿病肾病、糖尿病眼病、糖尿病足病。（2）微血管和大血管病变：视网膜病变、肾病、神经病变、冠心病、高血压、周围血管病变、糖尿病足病、脑血管疾病。（3）糖尿病急性并发症：糖尿病酮症酸中毒、高渗性非酮体高血糖症、低血糖症（血糖低于3mmol/L）、糖尿病非酮症高渗昏迷。此外，糖尿病常见合并有血脂代谢紊乱。（4）糖尿病合并感染：糖尿病并发感染的概率较高，发生率为33%～90%。感染可见于全身各个系统。其中老年人更易发生，且并发感染后病情严重，创面不易愈合，病死率高。糖尿病与感染是相互影响、互为因果的两组疾病，感染可加重糖尿病，而糖尿病则促进感染。

三、诊断标准

1.糖尿病的实验室检查：（1）尿糖测定：常用班氏定性液，随着尿糖的增高而发生颜色变化：蓝色→绿色→土黄色→砖红色（含大量葡萄糖）。（2）空腹血糖：清晨空腹测定，正常值成人3.9～6.2mmol/L；儿童3.3～5.5mmol/L。（3）餐后2小时血糖测定：正常值应低于7.8mmol/L。（4）葡萄糖耐量实验：口服葡萄糖75g，于空腹、服后0.5、1、1.5、2小时取血测定，口服糖耐量检测正常参考值为：空腹血糖低于6.7mmoL/L，口服糖后0.5～1小时血糖上升达高峰，一般在7.8～9.0mmol/L之间，2小时降至空腹水平。空腹血糖大于7.8mmoL/L；0.5～1.5小时和1.5小时血糖大于11.1mmol/L，2小时血糖大于7.8mmol/L者为糖尿病。（5）糖化血红蛋白：可了解过去3～4周的血糖水平，正常值为4.8%～6.0%。（6）血浆胰岛素测定：用于糖尿病的诊断与分型。正常值为早晨空腹5～25μU/ml。（7）血清C肽测定：反映胰岛β细胞分泌胰岛素的能力。C肽测定对糖尿病的分型、治疗和预后有一定的实际意义。正常参考值：早晨空腹的血清C肽值为0.9～4.0ng/ml，峰时为0.5～1小时。

四、治疗糖尿病药物的选用

1.I型糖尿病患者本身胰岛素分泌不足，可选用胰岛素注射，或与α糖苷酶抑制剂阿卡波糖、双胍类降糖药联合使用。

2.糖尿病合并妊娠及妊娠期糖尿病、糖尿病合并酮症酸中毒、高渗性昏迷、乳酸性酸中毒、各种应激情况、严重慢性并发症、消耗性疾病应选用胰岛素注射。

3.对Ⅱ型肥胖型糖尿病患者（体重超过理想体重 10%），经饮食和运动治疗尚未达标者，尤其是伴高脂血症、高三酰甘油酯血症、高密度脂蛋白水平低者可首选二甲双胍。

4.对Ⅱ型非肥胖型糖尿病患者在有良好的胰岛β细胞储备功能、无胰岛素血症时可应用磺酰脲类降糖药。其中格列本脲在临床上应用广泛，格列齐特作用较强且能防治微血管病变，格列喹酮吸收完全、作用强，且能防治微血管病变，用于治疗单纯调整饮食尚不能控制的中老年糖尿病，血糖不稳定时可考虑与二甲双胍合用，使血糖波动性降低。

5.如单纯的餐后血糖高，而空腹和餐前血糖不高，则首选 α 糖苷酶抑制剂；如餐后血糖升高为主，伴餐前血糖轻度升高，应首选胰岛素增敏剂；如空腹、餐前血糖高，不管是否有餐后血糖高，都应考虑用磺酰脲类、双胍类或胰岛素增敏剂。对Ⅱ型糖尿病在餐后出现高血糖者，或Ⅰ糖尿病患者与胰岛素联合应用，为控制餐后血糖，可选 α 糖苷酶抑制剂阿卡波糖。

6.非磺脲类降糖药诱发胰岛素分泌，降糖作用快，对餐时、餐后血糖有显著控制作用。如：瑞格列奈、那格列奈。

7.对妊娠和哺乳期妇女、患有急性病症如心肌梗死、大手术、严重创伤、烧伤者，可短期改用胰岛素治疗。对初发糖尿病、青年发病、有酮症倾向、身体消瘦、空腹血糖＞11.1mmol/L 者，应尽早给予胰岛素治疗。

8.对确诊为冠状动脉疾病和Ⅱ型糖尿病者，应用 HMG-CoA 抑制剂（他汀类）；对所有Ⅱ型糖尿病与其他心血管病高危因素（高血压、吸烟、左心肥厚、55 岁以上）患者均应接受阿托伐他汀一日 20mg、洛伐他汀一日 40mg，或普伐他汀一日 40mg、辛伐他汀一日 40mg 的调血脂治疗。

9.对糖尿病合并肾病者可首选格列喹酮，其不影响肾脏功能，适用于糖尿病合并轻、中度肾功能不全者。鉴于胰岛素增敏剂可改善异常类脂代谢，抑制总胆固醇的吸收，降低血脂水平和类脂蛋白的比例，减缓糖尿病伴血管病变、糖尿病肾病的发生率，提倡尽早合并应用胰岛素增敏剂。

10.对糖尿病合并高血压者可首选合并应用血管紧张素转换酶抑制剂，其可改善胰岛素抵抗，对糖和脂肪代谢无不良影响，尚可促进糖与脂肪代谢，且抑制心肌肥厚的发生，保护肾脏功能，改善。肾脏的血流动力学，进一步改善肾脏的盐分泌，减缓慢性肾脏疾病和肾脏损伤的发展。可选择福辛普利钠一日 10mg，赖诺普利一日 10mg。

11.对于老年患者，因为对低血糖的耐受能力差，不宜选用长效、强力降糖药，而应选择服用方便、降糖效果温和的降糖药，如瑞格列奈（诺和龙）。对儿童来讲，Ⅰ型糖尿病用胰岛素治疗；Ⅱ型糖尿病目前仅有二甲双胍被批准用于儿童。

另外，还要充分考虑到患者服药的依从性，对于经常出差，进餐不规律的患者，选择每日服用 1 次的药物（如格列美脲）则更为方便、合适，顺应性更好。

五、胰岛素制剂的种类与特点

药用胰岛素一般多从猪、牛胰腺中提取。目前通过重组 DNA 技术获得人胰岛素的半合成胰岛素。按作用时间长短分为超短效、短效、中效、长效、超慢效等胰岛素。一般常用的有短效、中效和短中效预混。

表 8-3　胰岛素与胰岛素类似物的制剂种类与特点

类　别	其他名称	起效时间（小时）	维持时间（小时）	给药时间
超短	速效胰岛素门冬或赖脯胰岛素	0.12～0.2	2～5（皮下）	餐前 10 分钟
短效	普通胰岛素正规胰岛素	0.5～10.2～0.3	3～6（皮下、肌内）0.5～1（静注）	餐前 15～30 分钟酮症昏迷，即刻
半慢		1～2	10～16（皮下）	餐前 30～60 分钟
中效	低精蛋白锌胰岛素慢胰岛素	1～2 2～4	12～18（皮下）12～18（皮下）	餐前 30～60 分钟餐前 30～60 分钟，日剂量大于 40IU 时为一日 2 次
慢效	精蛋白锌胰岛素	4～6	24～36（皮下）	早餐前 30～60 分钟，一日 1 次
	特慢胰岛素	4～6	20～36（皮下）	早餐前 30～60 分钟，一日 1 次
超慢		6～12	18～30（皮下）	
超长效	地特胰岛素	3～6	6～24（皮下）	睡前 30～60 分钟，一日 1～2 次
	甘精胰岛素	2～5	18～24（皮下）	睡前 30～60 分钟，一日 1 次
预混*	双时相低精蛋白锌胰岛素	0.5	24（皮下）	

*预混胰岛素中诺和灵 30R、优泌林 70/30 组成为 70%中效胰岛素加 30%短效胰岛素；诺和灵 50R、优泌林 50/50 为 50%中效胰岛素加 50%短效胰岛素。

六、口服降糖药的种类

磺酰脲类胰岛素促泌剂：甲苯磺丁脲、氯磺丙脲、格列本脲、格列齐特（缓释）片、格列吡。

嗪（控释）片、格列喹酮、格列波脲、格列美脲。

非磺脲类胰岛素促泌剂：瑞格列奈、那格列奈。

双胍类：二甲双胍、苯乙双胍。

α 糖苷酶抑制剂：阿卡波糖、伏格列波糖。

噻唑烷二酮类胰岛素增敏剂：罗格列酮、吡格列酮。

七、治疗糖尿病药的合理应用

1.治疗糖尿病宜采用综合治疗方案，包括饮食控制、运动治疗、血糖监测、药物治疗和糖尿病健康教育。用药选择依据安全、有效、经济的原则，顾及费用/效益比值。治疗理念宜积极，首先是要保护和逆转胰岛 B 细胞功能，尽早地采用药物治疗，尽早地联合治疗，尽早地应用胰岛素治疗。其次，治疗要贴近人体的病理、生理规律，既改善β细胞功能受损状况，又要减少组织对胰岛素的抵抗（基础＋团队），两者需兼顾。提高胰岛素浓度与改善胰岛素抵抗同时并举，此外，减肥和降低血脂常有釜底抽薪之效。

2.采用"精细降糖"策略，一种或几种药的联合可使糖尿病患者得到更个体化的治疗，能够发挥降糖药的最大作用，避免药物盲目使用并减少不良反应。包括指导患者采取更严格的饮食和运动计划、更密切的血糖监测和对降糖药更加得心应手的应用。在降糖药的选择上，作用方式越接近人体控制血糖生理模式的药物，越能帮助人们安全接近正常血糖的目标。

3.药物治疗中需注意各药的禁忌证和不良反应，尤其是降糖药可诱发低血糖和休克，严重者甚至致死，药师应提示患者注意，一旦出现低血糖，立即口服葡萄糖水和糖块、巧克力、甜点或静滴葡萄糖注射液。对磺酰脲类药要注意：①I 型糖尿病者不可单独使用磺酰脲类药。②急性严重感染、手术、创伤或糖尿病急性并发症及严重的肝、脑、心、肾、眼等并发症者一般禁用磺酰脲类降糖药。③老年人的用药剂量要密切监测血糖指标，酌情调整。儿童和妊娠妇女不推荐应用，肝、肾功能不全及对磺胺药过敏者禁用。④单用磺脲类药血糖不能达标者，应寻找原因纠正或及时改为联合用药，必要时加用胰岛素。

4.注意保护肝肾功能，糖尿病合并肝病时，宜服用糖苷酶抑制剂；对轻、中度肾功能不全者推荐应用格列喹酮，因其由肝胆排泄。

5.肥胖型糖尿病患者应首选二甲双胍、阿卡波糖；非肥胖型糖尿病患者应首选磺酰脲类药物。双胍类降糖药长期口服可使患者体重下降。阿卡波糖对饮食疗法不能控制的 II 型糖尿病显示出良效，且无论肥胖或非肥胖者均可使用。对胰岛素储备功能很差的非肥胖型者，当降糖药不能很好地控制血糖时，应及时使用胰岛素治疗。

6.选择适宜的服药时间：就餐和食物对口服降糖药的吸收、生物利用度和药效都有不同程度的影响。因此，降糖药应注意在不同的时间服用。①餐前 0.5 小时　适于餐前服用的药物有甲苯磺丁脲、氯磺丙脲、格列本脲、格列齐特、格列吡嗪、格列喹酮、伏格列波糖。那格列奈起效快，在空腹或进食时服用吸收良好，餐后（尤其是脂肪餐）给药可影响其吸收，小剂量格列本脲在早餐前服用疗效好，血浆达峰浓度时间比餐中服用提前 1 小时；早餐前服 2.5mg 比早餐同时服用 7.5mg 更有效，其疗效也提高 80%。②餐中　适于餐中口服的药物有二甲双胍、阿卡波糖、格列美脲、瑞格列奈。阿卡波糖应在就餐时随第 1～2 口食物吞服，可减少对胃肠道的刺激，减少不良反应，增加患者的顺应性，并视个体的情况调整剂量。格列美脲在早餐或第一次就餐时服用。瑞格列奈于进餐时服用，不进餐不服药。③餐后 0.5～1 小时　食物对其吸收和代谢影响不大的药物可在餐后口服。如罗格列酮。对有胃肠道不适者可在餐后服用二甲双胍。

7.注射胰岛素时宜注意：①注射宜注意其制剂种类，起效、维持时间与就餐时间，一般注射胰岛素后15～30分钟就餐较为适宜，但不同情况下注射胰岛素的时间可调整；②注射部位不同其起效时间有差异，腹部注射吸收最快，其次为前臂外侧，再次为股外侧、臀、双上臂外侧；③注射时宜变换注射部位，两次注射点要间隔2cm，以确保胰岛素稳定吸收，同时防止发生皮下脂肪营养不良；④动物和人胰岛素在结构上有差异，有一定的抗原性，对动物胰岛素过敏者可应用人胰岛素；⑤注意仅有可溶性人胰岛素可静脉给药；⑥未开启的胰岛素应冷藏保存，冷冻后的胰岛素不可再应用；⑦使用中的胰岛素笔芯不宜冷藏，可与胰岛素笔一起使用或随身携带，在室温下最长可保存4周。

8.应用磺酰脲类胰岛素促泌剂宜注意以下内容。

（1）长期服用磺酰脲类降糖药可促使胰岛功能进行性减退。其原因是胰岛 B 细胞功能恶化和外周组织对胰岛素发生抵抗。对失效和所有治疗尚未达标者，宜尽早联合应用双胍类、噻唑烷二酮类胰岛素增敏剂和胰岛素。

（2）对 FBG 较高者宜选用格列本脲和格列美脲；PBG 升高者宜选用格列吡嗪、格列喹酮，缘于其口服后吸收快，最高药效时间与进餐后血糖峰时较一致，引起下一餐前低血糖反应的机会较少；且格列吡嗪可增强第一时相胰岛素分泌；病程较长，且 FBG 较高者可选用格列本脲、格列美脲、格列齐特或上述药的控、缓释制剂。

（3）长期使用磺酰脲类药可使体重增加。

（4）研究证实，亚洲糖尿病患者胰岛素分泌缺陷较严重，而欧洲糖尿病患者则胰岛素抵抗较明显。而在我国的糖尿病患者中，前者状况较为多见。因此，无论是否应用磺酰脲类降糖药，倘若糖尿病者本身就存在胰岛 B 细胞功能受损，则不能把责任全部归咎于磺酰脲类降糖药。

9.应用 α 糖苷酶抑制剂时宜注意：

（1）α 糖苷酶抑制剂服后使未消化的碳水化合物停滞于肠道，由于肠道细菌的酵解，使气体产生增多，因此常致胀气（胃胀者约 50%、腹胀者 30%），可通过缓慢增加剂量和控制饮食而减轻反应的程度，或多在继续用药中消失。

（2）与胰岛素或磺脲类药联合应用，可增加发生低血糖的危险。

（3）为最大限度地控制餐后血糖，餐前直接用少许液体吞服或就餐时与最初几口食物一起嚼服最适宜，并减少对胃肠道的刺激，提高患者的用药依从性。

（4）对同时接受胰岛素或其他降糖药治疗者，如因减少胰岛素需求量而产生低血糖时，须服葡萄糖而非普通食糖来调节血糖。如血糖降低出现低血糖时，宜适当减剂量。

10.应用非磺酰脲类胰岛素促泌剂宜注意：

（1）与二甲双胍或 α 糖苷酶抑制剂合用时有协同作用，但易出现低血糖现象，立即吃糖果或饮葡萄糖水可缓解，或于合用时酌情减量。

（2）非磺酰脲类降糖药作用机制与磺酰脲类药类似，对磺酰脲类药敏感性差或效果不佳者不推荐使用，另与磺酰脲类药不可联合应用。

（3）乙醇可加重或延迟低血糖症状，因此服用期间不宜饮酒。

11.应用双胍类药宜注意：

（1）服用二甲双胍通常需2～3周才能达到降糖疗效，如血糖已控制，可适当减少剂量。

（2）服药期间不要饮酒，因乙醇可抑制肝糖异生，增加二甲双胍的降糖作用。

（3）西咪替丁可降低二甲双胍的肾脏排泄，增强二甲双胍的生物利用度，使二甲双胍血浓度升高，当两药同服时应减少二甲双胍剂量。与胰岛素合用时降糖作用加强，应注意调整剂量。

（4）应用胰岛素或强效降糖药治疗的患者，在开车外出前，要先测一下血糖，血糖正常再上路；如血糖低于正常值则要吃一点食物；开长途车时，最好每隔2小时休息1次，监测血糖；行车中如出现头晕、眼花、出汗、饥饿、颤抖等低血糖症状时立即停车休息。

第六节　骨质疏松症

一、病因

诱发骨质疏松症的病因大致有：①膳食结构不合理，饮食中长期缺少钙、磷或维生素D。②妇女在停经或切除卵巢后，体内能保持骨质强度的一种激素——雌激素的分泌减弱；③妊娠及哺乳期妇女会大量流失钙；④活动量小，户外运动少；⑤大量和长期的饮酒、喝咖啡、吸烟；⑥长期服用药物。

二、妇女绝经后与老年性骨质疏松症的主要特点

妇女绝经后骨质疏松和老年性骨质疏松症都是原发性骨质疏松。前者主要与绝经后雌激素不足有关；后者主要与增龄衰老有关。两类骨质疏松的主要特点见下表。

表8-4　妇女绝经后骨质疏松与老年性骨质疏松症的主要特点

内　容	妇女绝经后骨质疏松症	老年性骨质疏松症
年龄	50～70岁	70岁以上
男女比例	1∶6	1∶2
骨量丢失	主要为松质骨	松质骨、皮质骨
骨丢失率	早期加速	较缓慢
骨折	椎体为主	椎体、股骨上端
甲状旁腺激素（PTH）	正常或稍低	增加
1α, 25-双羟骨化醇	继发性减少	原发性减少
骨矿化不良	基本没有	常伴有

三、临床表现及其治疗药的种类

1.临床表现

（1）胸、背、腰、膝等部位疼痛，其中胸背疼痛约占 57%，背痛占 15%，胸背痛加下肢痛占 18%，四肢无力占 10%。

（2）身体姿势出现圆背或凹圆背，因骨质疏松可引起骨结构松散，强度减弱，原有呈立柱状的椎体，每个约高 2cm，受压变扁后每个椎体可减少 1～3mm，因此由于 24 节椎体缩短可使身高缩短或驼背，易出现椎体变形，椎体缩短，身体缩短 3～4cm。

（3）下肢肌肉痉挛，指（趾）甲变软、变脆和易裂。

（4）骨密度检查可能低于同性别骨峰均值；早期雌、雄激素水平可能低于同性别均值。

（5）易发生病理性骨折。其特点为：①外伤史不明显；②骨折发生的部位相对比较固定；③胸腰椎压缩性骨折，如发生于胸 10、胸 11 可以无明显症状，患者不感觉疼痛，但如发生在胸 12.腰椎 1～3，因为是脊柱活动较多的部位，可出现疼痛。

2.治疗骨质疏松药的种类

骨质疏松症的治疗一般多采用联合用药的方案，其药物包括：①促进骨矿化剂，钙制剂、维生素 D；②骨吸收抑制剂，双磷酸盐、雌激素或选择性雌激素受体调节剂、降钙素；③骨形成刺激剂，甲状旁腺、氟制剂。

四、不同病因所致骨质疏松的治疗

1.老年性骨质疏松症　可选择钙制剂、维生素 D 和一种骨吸收抑制剂的"三联药物"治疗。联合应用的疗效协同或加强，对老年人能够降低甚至逆转骨丢失，增加骨密度，降低骨折的危险性。

2.妇女绝经后骨质疏松　在钙制剂＋维生素 D 的基础上，联合雌激素或选择性雌激素受体调节剂治疗，又称激素替代治疗。

3.原发或继发性骨质疏松　原发性骨质疏松常发生于女性绝经期之后和男性生命后期。而继发性骨质疏松具有特定的原因，尤其应注意原发性甲状腺功能亢进、甲状旁腺功能亢进、多发性骨髓瘤、肾小管酸中毒等疾病的治疗。对高尿钙继发性甲状腺亢进，可应用氢氯噻嗪一日 12.5～25mg 治疗，明显减轻尿钙的丢失。对骨质疏松尚可选择双磷酸盐或降钙素，降钙素有止痛作用，可用于骨折或骨骼畸形所引起的慢性疼痛。还有重组甲状旁腺激素（HPTH）用于原发性骨质疏松症。

4.肾上腺皮质激素所致的骨质疏松　肾上腺皮质激素可刺激破骨细胞的骨吸收和抑制成骨细胞的骨骼形成。在治疗上可应用双磷酸盐，如氯曲磷酸钠、丙氨磷酸二钠（帕米磷酸钠）、阿仑磷酸钠等，其中阿仑磷酸钠一日 10mg，或一次 70mg，一周 1 次。一旦发生骨丢失，唯有抗骨吸收药能明显增加骨密度，减少骨折危险性。而补钙和口服维生素 D 400～800IU，仅可减少骨丢失量，不能增加骨量。

5.抗癫痫药所致的骨质疏松　原发性骨质疏松曾经有多年应用抗癫痫药史者，表现为骨质疏松和骨软化的混合型。治疗时需长期口服维生素 D，推荐每日摄取维生素 D 400～800IU，有时最高可达 4000IU，才能恢复血清 25-羟骨化醇的水平。

五、治疗骨质疏松药的合理应用

1.雌激素应用注意事项：（1）严格掌握适应证，适用 HRT 的妇女仅是少数，剂量应个体化，初始剂量宜小，并视症状和不良反应适当调节到有效应的最低量，初始期1一3个月应认真找出适宜维持量。（2）定期监测血浆雌激素水平，使血浆中雌二醇达到滤泡早期水平，雌二醇与雌醇之比大于 1。从预防骨质疏松的角度考虑，雌激素替代疗法至少要应用 5～10 年，甚至终生，若症状缓解后立即停药则容易复发。（3）尽量联合用药，雌激素与钙、维生素 D、孕激素、雄激素联合用药的预防或治疗效果优于单一用药，也可减少雌激素的用量。雌激素与雄激素联合用药，对有乳房肿胀疼痛、性欲减退和抑郁症状者效果良好，可考虑一日加服甲睾素 5mg。雌激素联合孕激素治疗，能减少雌激素所致子宫内膜细胞分裂活跃，降低子宫内膜癌的发生率，当预防骨质疏松需长期口服雌激素时，每月应加服孕激素 10～14 日。（4）给药途径常见为口服、局部涂敷、皮下植入和经皮给药。（5）注意监测雌激素不良反应，定期检查盆腔、乳房、血脂、骨密度等指标。（6）严格控制雌激素的禁忌证，对患有雌激素绝对禁忌证的雌激素性高血压病、乳腺癌、进展性乳腺纤维囊性病、子宫肌瘤者禁用；对患有雌激素相对禁忌证的肥胖症、糖尿病、胰腺炎、胆石症、胶原纤维病、高脂血症、心肌梗死、肺栓塞、深部血栓静脉炎者慎用。

2.雌激素受体调节剂应用注意事项：（1）妊娠期妇女禁用；正在或既往患有血栓、静脉血栓栓塞性疾病者，包括深静脉血栓、肺栓塞、视网膜静脉血栓者禁用；过敏者禁用；肝功能不全、胆汁淤积、严重肾脏功能不全、难以解释的子宫出血、子宫内膜癌者禁用。（2）对绝经期超过 2 年以上的妇女方可应用。（3）对饮食中钙摄入不足者建议同时补充钙制剂和维生素 D。

3.降钙素应用注意事项：（1）对蛋白质过敏者可能对降钙素过敏，应用前宜作皮肤敏感试验。对怀疑过敏者，可先做皮试。（2）大剂量短期治疗时，少数患者易引发继发性甲状腺功能低下。降钙素对妊娠期妇女慎用；对有皮疹、支气管哮喘者慎用。（3）用于治疗骨质疏松症时，宜同时补充钙制剂。（4）皮下、肌内注射或静滴后的不良反应为面部、手部潮红，少数患者有寒战，偶见有腹泻，呕吐，尿意频繁。（5）肌内注射应避开神经走向，左右两侧交替变换注射部位；注射时，若有剧痛或血液逆流，应迅速拔针换位注射。

4.双磷酸盐应用注意事项：双磷酸钠盐的不良反应较少，主要表现在 2 个方面，一是胃肠道反应，如恶心、呕吐、腹泻，高剂量依替磷酸钠的发生率可达 20%～30%；另一不良反应是抑制骨质矿化，但仅见于第 1 代依替磷酸钠，是惟一的可导致骨软化药。

第 2 代和第 3 代双磷酸盐则很少见骨软化，仅可引起肌肉骨骼疼痛、头痛。另当快速静注羟乙磷酸钠和氯屈磷酸钠时，可见急性肾衰，后者还可引起白血病。另罕见的反应有丙氨磷酸二钠造成的脱发，替鲁磷酸钠引起的中毒性皮肤病，各种双磷酸盐注射可引起暂时性发热。（1）不得再合并应用其他双磷酸盐药。（2）凡有食管孔疝、消化性溃疡、皮疹者不宜应用。为便于吸收，避免对食管和胃的刺激，口服时应于早晨空腹给药，并建议用足量水送服，保持坐位或立位，服后 30 分钟内不宜进食和卧床，不宜喝牛奶、咖啡、茶、矿泉水、果汁和含钙的饮料。如在治疗中发生咽痛、进食困难、吞咽疼痛和胸骨后疼痛，应及时治疗。为避免消化道的不良反应，最好用静脉方式给药，但应谨慎，当注射大剂量药物时，如高浓度快速注入，在血液中可能与钙螯合形成复合物，导致肾衰竭。若缓慢注射 2～4 小时，则可有效地避免上述反应出现。（3）双磷酸盐对高钙血症者禁用；对心血管疾病者慎用；对儿童、驾驶员慎用；对妊娠及哺乳期妇女慎用；对双磷酸盐类药过敏者禁用。（4）多价阳离子可使双磷酸盐的吸收下降，使用过程中应注意监测血浆钙、磷等电解质水平和血小板计数。（5）由于肾脏功能衰竭可导致双磷酸盐的排泄延迟，因此，对严重肾功能不全者禁用。（6）静注大剂量的双磷酸盐，有时患者会出现低热，这是一种急性反应，并伴随血清淋巴细胞和其他血象的改变，出现短时间的不适，在应用中应注意观察。（7）双磷酸盐不宜与非甾体消炎镇痛药和氨基糖苷类抗生素联合应用。与抗酸药、铁剂或含 2 价金属离子的药物合用，会降低本品的生物利用度。（8）用于治疗高钙血症时，应同时注意补充液体，使一日尿量达 2000ml 以上。

5.甲状旁腺激素应用注意事项　目前美国 FDA 已批准重组人甲状旁腺激素用于原发性骨质疏松，能促进成骨细胞的增殖与分化，抑制成骨细胞的凋亡，其促成骨作用超过促破骨作用，使骨量增加，骨骼的力学强度增加。一日 20μg，一日 1 次，皮下注射，但对已患骨肿瘤或可疑骨肿瘤者禁用，高钙血症者慎用。

6.氟化物应用注意事项：氟化物为骨形成刺激剂，作用强大，氟离子可取代骨盐羟磷灰石中的羟基，形成氟磷灰石，增加结晶性，降低骨盐溶解度。氟化物可直接作用于成骨细胞，使松质骨骨量增加，尤其是脊柱的骨量，但对皮质骨无影响。因此，氟化物对不同部位的骨折也有不同的影响。此外，氟化物对骨的作用与剂量有关：小剂量对骨量有益，降低骨折的发生率；大剂量可使骨形成异常，反而增加骨脆性，尤其是增加皮质骨骨折。氟化物代表药有氟化钠、一氟磷酸二钠、一氟磷酸谷氨基酰胺等。主要不良反应有胃肠反应、下肢疼痛综合征，后者常累及跟骨、膝关节、踝关节等。

7.钙制剂应用注意事项：足量钙的摄入对骨生长发育起着重要的作用，钙制剂对维持受老龄化影响的皮质骨骨量，使其丢失相对减少有一定作用，作用不及双磷酸盐、雌激素，但优于不补充钙制剂者。（1）补钙的同时宜补充维生素 D，维生素 D 是有效吸收钙所必需的。（2）补钙应选用含钙量高、生物利用度好、制剂溶出度高的药。（3）钙在体内吸收随着钙的摄入量增加而增加，但达到某一阈值后，摄入量增加，钙的吸收并不同步增加，人体对钙的需要量因年龄、性别、种族的不同而有差异。另在计算给药剂量时应考虑到食物中钙的摄入，我国城市人口平均钙摄入量为一日490mg。对嗜酒者、吸收不良综合征者，一日钙摄入量应为1250mg。（4）钙制剂与肾上腺皮质激素、异烟肼、四环素或含铝抗酸药合用，会减少钙的吸收，同时也影响异烟肼、四环素的吸收，不宜同服；与铁合用时，可使铁剂的吸收减少。（5）食物中尤其是蔬菜和水果含有较多的草酸和磷酸盐，可与钙形成不溶性的钙盐，使钙的吸收减少；另食物中的脂肪（脂肪酸）可与钙形成二价的钙皂，也会影响钙的吸收，故应注意与进食错开时间。（6）补充钙制剂以清晨和睡前各服用一次为佳，如采取一日3次的用法，最好是于餐后1小时服用，以减少食物对钙吸收的影响；若选用含钙量高的制剂如钙尔奇D，则宜睡前服用，因为人血钙水平在后半夜及清晨最低，睡前服用可使钙得到更好的利用。（7）补钙要多吃含钙的食品，乳制品是含钙最丰富的食品，此外，虾皮、海带、大豆、干酪、酸奶、杏仁、果仁、油菜、芹菜、菠菜含钙也多，是人体摄取钙的优质来源。（8）阳光可参与制造维生素D，运动有助于保持骨骼强壮，也利于钙和维生素D的吸收，因此，每日应进行有规律的和适宜的运动。

8.维生素D及其衍生物应用注意事项：（1）严格控制维生素D的剂量，维生素D的治疗量与中毒量之间的安全域较窄，若大量连续应用可发生中毒，一般成人一日5万～15万IU（1.25～3.75mg），儿童一日2万～5万IU（0.5～1.25mg），连续数月会发生中毒。中毒的表现：低热、厌食、体重下降、贫血、多饮、多尿、血压低、心率加快、心律失常、肌张力降低和心收缩期杂音等症状。（2）注意与钙制剂的协调，维生素D中毒的早期体征与高血钙有关，包括衰弱、疲劳、乏力、头痛、恶心、呕吐与腹泻。高血钙早期肾功能的损害表现为多尿、烦渴、尿浓缩能力降低及蛋白尿。长期高血钙则有可能使钙沉积在软组织中，其中肾的沉积最为明显，可产生肾结石、弥漫性肾钙质沉着或两者兼有。其他部位的钙可能包括血管、心、肺和皮肤。钙从骨中动员出来是造成高血钙的原因，也是造成某些维生素D过多症患者局部或全身骨质疏松症的原因。另外，维生素D中毒可表现在胎儿，导致非家族性先天性瓣膜上主动脉狭窄。到婴儿期，这种畸形常与高血钙的其他特征同时被发现。母亲的高血钙也可能会抑制新生儿甲状旁腺功能，从而导致低血钙手足搐搦和癫痫发作。（3）注意维生素D与其他药物的配伍禁忌，活性维生素D代谢物与噻嗪类利尿剂合用，会导致高钙血症的危险；肾上腺皮质激素对维生素D有拮抗作用，可减少消化道对钙、磷的吸收，降低血钙浓度，当治疗由皮质激素所致的骨质疏松时须定期测定尿钙水平；雌激素可增加钙的吸收，应相应减少活性维生素D的剂量；巴比妥类药可刺激肝药酶的活性，加速维生素D在肝脏的代谢，并用时应提高剂量。阿法骨化醇与含镁制剂并用，可导致高镁血症，应予慎用。（4）维生素D对高钙血症、高磷血症、高脂血症、动脉硬化和心功能不全者慎用；对高磷血症伴肾性佝偻疾病者禁用；妊娠期妇女使用过量可导致胎儿瓣膜上主动脉狭窄、脉管受损，甲状腺功能抑制而使新生儿长期低血钙抽搐，应慎用。（5）对肾功能下降者，其25-羟骨化醇转变为1d，25-双羟骨化醇的能力降低。此时采用骨化三醇最为适宜，因为其药物作用的发挥，并不需要经过肾脏的羟化作用。（6）大量钙制剂或利尿药与常用量维生素 D 并用，有发生高钙血症的危险。考来烯胺、考来替泊、矿物油、硫糖铝等均能减少小肠对维生素 D 的吸收。对心功能不全者特别提示的是，洋地黄与维生素 D 同用时应谨慎，因为维生素 D 可引起高钙血症，易诱发心律不齐。

9.对骨质疏松症的治疗重在预防　因为骨质疏松后一旦发生骨小梁断裂，任何治疗均无法使其恢复，因此，采取预防措施，阻止骨吸收加速，防止骨组织的穿孔性变化，比发生后再进行治疗的意义更大，节约治疗费用。（1）提倡联合用药，但不宜足量联合使用两种骨吸收抑制剂，长期应用两种骨吸收抑制剂，可能出现大量得不到修补的微骨折积累，增加骨脆性和骨折危险性。其理由为二：一是骨吸收被抑制时，伴随骨形成被抑制；二是可增加骨折的危险性。（2）HRT 应用可增加乳腺癌、冠心病心梗、脑中风、子宫内膜病变、静脉血栓的危险性，目前争论较大。（3）影响骨代谢的营养素除钙制剂和维生素 D 外，尚有其他微量元素（磷、镁、铜、铁、锌、锰）、维生素（A、C、K）、蛋白质、脂肪、糖，宜注意综合平衡。

第七节　肺炎

一、分类与临床表现

1.按解剖学分类：大叶性肺炎（肺泡性）、小叶性肺炎（支气管性）、间质性肺炎。按获得途径分类：医院内获得性、社区获得性。

2.临床表现：

（1）肺炎链球菌肺炎：①临床表现潜伏期为 1～2 日，起病多急骤，有高热，半数人伴有寒战，体温在数小时内可达 39℃～40℃。发热峰值在下午或晚间，呈稽留热型，与脉率相平行。伴有肌肉酸痛、患侧胸部疼痛，并可放射至肩部或腹部，在咳嗽或深呼吸时疼痛加剧。痰少，但可带血丝或呈铁锈色。胃纳锐减，偶见有恶心、呕吐、腹泻、腹痛、头痛、乏力、肌肉酸痛、黄疸等症状。②实验室检查血白细胞计数多在（10.0～20.0）×109/L，中性粒细胞在 80%以上，并有核左移或胞质内可见毒性颗粒。老年、体弱、嗜酒、免疫力低下者白细胞计数常不增高，但中性粒细胞比例仍高，在应用抗菌药物之前做血培养，20%以上可呈阳性。痰液培养可见中性粒细胞、革兰阳性成对或短链状球菌，在细胞内更具有意义，痰培养 24～48 小时可确定病原体。

（2）葡萄球菌肺炎：①临床表现起病急骤，高热、寒战、胸痛、呼吸困难、咳嗽，痰液为脓血性，量多，可带血丝或呈粉红色乳状。病情严重时可早期出现周围循环衰竭。医院内感染病例起病稍缓慢，但亦有高热、脓痰等。②实验室检查血白细胞计数增高，中性粒细胞比例增加，有核左移并有中毒颗粒。X 线显示肺段或肺叶实变，或呈小叶样浸润，有片状阴影伴随空洞和液平，可见液气囊腔，常伴有胸腔积液。

（3）克雷白杆菌肺炎：①临床表现起病急剧，高热、畏寒、咳嗽、胸痛、痰量多，可有发绀、心悸，大约半数患者可有畏寒，早期可出现休克，痰液呈黏脓性，量多可带血，呈绿色或砖红色，呈胶冻状。②实验室检查确诊有赖于痰培养和细菌学检查，血白细胞计数增高，中性粒细胞比例增加，有核左移并有中毒颗粒。X线显示肺叶或大叶实变，有多发性蜂窝状肺脓肿，预后差，死亡率高。

（4）支原体肺炎：①临床表现一般起病缓慢，有乏力、咽痛、发热、咳嗽、纳差、肌痛等，但半数病例可无症状。2～3日后出现明显的呼吸道症状，如阵发性刺激性咳嗽、干咳或少量黏痰。少数病例发生少量胸腔积液，极少数病例伴发中枢神经症状，亦可有心包炎、心肌炎、肝炎、关节炎、血小板减少性紫癜等并发症。咽喉部中度充血、颈部淋巴结可肿大，少数有斑丘疹、红斑，肺部可闻及湿啰音。②实验室检查一般周围血白细胞总数正常或略增加，以中性白细胞为主，起病2周后，约2/3者冷凝试验阳性，滴定效价大于1∶32。大约半数患者链球菌MG凝集试验呈阳性。X线显示肺部有多种形态的浸润影，呈节段性分布，以肺下野为多见，少数可见胸腔积液。

（5）病毒性肺炎：①临床表现起病缓慢，有头痛、疲乏、发热、咳嗽并咳出少量黏痰。对免疫功能低下者病毒性肺炎症状较严重，有持续的高热、心悸、气急、紫绀、极度衰竭，可伴有休克、心力衰竭和氮质血症。②实验室检查确诊有赖于痰培养、X线和细菌学检查，呼吸道分泌物中有细胞核内的包涵体。

二、抗感染治疗

肺炎一经诊断，立即应用抗感染药治疗，有条件者可立即进行痰液培养或病原学检查。有时不必等待培养结果，先行经验治疗或降阶梯治疗。对社区获得性肺炎者，应选用能覆盖肺炎链球菌、流感嗜血杆菌的药物，需要时加用对肺炎支原体、肺炎衣原体、军团菌属等细胞内病原体敏感的药物；对肺部有基础疾病者的病原菌亦可为需氧革兰阴性杆菌、金葡菌等。对社区、医院获得性肺炎者的经验治疗见下表。

表 8-5 社区获得性肺炎的经验治疗

相伴情况	病原体	宜选药物	可选药物
不需住院、无基础疾病、青年	肺炎链球菌、肺炎支原体、流感嗜血杆菌、嗜肺军团菌	青霉素、氨苄西林或阿莫西林＋大环内酯类抗生素	第一代头孢菌素＋大环内酯类抗生素
不需住院、有基础疾病、老年	同上，革兰阴性杆菌、金葡菌	第一或第二代头孢菌素＋大环内酯类抗生素	氨舒巴坦、阿莫西林/克拉维酸＋大环内酯类抗生素、氟喹诺酮类＋大环内酯类
需住院	同上，革兰阴性杆菌、金葡菌	第二或第三代头孢菌素＋大环内酯类抗生素、氨苄西林＋舒巴坦或阿莫西林/克拉维酸＋大	氟喹诺酮类＋大环内酯类

		环内酯类抗生素	
重症患者	同上，革兰阴性杆菌、金葡菌	第三代头孢菌素＋大环内酯类、氟喹诺酮类＋大环内酯类	具有抗铜绿假单胞菌作用的广谱青霉素/β内酰胺酶抑制剂或头孢菌素类＋大环内酯类

表 8-6　社区获得性肺炎的病原治疗

病原类型	宜选药物	可选药物	备　注
肺炎链球菌	青霉素、阿莫西林	第一或第二代头孢菌素	
流感嗜血杆菌	氨苄西林、阿莫西林、氨苄西林＋舒巴坦、阿莫西林/克拉维酸	第一或第二代头孢菌素、氟喹诺酮类	10%～40%的菌株产生β内酰胺酶
肺炎支原体	罗红霉素、阿奇霉素	氟喹诺酮类、多西环素	
肺炎衣原体	罗红霉素、阿奇霉素	氟喹诺酮类、多西环素	
军团菌属	大环内酯类抗生素	氟喹诺酮类	
革兰阴性杆菌	第一或第二代头孢菌素	氟喹诺酮、β内酰胺类/β内酰胺酶抑制剂	
金葡菌	苯唑西林、氯唑西林	第一或第二代头孢菌素、克林霉素	
病毒	利巴韦林、金刚烷胺、阿昔洛韦	干扰素、双黄连	

表 8-7　医院获得性肺炎的病原治疗

病原类型	宜选药物	可选药物
甲氧西林敏感金葡菌	苯唑西林、氯唑西林	第一或第二代头孢菌素、克林霉素
甲氧西林耐药金葡菌	万古霉素或去甲万古霉素	磷霉素、利福平、复方甲恶唑与万古霉素或去甲万古霉素联合，不宜单用
肠杆菌科细菌	第二或第三代头孢菌素单用或联合氨基糖苷类	氟喹诺酮、β内酰胺类/β内酰胺酶抑制剂、碳青霉烯类
铜绿假单胞菌	哌拉西林、头孢他啶、头孢哌酮、环丙沙星等氟喹诺酮类，联合氨基糖苷类	具有抗铜绿假单胞菌作用的β内酰胺类/β内酰胺酶抑制剂或碳青霉烯类＋氨基糖苷类
不动杆菌属	氨苄西林/舒巴坦、头孢哌酮/舒巴坦	碳青霉烯类、氟喹诺酮类，重症患者可联合使用氨基糖苷类
真菌	氟康唑、两性霉素 B	氟胞嘧啶（联合用药）
厌氧菌	克林霉素、氨苄西林/舒巴坦、阿莫西林/克拉维酸	甲硝唑

三、对症和支持治疗

1.对伴有咳嗽者可给予止咳药，如苯丙哌林、右美沙芬、喷托维林、可待因或复方甘草合剂、强力枇杷露等；对伴有哮喘者可口服平喘药，如沙丁胺醇、氨茶碱等。

2.对烦躁不安、谵妄、失眠者给予催眠药或水合氯醛 1.0～1.5g，但严禁应用呼吸抑制剂。

3.对失水者可静滴葡萄糖或葡萄糖氯化钠注射液，保持尿比重在 1.020 以下，血清钠保持在 145mmol/L 以下，由于发热使水分及盐类缺失，一般可应用 1/4～1/2 的 0.9%氯化钠注射液加 5%葡萄糖注射液静滴。

4.对发热者可先给予物理降温（冷敷、冰袋），必要时服用阿司匹林、对乙酰氨基酚。若中毒症状严重，表现为高热持续不退、惊厥、昏迷、休克、呼吸困难者才可服用泼尼松，成人一次 5～10mg，一日 3 次；儿童一日 1～2mg/kg，分 3～4 次服用。

5.注意保暖，补充足量的蛋白质、热量、维生素，监测血压、心率、呼吸、尿量和血容量，鼓励饮水。

四、肺炎抗菌药物的合理应用原则

1.选择抗菌药物的基本原则

（1）尽早确立病原学诊断，为合理应用抗感染药确立先决条件。

（2）熟悉各种抗菌药物的抗菌活性、作用和抗菌谱、药动学特征和不良反应。根据药物抗菌效应及疾病严重程度选择用药；根据药动学特点和感染部位选药。

（3）按患者的生理、病理、免疫功能等状态合理用药。

（4）尽量应用抗感染药的序贯治疗，当患者表现为：①退热；②咳嗽和呼吸困难改善；③白细胞下降；④胃肠道吸收功能恢复正常后，即可改用口服序贯治疗。

（5）老年人肺炎的致病菌与青年人不同，有其特殊性，其经验用药也有所不同，详见表 8-8。同时，老年患者的药物选择宜掌握下列原则：①选用杀菌剂，并严密观察可能发生的不良反应；②避免使用肾毒性大的药物如氨基糖苷类、万古霉素、多粘菌素等，必须应用时需定期检查尿常规和肾功能，并进行 TDM 以调整给药剂量和间隔；③老年人肝、肾等重要器官清除功能减退，药物易积蓄，剂量宜采用低治疗量，避免大剂量青霉素静滴；④注意心脏功能以及水和电解质平衡等全身状况。

表 8-8 老年性肺炎抗菌药物的经验治疗

来　　源	最可能的致病菌	可推荐选择的抗菌药物
社区获得性	肺炎链球菌	第二代头孢菌素
	嗜血流感杆菌	替卡西林/克拉维酸钾
	克雷白杆菌	红霉素类、氟喹诺酮类或安曲南
	金葡菌	氟喹诺酮类、青霉素
	军团菌	阿奇霉素、罗红霉素

医院获得性	克雷白杆菌	第三代头孢菌素
	大肠杆菌	替卡西林/克拉维酸钾、阿莫西林/克拉维酸钾
	肠杆菌属	氨苄西林、红霉素＋氟喹诺酮类、氨基糖苷类
	铜绿假单胞菌	妥布霉素、头孢他啶
	金葡菌	氟喹诺酮类
	肺炎链球菌	氟喹诺酮类、青霉素

2.应用抗菌药物的基本原则

（1）制定合理的给药方案　抗感染药分为时间依赖型和浓度依赖型两类，时间依赖型药物增加剂量达不到理想的效果，若想达到好的疗效，应增加给药次数，缩短间隔时间。浓度依赖型药物则有所不同，其浓度越高，杀菌活性就越强，且有抗生素后效应，即足量用药后即使浓度下降到有效水平以下，细菌在若干小时内依然处于被抑制状态。

（2）注意给药方法的合理性　根据药动学性质、临床症状和细菌学清除情况，确立和调整给药方案。

（3）严格控制抗菌药物的联合应用　联合用药须有明确的指征，一般多采用体外试验有累加或协同效应的两种抗菌药物联合应用，同类药物一般不宜合用；对严重混合感染的肺炎，有时也采用两种以上药物联用，如果两种药物联用可达到疗效，三联、四联即无必要；联用药物中至少有一种对致病菌有相当的抗菌活性，另一种也不宜为致病菌高度耐药者；联合用药时应避免联用毒性相同的药物，避免药物相互作用引起的不良反应。抗菌药联合应用的指征为：①病因未明的严重感染；②单一抗菌药不能控制的严重感染；③单一抗菌药物不能控制的混合感染；④长期用药致病菌有产生耐药性可能者；⑤联合用药毒性较大的药量须减少。

（4）注意肝肾功能减退者的应用　对肝肾功能减退者抗菌药物的选用及剂量调整需要考虑肝肾功能减退时对药物体内过程的影响和肝肾功能减退时该药及代谢物发生毒性反应的可能性。尽量避免应用有肝肾毒性的抗菌药物，确有应用指征时，必须调整给药方案。

第八节　尿道炎

一、病原体分型

1.衣原体与支原体：衣原体包括沙眼衣原体及鹦鹉衣原体。沙眼衣原体对磺胺药敏感而鹦鹉衣原体对磺胺药耐药。支原体分为脲解支原体和人型支原体两种。

2.淋病双球菌：人体是淋球菌为惟一的天然宿主，淋球菌对干燥、高热和寒冷的抵抗力很弱，对大多数抗感染药物较敏感。

二、临床表现

1.非淋菌性（衣原体、支原体感染）尿道炎：初起症状经 5～30 日（通常是 1～3 周潜伏期）开始出现。男性自觉前尿道有轻度痒感、排尿微痛。尿道分泌物少、稀薄，黏液性或黏脓性。较长时间不排尿（晨起时）尿道口可溢出少量稀薄分泌物。有时为晨起薄膜封住尿道口出现"糊口"，或污染内裤。有时患者有症状而无分泌物，也可无症状而有分泌物。女性症状较男性轻微，甚至可无尿痛或轻微尿痛，可出现少量分泌物。但感染子宫颈时宫颈多有炎症或糜烂，白带增多，阴道及外阴有痛感。

非淋菌性尿道炎常与淋病同在，由于淋病潜伏期短，为 2～5 日，所以可先出现淋菌性尿道炎的症状，经抗淋病药治疗后，淋球菌被杀死，而衣原体、支原体依然存在，在感染 2～3 周后发病，极易被误认为淋病未治愈或复发。此时需做衣原体及支原体的检查，以证实是否合并淋菌感染。如延误或治疗不及时可引起并发症。

2.淋菌性尿道炎：

（1）急性淋菌性尿道炎一般潜伏期为 2～5 日（平均 3 日），早期尿道口有烧灼痛，排尿时疼痛加剧，尿道口红肿并有稀薄黏液排出，黏液变稠如白色脓鼻涕样，俗称"白浊"。若压迫阴茎根部，白浊随之溢出，淋漓不尽，故有淋病之称。患者尿意频繁，排尿时更痛，因而惧怕排尿，同时偶伴有低热、头痛、全身不适。尿道炎症状高峰期 2～3 周，少数患者虽未经治疗，亦可缓解 3～6 个月，95%症状可完全消失。但急性淋菌性尿道炎若不积极根治可向慢性淋菌性尿道炎或合并症发展，将贻害终身。

（2）急性淋菌性后尿道炎急性淋菌性前尿道炎如延误治疗，将发展为淋菌性后尿道炎。此时患者尿急频繁，夜间可排尿 10 次左右，但每次尿量少，有急性尿潴留，排尿末时尿道有针刺或灼痛感。常伴有会阴坠痛，偶有终末血尿。部分患者可出现高热、寒战、全身不适、关节痛。如此时淋球菌侵入血循环内可引起菌血症、心内膜炎等，危及生命。

（3）慢性淋菌性尿道炎亦称慢性淋病，急性淋菌若延误时间较久，淋球菌隐匿在尿道腺体内、尿道隐窝、尿道球部、膜部及前列腺部位。患者自觉尿道内灼热、微痒或蚁行感，尿道症状时轻时重，但排尿无明显痛感，偶有不适，尿液不浊但可见到絮状物——淋丝，排尿无力，滴尿现象在部分人可以出现。

鉴于临床上可有单纯淋球菌或合并支原体、衣原体混合感染，因而分为无合并症（单纯性淋菌性尿道炎）及有合并症的淋病。

三、不同病原体所致尿道炎的治疗

1.非淋菌性（衣原体、支原体感染）尿道炎的治疗药有三类，常以四环素类抗生素为首选。

（1）四环素类对衣原体及支原体有拮抗活性，可选用多西环素或米诺环素。

（2）大环内酯类对支原体及衣原体皆有抑制作用，交沙霉素或阿奇霉素。

（3）氟喹诺酮类除对淋球菌有效外，尚用于衣原体及支原体感染。

2.淋菌性尿道炎

（1）对无合并症淋病可选普鲁卡因青霉素肌注，同时顿服丙磺舒；或头孢曲松一次肌内注射；大观霉素对无合并症淋病有特效。口服药可选左氧氟沙星或环丙沙星单剂量顿服。

（2）对有合并症淋病可用普鲁卡因青霉素肌内注射，同时顿服丙磺舒，以后再继服氨苄西林合并丙磺舒；对耐药菌株可用大观霉素，或头孢曲松肌内注射。

（3）对淋菌性龟头包皮炎者可用 0.02%高锰酸钾溶液、0.1%依沙吖啶溶液冲洗患处，女性可用洁尔阴液冲洗外阴。

四、治疗尿道炎药的合理应用

1.应针对导致泌尿道感染的病原微生物选药，并依据致病菌对药物敏感性试验结果选择，尽早对患部的分泌物合理、规范地采集标本，留取清洁的中段尿，做细菌培养及药敏试验，并参考细菌学培养、涂片和镜检结果；在得出药敏结果前，可结合患者的体征和表现，依据临床经验加以判断而用药。

2.注意患者抗原、抗体和自身免疫反应出现的时间；注意抗感染药对特殊人群如新生儿、老年人、妊娠及哺乳期妇女、肝肾功能不良者、营养不良者、免疫功能低下者的禁忌证、不良反应、剂量、疗程的特殊性。如妊娠期妇女不宜应用四环素或氟喹诺酮类药治疗，因可其使新生儿发生四环素牙（黄染牙齿）或影响婴幼儿骨骼正常发育。可考虑用大环内酯类抗生素或其他药物。

3.四环素、氟喹诺酮、大环内酯等三类治疗衣原体及支原体的药物并非特效，有时需要结合临床上是否合并其他性病而考虑选择适宜药物。上述治疗方案剂量及疗程只供参考，但避免同时服一种药，多数抗菌药如庆大霉素、多粘菌素、青霉素、链霉素、大观霉素对衣原体无效。磺胺药、利福平对衣原体有效，而对支原体无效。

4.淋球菌感染者中 20%～60%同时伴衣原体或支原体感染。如怀疑合并衣原体或支原体感染，一般治疗方案是头孢曲松，一次 250mg，肌内注射，或大观霉素 2g（男）、4g（女），一次肌内注射后，继之口服多西环素或米诺环素进行序贯治疗。

5.普鲁卡因青霉素对青霉素或普鲁卡因过敏者禁用，用前应做皮肤敏感试验。

6.大观霉素不适于治疗梅毒，短期内大剂量应用于治疗淋病，有时会掩盖和推迟潜伏期梅毒症状。因此，所有淋病者在诊断时均应做梅毒血清检查，接受治疗的患者 3 个月后应再做一次梅毒血清检查。大观霉素不适用于产青霉素酶淋球菌所致的咽炎；对过敏者禁用；对早产儿和新生儿、妊娠及哺乳期妇女、严重肝肾功能不全者、高龄和严重虚弱者慎用。

7.服用丙磺舒者应注意对磺胺药过敏者禁用；并保持尿液 pH 6.0～6.5，大量饮水并同服枸橼酸钾，保持每日摄入充足的水分（2500ml）。

8.对疼痛症状严重者，可考虑给予平滑肌解痉药或碱性药物，以减轻膀胱和尿道的刺激症状。

第九节　结核病

一、感染途径及其临床表现

1.感染途径

呼吸道感染是肺结核的主要感染途径，飞沫感染为最常见的方式。感染的次要途径是经消化道进入体内。其他感染途径如经皮肤、泌尿生殖系统等，均较少见。

2.临床表现

（1）全身症状：表现为午后低热、乏力、食欲减退、消瘦、盗汗等。若肺部病灶进展播散，常呈不规则高热。妇女可有月经失调或闭经。

（2）呼吸系统症状：通常为干咳或有少量黏液痰，继发感染时，痰呈黏液脓性。约1/3 患者有不同程度咯血，咯血后常有低热。大咯血时可发生失血性休克，偶因血块阻塞大气道引起窒息。此时患者极度烦躁、心情紧张、挣扎坐起、胸闷气促、发绀。病灶炎症累及壁层及胸膜时，相应胸壁有刺痛，一般多不剧烈，随呼吸及咳嗽而加重。慢性重症肺结核时，呼吸功能减退，常出现渐进性呼吸困难，甚至缺氧发绀。若并发气胸或大量胸腔积液，则呼吸困难症状尤为严重。

二、抗结核化学药物治疗的目的与作用

抗结核化学药物治疗的目的在于缩短传染期、降低死亡率、感染率及患病率。对每个具体患者，则为达到临床及生物学治愈的主要措施。其目标是：①在最短的时间内使痰菌转阴，减少结核病的传播；②防止耐药菌株的产生；③达到完全治愈，避免结核复发。

活动性结核是化疗的主要适应证，对硬结已久的病灶则不需化疗。至于部分硬结、痰菌阴性者，可观察一阶段，若 X 线病灶无活动表现，痰菌仍阴性，又无明显结核毒性症状，亦不必化疗。

结核病化学治疗的三大作用：1.早期杀灭结核菌活性，迅速杀伤结核菌，最大限度降低传染性，主要品种有异烟肼（INH）、利福平（RFP）、链霉素（SM）、乙胺丁醇（EMB）等。2.消灭组织内（包括细胞内）的持留菌，最大限度地减少复发，主要品种有利福平（RFP）、吡嗪酰胺（PZA）、异烟肼（INH）等。3.防止耐药防止获得性耐药变异菌的出现。主要有 INH、RFP、EMB 等。

三、化疗初始方案与复治方案

1.初治方案：

（1）前 2 个月强化期用链霉素（或乙胺丁醇）、异烟肼、利福平及吡嗪酰胺，一日 1 次；后 4 个月继续用异烟肼及利福平，一日 1 次，以 2s（E）HRZ/4HR 表示。

（2）亦可在巩固期隔日用药（即每周用药 3 次）以 2S（E）HRZ/4H3R3（右下角数字为一周用药次数）表示。

（3）亦可全程间歇用药，以 2S3（E3）H3R3Z3/4H3R3 表示。

（4）强化期用异烟肼、链霉素及对氨基水杨酸钠（或乙胺丁醇），巩固期用 2 种药 10 个月，以 2HSP（E）/10HP（E）表示。

（5）强化期 1 个月用异烟肼、链霉素，巩固期 11 个月每周用药 2 次，以 1HS/11H2S2 表示。

以上（1）（2）（3）为短程化疗方案，（4）（5）为"标准方案"。若条件许可，尽量使用短程化疗方案。初治涂阴培阴患者，除粟粒性肺结核或有明显新洞患者可采用初治涂阳的方案外，可用以下化疗方案：①2SHRZ/2H2R2；②3H2R2Z2/2H2R2（全程隔日应用）；③1SH/11 HP（或 E）。

2.复治方案：

（1）2S（E）HRZ/4HR，督促化疗，保证规律用药。6 个月疗程结束时，若痰菌仍未转阴，巩固期可延长 2 个月。如延长治疗痰菌仍持续阳性，可采用下列复治方案。

（2）初治规则治疗失败的患者，可用 2S3H3Z3E3/6H3R3E3。

（3）慢性排菌者可用敏感的一线药与二线药联用，如卡那霉素（K）、丙硫异烟胺（1321Th）、卷曲霉素（Cp），应严密观察药品不良反应，疗程以 6～12 个月为宜。氟喹诺酮类有中等度抗结核作用，对常用药物已产生耐药的病例，可将其加入联用方案。若痰菌转阴，或出现严重不良反应，均为停药指征。

四、对症治疗

1.毒性症状：结核病的毒性症状在有效抗结核治疗 1 周内多可消失，通常不必特殊处理。干酪样肺炎、急性粟粒性肺结核、结核性脑膜炎有高热等严重结核毒性症状，或结核性胸膜炎伴大量胸腔积液者，均应卧床休息，尽早使用抗结核药。亦可在使用有效抗结核药的同时，对结核毒性症状严重者加用肾上腺皮质激素，以减轻炎症及过敏反应，促进渗液吸收，减少纤维组织形成及胸膜粘连。肾上腺皮质激素对已形成的胸膜增厚及粘连并无作用。因此，应在有效的抗结核治疗基础上慎用。

2.咯血：若仅痰中带血或少量咯血，以对症治疗为主，包括休息、止咳、镇静。常用药物有喷托维林、可待因、卡巴克络（安络血）等。年老体衰、肺功能不全者，慎用强镇咳药，以免因抑制咳嗽反而影响及呼吸中枢，使血块不能排出而引起窒息。要除外其他咯血原因，如二尖瓣狭窄、肺部感染、肺梗死、凝血机制障碍、自身免疫性疾病等。

中等或大量咯血时应严格卧床休息，胸部放置冰袋，并配血备用。取侧卧位，轻轻将存留在气管内的积血咳出。垂体后叶素 10U 加于 20～30ml 氯化钠或葡萄糖注射液中，缓慢静注（15～20 分钟），然后以 10～40U 加于 5%葡萄糖注射液 500ml 中静滴维持治疗。垂体后叶素收缩小动脉，包括心脏冠状动脉及毛细血管，减少肺血流量，从而减轻咯血。该药尚可收缩子宫及平滑肌，故忌用于高血压、冠状动脉粥样硬化性心脏病患者及孕妇。注射过快可引起恶心、便意、心悸、面色苍白等不良反应。

若咯血量过多，可酌情适量输血。大咯血不止者，可经纤支镜发现出血部位，用去甲肾上腺素 2～4mg，加入 4℃ 0.9%氯化钠注射液 10～20ml，局部滴入。

3.手术治疗：直径大于 3cm 的结核球与肺癌难以鉴别者，复治的单侧纤维厚壁空洞、长期内科治疗未能使痰菌阴转者，或单侧的毁损肺伴支气管扩张、已丧失功能并有反复咯血或继发感染者，可行肺叶或全肺切除。结核性脓胸和（或）支气管胸膜瘘经内科治疗无效且伴同侧活动性肺结核时，宜行肺叶一胸膜切除术。但手术治疗有禁忌证：支气管黏膜活动性结核病变，而又不在切除范围之内者；全身情况差或有明显心、肺、肝、肾功能不全者。

五、抗结核病药合理应用

1.结核病的药物治疗原则即"早期、联合、适量、规律和全程"。所谓早期是对确诊的结核病患者及早用药，以利于杀灭结核菌株；联合是指根据病情及抗结核药的作用特点，联合应用两种以上药物，以增强与确保疗效；适量意为掌握发挥药物最大疗效而产生最小的毒副作用，并根据不同病情及不同个体确定不同给药剂量；规律是指在强化阶段和巩固阶段每日 1 次用药或每周 2～3 次间歇用药均是有规律的，不可随意更改方案或无故随意停药，亦不可随意间断用药；全程意指完成抗结核杆菌的全程治疗，满足连续用药的时间，短程化疗通常为 6～9 个月。

2.采用全程督导服药，提高用药的依从性，以彻底治疗，避免因不规则的药物治疗而致病程迁延，并诱发细菌耐药性。

3.提倡联合用药，结核病灶中的致病菌有敏感菌株及原始耐药菌株。敏感菌株在抗结核疗程中极易产生耐药性，故单一给药治疗常常导致失败。联合用药则可交叉杀灭耐药菌株，提高治愈率，降低复发率。对抗结核药疗效较差者，亦可将氨硫脲、氧氟沙星或左氧氟沙星作为联合用药之一。

4.近年 WHO 推荐推广短程疗法，一般初始 2 个月为强化期，应用异烟肼、利福平、链霉素和吡嗪酰胺等 4 种强力杀菌药，后 4 个月以利福平和异烟肼巩固；复治病例强化期加用乙胺丁醇，但巩固期长。利福平的抗菌效能强，与其他抗结核药之间无交叉耐药性；与异烟肼联合应用呈互补作用。短程（6～9 个月）疗法适用于单纯性结核病初治病例，一般采用三联甚至四联。常用者为利福平、异烟肼，其他用药有链霉素、乙胺丁醇或吡嗪酰胺。短程疗法的优点是：①近期疗效好，6 个月后痰菌可全部转为阴性；②远期随访其复发率与长程疗法 2 年相仿；③用药量少、毒性反应轻。

5.长程疗法和间歇疗法。短程应用链霉素、异烟肼和对氨基水杨酸等联合用药后，常不能获痊愈，而长程治疗不良反应多，费用昂贵，患者难以坚持完成全程。可采用短程强化阶段一日用药，而巩固阶段改为间歇疗法。即一周用药 1～2 次，链霉素与对氨基水杨酸毒性较强，剂量不宜加大，但利福平、异烟肼和乙胺丁醇可加大剂量。其疗效与长程疗法相同。

6.选药不当、不规则治疗或细菌产生耐药性均会导致初治失败而需复治。对以往未用利福平和乙胺丁醇者，最好以两药与异烟肼联合进行复治，疗程需 18～24 个月。

7.最大限度地防止耐药菌株的产生是治疗成功的关键。

8.肺结核的临床治愈是指上述各种形式的愈合而使病灶稳定并停止排菌、结核毒性症状完全消失，但病灶内仍可能有结核菌存活，尤其是纤维干酪灶及支气管阻塞形成的空洞闭合，常有静止状态的结核菌潜伏生存，一旦机体抵抗力下降，结核菌有再次活跃的可能，并繁殖而造成复燃与播散，此种情况并非真正的痊愈，故只能称为临床治愈。

9.肺结核痊愈是指病灶彻底消除，包括完全吸收或手术切除，或在上述种种形式的愈合后确证病灶内已无结核菌存活，亦即病理学上的真正的治愈，才能称为结核病痊愈。

10.在应用抗结核化疗中，应注意各药的禁忌证、不良反应、药物相互作用，特殊人群的提示，减少药品不良反应事件，保证用药的安全性。尤其应注意在结核病灶未控制前，不宜应用肾上腺皮质激素，以免促使肺结核病灶活化扩散。

第十节　艾滋病

一、病原体及其传播途径

1.病原体　艾滋病是由人类免疫缺陷病毒（HIV）感染所致的传染性疾病。HIV 侵入人体后，引起人体细胞免疫严重缺陷，导致各种顽固的机会性感染，如结核、肺囊虫性肺炎、念珠菌感染、恶性肿瘤、内脏器官及中枢神经系统的损害。

2.传播途径　艾滋病及 HIV 携带者的血液、精液、阴道分泌物、唾液、眼泪、骨髓液、尿液、母乳等，以及脑、皮肤、淋巴结、骨髓等组织内均存在着 HIV。一般感染源以血液、精液、阴道分泌物、母乳等为主，极少通过唾液或蚊虫叮咬传播，但并非完全没有。

二、临床表现与机会性感染

1.艾滋病的临床表现：（1）中度以上细胞免疫缺陷，包括 CD4 淋巴细胞耗竭，T 淋巴细胞功能下降，外周血淋巴细胞显著减少，迟发型变态反应皮试阴性，有丝分裂原刺激反应低下。（2）B 淋巴细胞功能失调：多克隆性高球蛋白血症、循环免疫复合物形成和自身抗体形成。（3）自然杀伤细胞（NK 细胞）活性下降。（4）发生各种致命性机会感染，尤其是卡氏肺囊虫肺炎。发生率为64%。（5）发生恶性肿瘤如卡氏肉瘤，以同性恋者发生率最高。

儿童艾滋病的症状及诊断依据：①体重减轻或非正常的生长减慢；②慢性腹泻、持续性或间歇性发热1个月以上；③全身性淋巴结肿大；④口腔念珠菌感染（真菌感染）；⑤有进行性痴呆症（奇怪的破坏行为）；⑥持续咳嗽1个月以上；⑦确认其母亲已感染HIV。

2.艾滋病的机会性感染：鉴于艾滋病患者严重的细胞免疫缺陷，导致体内抵抗力极低，较之正常人更易并发机会性感染。卡氏肺囊虫性肺炎、隐孢子虫腹泻、白色念珠菌感染、疱疹病毒感染、巨细胞病毒感染、弓形体病、结核杆菌及鸟型分枝杆菌病、卡氏肉瘤。

三、基本治疗

1.支持疗法尽可能改善艾滋病患者的进行性消耗。

2.免疫调节剂治疗：白细胞介素2（IL-2）、粒细胞集落刺激因子（G-CSF）及粒细胞-巨噬细胞集落刺激因子（GM-CSF）、灵杆菌素脂多糖、干扰素（IFN）。

3.抗艾滋病药联合治疗的目的包括：（1）减少HIV-1病毒载量和减低血浆HIV-RNA水平。（2）增加机体免疫T淋巴细胞（CD4）数量。（3）调整产生耐药性患者的抗病毒治疗。（4）减少药品不良反应的发生。（5）延长患者的生命和提高生活质量。

艾滋病的治疗药物：①核苷酸类HIV逆转录酶抑制剂（NRTI），上市药品有地丹诺辛、扎西他滨、司他夫定、拉米夫定、阿巴卡韦、泰诺福韦酯、恩曲他滨；②非核苷酸类HIV逆转录酶抑制剂（NNRTI），上市药品有奈韦拉平、依法韦仑、地拉韦定；③HIV蛋白酶抑制剂（PI），沙奎那韦（SQV）、利托那韦（RDV）、茚地那韦（IDV）、奈非那韦（NDV）、安普那韦（APV）、洛匹那韦（LPV）、替潘那韦（TPV）、替拉那韦（TLV）；④HIV整合酶抑制剂（II）。近年来，进入抑制剂（ELS）又将问世，其抑制HIV进入CD4补体细胞的过程，从而抑制HIV病毒，上市药品有恩夫韦替。其中前两者抑制病毒逆转录酶，使DNA链中止增长而阻碍病毒繁殖，降低体内HIV数量；后两者选择性地与病毒蛋白酶和整合酶结合，抑制病毒颗粒复制、成熟和蔓延。

疗法：鸡尾酒疗法或高活性抗逆转录酶病毒联合疗法可延长患者存活期，与单一用药相比，具有加强或协同作用，减慢发展至艾滋病的速度，降低死亡率，降低治疗费用，延缓病毒的耐药性产生的时间。但因不能彻底清除患者体内HIV，用药后易出现不良反应，停药后病毒载量反弹，导致治疗失败。目前，美国卫生部（DHHS）对初始病毒治疗提出首选和替代治疗方案，见表8-9。

表 8-9　抗 HIV 感染的首选和替代药物联合应用方案

首选药物	2 种 NRTI（拉米夫定＋齐多夫定或司他夫定）＋1 种 NNRTI（依法韦仑）
	2 种 NRTI（拉米夫定＋替诺福韦酯或司他夫定）＋1 种 NNRTI（依法韦仑）
	2 种 NRTI（恩曲他滨＋替诺福韦酯或司他夫定）＋1 种 NNRTI（依法韦仑）
	2 种 NRTI（拉米夫定＋替诺福韦酯或司他夫定）＋1 种 PI（洛匹那韦-利托那韦）
替代药物	1 种 NRTI（齐多夫定或司他夫定）＋1 种 NNRTI（奈韦拉平）＋1 种 PI（利托那韦）
	3 种 NRTI（拉米夫定＋替诺福韦酯＋司他夫定）＋1 种 PI（阿巴卡韦）
	1 种 NRTI±1 种 NNRTI＋1 种 PI

四、抗艾滋病药的合理应用

1.对艾滋病的药物治疗,必须采用高活性抗逆转录酶病毒联合疗法（HAART）。以增进疗效，减少病毒的耐药性，提高患者的生命质量。

2.在应用核苷酸类 HIV 逆转录酶抑制剂治疗时，对抗病毒治疗失败者，应及时用其他 NRTI 更换，为选择适宜替代药，宜确定药物相关不良反应是由哪种药所致。

3.鉴于对胎儿的安全性数据尚不充分，NRTI 和 PI 对婴幼儿可有不利的影响，并通过乳汁分泌，因此对妊娠、哺乳妇女慎用；对儿童不推荐应用；对过敏者禁用；对肝、肾、心功能不全者慎用；有肝脏毒性，可引起 AST、ALT、乳酸脱氢酶升高；肾功能不全者（肌酐清除率＜30ml/min）慎用；晚期肾病（肌酐清除率＜30ml/min）和肝功能严重不全者禁用。部分 NRTI 可致血脂蛋白代谢异常和心血管事件危险概率增加，同时，用药期间获得机会性感染的概率可能增加，应进行严密的临床观察。

4.大部分 NRTI（扎西他滨、齐多夫定、恩曲他滨）可经肾脏清除，与有肾毒性药物（两性霉素 B、氨基糖苷类抗生素）并用时，应加强临床和实验室监测，并酌减剂量。

5.NRTI 可诱发胰腺炎或周围神经炎，治疗中宜密切观察体征（腹痛、腹泻、恶心、呕吐、发热），当并用有引起胰腺炎潜在危险的药物时，应终止治疗。同时避免与氯霉素、顺铂、氨苯砜、格鲁米特、肼苯达嗪、异烟肼、甲硝唑、呋喃妥因、苯妥英钠、利巴韦林、长春新碱等可引起周围神经炎的药物并用。

6.齐多夫定可抑制骨髓造血功能，导致轻度贫血，治疗期间应定期检查血象，当血红蛋白低于 75～95g/L 和中性白细胞减少至（0.75～1.0）×109/L 时酌减剂量。

7.鉴于具有耐药性的变异毒株出现得极为迅速，单一应用 PI 易产生耐药性，因此宜与 NRTI、NNRTI 或另一种 PI 联合应用于抗艾滋病治疗。同时，应注意，PI 相互间具有交叉耐药性，如利托那韦与沙喹那韦、茚地那韦具有交叉耐药性。

8.应用 PI 治疗期间应确保足够水化，为避免泌尿系结石的发生，每日须饮水不少于1500ml。此外，PI 对泌尿道或肾结石者慎用；对轻、中度肝病者慎用。对严重肝病者禁止单独应用或与 NRTI 联用，可使 AST 或 ALT 超出正常上限的数倍，发生肝炎或黄疸；对既往患有肝病、肝炎，肝酶异常者在服用时尤应注意，可考虑调整剂量。

9.利托那韦、阿喷那韦、洛匹那韦须在特殊监护下开始治疗。用于血友病患者的治疗会有导致自发性出血的现象，应注意对出血和血液变化的监测。

10.服用利托那韦、洛匹那韦的患者包括高三酰甘油酯血症者有发生胰腺炎甚至死亡的危险，晚期 HIV 者胰腺炎的发生率更甚，如出现恶心、呕吐、腹痛、血清酯酶和淀粉酶升高者应及时停药。对接受雷托那韦治疗的并发糖尿病者会引发或加重糖尿病，会出现高血糖、酮症酸中毒，应注意调整胰岛素和口服降糖药的剂量。

11.PI 为细胞色素 P450 CYP3A4 及其他同工酶抑制剂，与许多具类似作用的药物有相互作用，可提高通过 CYP3A4 及其他同工酶代谢药物的血药浓度。不宜与免疫抑制剂、抗组胺药、大环内酯类抗生素、抗真菌药、钙通道阻滞剂、抗抑郁药、口服避孕药、神经肽类药联用。另利福喷汀、利福平可诱导肝药酶的活性，降低 PI 的血药浓度，也不宜联合应用。

参考文献

[1]王文波，程小燕.冠心病心绞痛有关气虚血瘀病机及其证治的研究进展[J].中医药导报，2007

[2]陈贵廷，薛赛琴.最新国外疾病诊断标准[M].北京：学苑出版社，1991

[3]王彦君.麝香保心丸治疗不稳定型心绞痛46例疗效观察[J].中国医药导报，2007

[4]马江华，熊伟平，万凤伟，等.丹参酮ⅡA磺酸钠联用欣康治疗不稳定型心绞痛的研究[J].中国现代医生，2007

[5]魏华凤，郑培永，季光.中医临床疗效评价的思路与方法[J].中西医结合学报，2005

[6]Bian ZX，Moher D，Dagenais S，et al.Improving the quality of randomized controlled trials in Chinese herbal medicine，part Ⅱ：control group design[J].Zhong Xi Yi Jie He Xue Bao，2006

[7]中华医学会心血管病学分会，中华心血管病杂志编辑委员会.右心衰竭诊断和治疗中国专家共识.中华心血管病杂志.2012

[8]郭金成，华琦，刘东霞，等.影响急性ST段抬高心肌梗死患者延迟就医的因素分析[J].中华全科医师杂志，2006

[9]刘力生，龚兰生，孔华宇.临床高血压医学[M].天津：天津科学技术出版社，1990

[10]李义兵，余大昆，刘晓东.计算机在医学超声成像中的应用[J].医疗卫生装备，2006

[11]Takakura Y，Matsui N，Yoshiya S，et al.Low intensity pulsed ultrasound enhances early healing of medial colateral ligament injuries in rats[J].J Ultrasound Med，2002

[12]谭一清，余建明，张晓磷，等.原发性肝癌不同参数数字减影血管造影的临床研究[J].中华放射医学与防护杂志，2007

[13]施雪英，袁良津，蒋鸣坤，等.数字减影全脑血管造影临床应用分析[J].安徽医学，2009

[14]梁淼林.X-CT图像重建的数理原理[J].临床实践，2003

[15]张龙江，卢光明.双能量CT的技术原理及在腹部的应用[J].国际医学放射学杂志，2010

[16]Santamaria-Pang A，Dutta S，Makrogiannis S，et al.Automated liver lesion characterization using fast kVp switching dual energy computed tomography imaging [EB/OL].San Diego，CA：SPIE，2010

[17]林晓珠，李卫侠，朱延波，等.宝石能谱CT在肿瘤诊断中的初步应用[J].诊断学理论与实践，2010

[18]钱之玉.药理学.北京：中国医药科技出版社.2009